U0197475

消化心身疾病基础与临床

陈玉龙　主编

科学出版社

北京

内 容 简 介

本书围绕消化心身疾病阐述了医学模式转变的意义，基于消化科常见疾病症状的心身医学观，介绍了消化心身疾病诊断及药物、心理治疗等内容，还介绍了功能性和器质性胃肠病伴心身障碍典型病例并进行了分析和讨论。本书是消化和心理专家对消化心身疾病临床经验和基础理论研究的总结，共三篇十四章，分别从消化心身医学与传统医学的碰撞与融合、消化心身疾病的诊疗思路、从大医学角度谈消化系统相关问题系统介绍了消化心身疾病。本书内容丰富、通俗易懂、实用性强。

本书适合消化科临床医师参考和使用，也可供关注心身疾病的患者阅读。

图书在版编目（CIP）数据

消化心身疾病基础与临床 / 陈玉龙主编. —北京：科学出版社，2021.6
ISBN　978-7-03-069118-7

Ⅰ.①消…　Ⅱ.①陈…　Ⅲ.①消化系统疾病-心身疾病-诊疗
Ⅳ.①R57

中国版本图书馆 CIP 数据核字（2021）第 109069 号

责任编辑：丁慧颖 / 责任校对：张小霞
责任印制：赵　博 / 封面设计：吴朝洪

科学出版社 出版
北京东黄城根北街 16 号
邮政编码：100717
http://www.sciencep.com

北京华宇信诺印刷有限公司印刷
科学出版社发行　各地新华书店经销
*
2021 年 6 月第 一 版　开本：787×1092　1/16
2024 年 9 月第二次印刷　印张：15
字数：355 000
定价：88.00 元
（如有印装质量问题，我社负责调换）

《消化心身疾病基础与临床》编委会

刘　凤（中国科学技术大学附属第一医院）

刘　华（同济大学附属第十人民医院）

刘　润（石家庄市第一医院）

吕小燕（山西省中医院）

尚　杰（北京大学第三医院海淀院区）

苏少慧（河北省人民医院）

孙　啸（西藏自治区人民政府驻成都办事处医院）

孙学礼（四川大学华西医院）

万宏宇（复旦大学附属闵行医院）

王　婧（山西医科大学附属太原中心医院）

王　霞（浙江大学医学院附属杭州市第一人民医院）

王巧民（中国科学技术大学附属第一医院）

魏良洲（青岛大学附属医院）

吴正祥（中国科学技术大学附属第一医院）

解　丽（中国科学技术大学附属第一医院）

熊小强（中山大学孙逸仙纪念医院）

徐家琴（中国科学技术大学附属第一医院）

徐三荣（复旦大学附属华山医院）

徐雪梅（中国科学技术大学附属第一医院）

许春进（商丘市第一人民医院）

杨　磊（郑州大学第一附属医院）

张华斌（广东省人民医院）

张巧丽（苏州大学附属第三医院）

甄承恩（河北省人民医院）

周茹英（四川省西部精神医学协会）

朱其华（中国科学技术大学附属第一医院）

朱秀丽（中国科学技术大学附属第一医院）

学术秘书　周亚玲

序　一

21世纪医学发展的总趋势：从以疾病为工作中心向以健康为工作中心转变；从专科方向的发展向"整体医学"（大医学）方向的发展转变；疾病概念的逐步淡化，健康概念的逐步强化；健康概念包括生理、心理及社会的完满状态，由于社会、文化的变迁，几乎人人均存在"不完满"，而"感受"的"不完满"更甚于生理指标的"不完满"。

20世纪医学各专科的发展使医学技术得到提升和飞跃，而21世纪则重新强调了作为整体的人的感受和"幸福度"。消化系统是人类重要的"感受"系统，因此上述的两种"不完满"在消化系统中得到了集中的体现。从整体概念上讲，应激与遗传是所有慢性非传染性疾病发生的两大原因，而关注、研究和干预应激对人类健康的影响更具有现实意义及可操作性。从传统消化医学走向心身消化医学就是消化专科向整体医学迈出的第一步，这是《消化心身疾病基础与临床》编写的主要意义。而人类之所以比动物更容易发生应激，是人性中的"趋利避害"所致，人类的发展及受教育程度与健康密切相关，因此，以"心-身-灵"为主要内容的整体医学是医学各个学科发展的总方向。

希望陈玉龙教授团队所编写的《消化心身疾病基础与临床》能够成为医学走向"深海"的良好开端。

孙学礼

序　二

　　《消化心身疾病基础与临床》与读者分享了很多消化病学的新理念、新知识和宝贵临床经验，基础知识与临床经验并举，理论与实践结合，是名副其实的消化科医生的良师益友，是关注消化心身医学者的必备学习参考资料。

　　回顾国内消化心身医学发展历程，虽然只有 20 年左右时光，但消化心身医学发展之快、普及之广，令人赞叹，作为一名消化科老医生感触良多。

　　该书编者大多是临床一线医生，年富力强，经验丰富，思维敏捷，精通外语，了解国内外消化心身医学状况，有多年临床工作的磨炼，有失败教训和成功经验的砥砺锻造，有对患者痛苦的感同身受，有对纯生物医学模式弊端的深刻体验，自然而然就有了对生物-心理-社会医学模式的敏锐觉察，并能迅速接受，成为消化心身医学的先遣队与主力军。编者中也有少数年逾古稀的老医生，50 多年的临床经验没有禁锢他们的探索、进取精神，70 多岁高龄没有阻碍他们敏感、睿智地接受新鲜事物，先知先觉，令人折服。其中的优秀代表是郑州大学第一附属医院消化科陈玉龙教授，陈教授在临床工作中积累了大量生动的病例与临床经验，成为研究、宣讲新医学模式的珍贵素材。陈教授对消化心身疾病做了大量研究，著书立说，并发表多篇论文，在全国多地宣讲新医学理念，为普及、发展消化心身医学做出了重要贡献。陈教授是我国消化心身医学的先行者，他对消化心身医学有敏锐的判断，并亲身实践，成为奠基人之一，跻身著名消化心身医学临床专家之列。以陈教授为首的郑州小组成员，为普及新医学模式、整体医学理念，为创建消化心身医学而汇集在一起，切磋研讨，求同存异，成为我国消化心身医学一支富有战斗力的小分队。他们曾犀利地揭露根除幽门螺杆菌的弊端，为辩论根除幽门螺杆菌利弊，在陈胜良教授主持的全国专业学术会议上摆过"擂台"，正反双方的讨论丰富了幽门螺杆菌的理论，他们也曾让"虚恭"（屁的雅称）登上大雅之堂，在全国专业学术会议分会场上引起热议。他们的足迹遍及国内众多省市，深入基层地区，为普及消化心身医学做出了重要贡献，使心身医学成为目前临床医学的"时尚"和"宠儿"。郑州小组成员也是西部精神医学协会消化心身健康专委会的成员，他们常常有与众不同的见解和主张，其新颖解释与独立观点，让人耳目一新，获益匪浅。苏州大学附属第三医院的曹建新教授介绍了大量国外心身医学新理论、新进展，在主持、参与国际会议时介绍中国心身医学的历史、现状与发展，为促进国际交流做出了巨大贡献。郑州小组成员也是该书的主要编者。

　　心身医学是医学新兴学科，是研究心（心理）与身（躯体、器官）之间相互关系及其在疾病发生、发展和转归中的作用，即研究心身疾病的科学。心身医学也是边缘学科，涉及综合性医院各科室与精神、心理相关科室之间的关系。非精神科医生熟悉躯体疾病诊治，但不完全了解，更不熟悉精神障碍分类、诊断标准及相关药物应用。在缺乏体征和辅助检查结果依据时，不能只凭问诊症状与观察举止行为等临床诊断技巧与能力，消化科医生需要向精神科医生学习。学习了临床精神医学知识，消化科医生仍然是消化科医生，而且可能是更好的消化科医生。相关、相邻学科之间相互学习、借鉴是必要的，也是正常的。

　　心身医学有着多样化定义，其内涵和边界不甚清楚，仍存在较大争议。心身医学是否属于精神医学范畴；心身医学是否是精神医学的一个分支；哪些疾病（障碍）归属于消化科疾病，哪些归属于精神科疾病；有些归属于精神科疾病，如躯体症状障碍等，精神科医生能否独自做出诊断；消化科医生能否治疗和处理这类疾病（障碍）；综合性医院医生如何处理心身疾病患者才算合法、合规等，这些都需要尽快厘清、明确。

　　国内部分消化心身医学学者认为，心身医学是当代新兴的医学科学体系重要组成部分，是研究精神和躯体相互关系的一个医学科学分支。心身医学不是精神医学的一个分支，它并未提供特殊的技术去诊断各种疾病，而是沿用现有的医学方法从理论上将它们做了有机的结合。从心身疾病发病机制和临床表现上看，以躯体症状为突出表现的精神疾病，需要非精神科医生做大量细致的工作才能确诊，而且这类患者数量众多，患者往往拒绝精神疾病标签（诊断），实际上目前多数轻症患者仍滞留在综合性医院各非精神科室诊治，这种现状预计在短期内不会有大的变化。

　　心身医学是贯彻新医学模式、整体医学理念最明确、最突出的学科，凡是开始接触、涉猎心身医学的医生，都有豁然开朗之感，犹如在春天打开一扇久闭的窗，吹进一股清新的风，见窗外冰雪消融、花红草绿、青山秀水，心情舒畅、神清气爽，颇有"春日迟，卉木萋，言有尽，意无穷"之意。

　　心身医学在医学大家庭中虽然不算"新成员"，但确是"小兄弟"。消化心身疾病中有许许多多不清楚、不明白的地方，是一块刚刚开犁破土的处女地，我们似乎已经嗅到了这片沃土的芳香，相信不久的将来，这里必将百花盛开、硕果累累。

甄承恩

前　言

　　心身医学可追溯至古代的中国，《黄帝内经》中就以"形神合一"的医道普济众生。18 世纪以来，得益于生物学科学体系的逐步形成和完善，从人体的生物属性来观察与分析健康与疾病的生物医学模式开始形成。青霉素的发现开辟了西方医学的新纪元，针对人体器官疾病治疗的生物医学模式开始风行世界，沿袭至今。科技的发展使人类的生活品质不断提高，但不少疾病仍按生物医学模式诊治，已无法解决这些疾病中的问题，1977 年恩格尔提出生物-心理-社会医学模式以挑战生物医学模式。

　　当我们穿行于林立高楼间，或享受一日千里便利的同时，也承受着越来越大的精神压力。人类的疾病谱也在悄无声息地变化着，由压力应激引发的躯体疾病及与多种疾病伴发的心理障碍正威胁着人类，心理疾病时代已经来临。曾有调查显示全球每 10 人中就有 1 人存在心理障碍。在门诊中，单纯躯体疾病的患者仅占 1/3，心身相关疾病的患者却高达 2/3。研究显示，强烈而持久的心理刺激导致全身相应的变化，引起肾上腺素、皮质激素分泌增加，内分泌系统激素水平的改变使得机体器官出现病理变化，由此可见，心身疾病躯体症状只是外表现象，情绪、认知障碍和行为异常才是内在本质致病之源，正如美国哈佛医学院亚瑟·克莱曼博士指出的，人类已经从传染病时代、躯体疾病时代步入精神疾病时代。心身医学应运而生，人类已经进入生物-心理-社会医学模式时代，形神合一才是现代医疗的根本。本书编者以西部精神医学协会成员、郑州小组（ZZG）的专家为主，也特邀部分相关领域专家共同进行编撰。这些专家大多已献身我国消化心身医学事业数十年，甚至已是耄耋之年的专家，他们多为一线著名专家，不仅推动了国内消化心身医学发展，也多次参加国内、国际心身医学讲座，引领消化心身医学走向全国、走向世界。有的专家应国际心身医学会前主席、ICPM 总编 Fava 之约撰写《消化心身医学：来自中国的新见解、新模式》，并刊登于 *Psychotherapy and Psychosomatics*，受到国际同行的赞誉；有的专家曾担任第十四届亚洲心身医学会副主席，使国际心身医学讲坛上及著名的 Karger 出版机构中出现中国消化心身专家的身影。可喜的是，郑州小组成员组建了多种心身医学相关学术团体，对推动全国消化心身医学相关医学的发展起到了关键作用。历时多年，本书编者基于实践中的成功经验和失败教训，将心血和汗水化为文字，留给后人。将自己毕生对心身医学的体会、心得和对消化心身健康的新概念等问题的理解编写成本书，这是经验和临床效果的再现。值得指出的是，有关章节中形象而系统的、以叙事医学为特点的题目和病例分析，使本书更富有趣味性；正当对罗马标准有褒有贬之际，以症状学为基础的"精神心理因素相关性消化不良"创新分类被本书编者大胆提出，尝试解决临床上的某些困惑，也丰富了以症状学为导向的治疗学。令人欣慰的是，本书编者使消化心身医学走向全国消化界，展开了幽门螺杆菌的大讨论，使人们对过度夸大其风险带来的应激有了新认识，并创办了我国的消化心身医学英文期刊 *Psychosomatic Gastroenterology*，为国际交流打下了基础。

影响人类健康的主要疾病是什么？毋庸置疑，心身疾病将是主要疾病之一。随着社会的高速发展，心身疾病患者将成倍增加，现代医学不仅强调躯体疾病治疗的重要性，也逐渐重视与其相关心理障碍的治疗，在经常感到疼痛不适的人群中有 30%～50%是承受过大的精神压力所致，而并没有躯体器质性病变，即便有器质性疾病，如癌变伴发焦虑/抑郁引发的疼痛，抗抑郁药治疗常有出乎意料的镇痛效果。临床中发现消化系统疾病与心理障碍息息相关，肠易激综合征是一种最常见的功能性肠道疾病，越来越多的研究表明，精神/心理障碍可能在肠易激综合征发病过程中发挥重要作用，在功能性消化不良患者中，大约45%的患者在施行抑酸、促动力和正规根除幽门螺杆菌治疗后症状缓解不够明显，其中25%～30%的患者合并有精神症状，慢性胃炎的发病率在人群中达 95%以上，没有更多的临床特有症状，治与不治都不改变它的结局，然而用抗抑郁/焦虑药却能使不少患者获得相当明显的疗效，那么，这还是孤立的"慢性胃炎"吗？根据流行的罗马标准的脑-肠轴理论，可以解释为何心理障碍会引发消化系统疾病。大脑就是"司令部"，长期情绪低落或压力过大，可通过神经系统和内分泌系统而影响消化系统。以大医学的理念去诊治患者，使复杂的问题简单化，疗效是硬道理。

本书还邀请精神科专家完成了相关章节和心理治疗部分的临床及药物治疗等内容的编写。感谢我国著名精神医学教授孙学礼、消化心身医学老教授甄承恩为本书作序，并参与重要章节的编写。也对为本书问世的前期准备做出默默奉献的张旭、周亚玲二位老师表示衷心的感谢。

本书编者提出消化心身疾病治疗要有自己的专业特色，因此我们设立了消化心身医学观下的各"争鸣"章节，同时声明，本书允许各位编者存在不同的观点，百花齐放，百家争鸣，文责自负。希望读者能对编者的观点提出善意的质疑、批评，不吝指正，以供本书再版时纠正。

陈玉龙

目　录

第一篇　消化心身医学与传统消化医学的碰撞与融合

第二篇　消化心身疾病的诊疗思路

第三篇　从大医学角度谈消化系统相关问题

第一篇

消化心身医学与传统消化医学的
碰撞与融合

第一章

传统生物医学向心身医学的转变之路

第一节 临床医学思维模式与消化系统心身疾病概述

从传统的生物医学模式向生物-心理-社会医学模式的转变，是医学发展的必然趋势，也是医学史上的一次革命。

一、医学模式的分类与心身医学

（一）生物医学模式

按照西方现代医学的观点，针对所有临床异常，去除病因，患者就会痊愈。例如，对于病原微生物、理化因素等导致的疾病，应用抗病毒治疗或抗菌药物来杀灭病原微生物，去除理化因素，即可治愈。这种诊治疾病的思维模式称为生物医学模式（biomedical model）。这种模式在当下的临床实践中占主导地位，但已不能解释和处理当今所有的疾病，因为它忽略了心理、社会等发病因素，受到了生物-心理-社会医学模式（biopsychosocial medical model）的挑战。

（二）生物-心理-社会医学模式

随着疾病谱和死亡谱的变化，必须考虑生物、理化、心理、社会因素（包括疾病本身）对人体内、外环境变化的影响，并给予心理和躯体疾病全面诊治，使患者重新回归社会。

（三）心身医学

心身医学（psychosomatic medicine）又称心理生理医学（psychophysiological medicine），主要研究心（精神）与身（躯体）之间的相互关系，在疾病发生、发展中的作用，以及正常和异常的心理与生理之间的相互作用，为医学发展提供了探索的途径。

二、应激与心身疾病

（一）应激

应激（stress）是指机体对外源性和内源性刺激做出的非特异性生理应答反应。应激源（stressor）是指能引起应激的各种刺激物，即能被机体察觉的威胁。

（二）外源性应激与内源性应激

1. 外源性应激 为生活事件，如天灾人祸、婚姻或家庭破裂、亲人重病或去世、重大的传染病流行、职业性和环境性应激、医源性应激及药物等。医源性应激是医源性因素使患者对某些潜在疾病（如引起癌变）的威胁有担心和恐惧等，产生慢性应激，从而导致其抑郁、焦虑，如幽门螺杆菌（*Hp*）感染、乙型肝炎病毒（HBV）感染、慢性萎缩性胃炎等。例如，过分夸大其癌变可能，会导致某些个体发生医源性应激；在发生癌变前，就会引起抑郁、焦虑甚至轻生。医生未能认识过度诊治的弊端，在盲目切除脏器后患者仍四处求医，这种行为既浪费医疗资源，又加重患者心身应激，所以这种医源性应激的风险远大于癌变的风险。

2. 内源性应激 指人格（性格）、遗传、内环境的改变等对患者的影响。面对同一应激源，人格（性格）不同，对应激的反应也不同。健康人格个体不会发病，而特定人格个体就会产生负性情感，对应激过度反应，从而使内环境发生变化，使一个或多个神经内分泌轴功能失调。

3. 心身疾病与应激因素 心身疾病（psychosomatic disease）又称心理生理疾病。广义上是"以心理社会因素为主要致病因素的躯体性疾病和躯体功能障碍的总称"。它涉及全身多个系统，在消化系统出现胃十二指肠溃疡、溃疡性结肠炎、肠易激综合征（irritable bowel syndrome，IBS）、功能性消化不良（functional dyspepsia，FD）、慢性胃炎、胃食管反流病（gastroesophageal reflux disease，GERD）、神经性厌食、神经性呕吐、贲门失弛症、心因性多食或异食症、胆道 Oddi 括约肌功能障碍（sphincter of Oddi dysfunction，SOD）、慢性胆囊炎、胆囊切除术后综合征、慢性肝炎和慢性胰腺炎等。

当应激信号传入大脑时，机体首先做出对自身有利、有害或无关的 3 种认知评价。正常人会客观地分析利弊，在应激早期就引起警觉，提高自身应变力，增强对应激因素的适应性，这些对机体是有利的，故此阶段所产生的相关症状无须处理；但应激过强、过久，对于那些特定人格的人，易产生负性评价，并通过下述中介环节发生心身疾病。

三、心身疾病的神经内分泌机制

（一）下丘脑-垂体-肾上腺轴功能亢进

研究发现，抑郁患者有下丘脑-垂体-肾上腺（hypothalamic-pituitary-adrenal，HPA）轴功能亢进。这是由于内、外源性应激所致中枢神经系统（central nervous system，CNS）某些部位 5-羟色胺（5-hydroxytryptamine，5-HT）和去甲肾上腺素（norepinephrine，NE）相对或绝对缺乏，从而使 HPA 轴活性增高，血清皮质醇浓度升高。高皮质醇血症会产生神经毒性作用，使海马、杏仁核、前额皮质等处神经元的树突、轴突及神经元胞体体积变小、可塑性（即细胞修复能力）下降，神经元及神经胶质细胞数量减少，血流量及糖代谢异常。袁耀宗等利用功能性磁共振成像（functional magnetic resonance imaging，fMRI）发现肠易激综合征患者与健康人之间存在脑图像的差异。这些改变波及的部位与情感有直接关联，影响患者的情绪，使其出现认知功能障碍和行为异常，出现无望、无助、无价值感及自责、自罪、自杀等行为。发生应激时，高皮质醇血症使消化性溃疡恶化，在出血或缺血性脑病变后常出现应激性溃疡并发消化道出血。HPA 轴兴奋，促肾上腺皮质激素释放因子（corticotropin releasing factor，CRF）、促肾上腺皮质激素（adrenocorticotropic hormone，ACTH）、皮质醇（cortisol）水平升高，使肠黏膜炎症反应增强、肠道通透性增加、胃肠道动力改变、肠道菌群改变并影响 HPA 轴的调控。剥夺睡眠和愤怒时内脏敏感度增高，影响功能性胃肠病（functional gastrointestinal disorder，FGID）的相关症状。应激导致的抑郁、焦虑通过 CNS、自主神经和肠神经系统，影响肠道平滑肌的功能，肠道感染等应激因素又可影响大脑，引起心态的变化。万红宇和陈玉龙通过采用应激诱发来反映自主神经功能的心率变异性（heart rate variability，HRV）异常的研究发现，抗抑郁药圣约翰草（即贯叶连翘）提取物，可改善应激后异常的交感和副交感活性的比值及心理状态，其可能是通过稳定 HPA 轴来改善相关症状的。

（二）下丘脑-垂体-甲状腺轴功能低下

部分抑郁患者三碘甲状腺原氨酸（triiodothyronine，T_3）、甲状腺素（thyroxine，T_4）减少，出现甲状腺功能减退症状，患者出现畏寒、情感淡漠、缺乏动力、下肢黏液性水肿等以代谢水平低下为主的抑郁表现。对于消化系统相关的心身疾病病史较长的重度抑郁患者，给予抗抑郁药，如选择性 5-羟色胺再摄取抑制剂（selective serotonin reuptake inhibitor，SSRI）、选择性 5-羟色胺和去甲肾上腺素再摄取抑制剂（selective serotonin and norepinephrine reuptake inhibitor，SNRI）、氟哌噻吨美利曲辛片等，并应用甲状腺素（左甲状腺素钠片等）同样有较好的疗效。Bond 等发现，促甲状腺激素释放激素（TRH）可增强大鼠的肠道动力，这间接说明在甲状腺素水平降低时，肠道动力是低下的，实践证明，抗抑郁药可改善胃肠动力。

（三）下丘脑-垂体-性腺轴功能低下

部分抑郁患者下丘脑-垂体-性腺（hypothalamic-pituitary-gonad，HPG）轴功能低下，雌激素水平偏低，性功能低下，月经紊乱，慢性疲劳，情感低落等。这与促性腺激素释放激素（gonadotropin-releasing hormone，GnRH）释放减慢所导致的低雌二醇血症有关，而 GnRH 释放减慢又与 HPA 轴功能亢进的高皮质醇血症有关。雌激素疗法就有效地说明了这一点。实验证明雌激素能调节神经元形态，影响突触发生和突触可塑性，与学习、记忆等认知有关。Osterlund 等发现雌激素参与抑郁症情感状态的调节。

（四）脑-肠轴互动紊乱

功能性胃肠病的脑肠之间互动紊乱有多维度的临床表现。

（五）过度应激与疼痛

过度应激影响神经突触间隙中的神经递质和受体的相互关系，妨碍正常神经冲动的传导功能。特别是抑郁时去甲肾上腺素（NE）和 5-羟色胺（5-HT）的减少，会放大传至大脑的疼痛信号，引起全身程度不等、定位或不定位的疼痛，其中也包括功能性腹痛，笔者（尚未发表）对 5 例严重的功能性腹痛（其中 2 例曾用麻醉药无效，1 例实施剖腹探查术无阳性发现）分别给予升高 5-HT、NE 抗焦虑的双通道阻滞剂度洛西汀或文拉法辛，均获得良好的止痛效果（说明这两种药可阻断突触前膜对突触间隙 NE 和 5-HT 的再摄取，使突触间隙的 NE 和 5-HT 水平升高）。

四、心身疾病的遗传与人格特点

心身疾病有家族史和一定的遗传及性格基础，其性格特点多为完美人格，细心、不甘落后、责任感强，多为优秀工作者，但又过分关注自身的负面因素，易受暗示，这成为压力及应激因素，应激因素过强会导致神经内分泌的改变，导致情感心理变化，甚至导致抑郁、焦虑状态。

五、心身疾病的诊断及处理原则

（一）心身疾病的诊断

心身疾病在临床上非常多见，按照美国诊断分类系统《精神障碍诊断与统计手册》（第三版）（DSM-Ⅲ），同时具备下述 3 项标准即可判定：①具有心理社会因素引起的躯体症状；②有明确的器质性病理改变，或者以已知的病理生理变化为基础；③不是神经疾病或精神疾病。

这 3 项基本适用于无躯体症状的隐匿性心身疾病以外的所有心身疾病。诊断包括躯体疾病诊断和心理诊断两方面。有躯体疾病时，可能某些患者有许多躯体症状，而无相应器官的组织损害，或虽有某些阳性检查结果，但不能解释现有的症状。这些症状可能是患者心理问题的躯体化表现，故临床医师应考虑到这些可能性。

（二）诊断线索

心身疾病是不同时期涉及全身多系统的疾病，而针对某单一疾病的指南、共识显然已不适合心身疾病的诊治，特别是针对心身疾病患者心理障碍时的认知和情感障碍及行为异常的特征，必须有新的诊治观点。

（三）处理原则

在全面、正确诊断的前提下，进行心理和躯体两方面的诊治。消除心理社会应激影响，增强应对能力；矫正应激源引起的生理反应，减轻其对脆性器官的冲击；设计个体化的治疗方案，降低其心理、生理反应。具体措施如下。

1. 改变环境　针对性地给予心理支持。在脱离应激环境，或给予患者适当解释后，即便不用药，有的患者病情也会好转。

2. 药物治疗　目的是中止躯体与精神症状间互为因果的恶性循环，同时也是心理治疗的先导，增加了患者对医师的信任度。根据患者的具体病情，选择机制不同的药物，常用的抗抑郁/焦虑药有三环类、四环类、苯二氮䓬类、SSRI、SNRI、氟哌噻吨美利曲辛、坦度螺酮、中草药、圣约翰草提取物等。

3. 躯体疾病的治疗（略）

4. 诊断治疗　举例：患者，女性，慢性严重性腹痛 3 年，因疼痛先后进行了阑尾、子宫、胆囊切除术，并引起了腹腔粘连。术后数周疼痛再发。曾因疼痛、健忘、无助感而服用麻醉药无效。胃镜检查显示慢性浅表性胃炎，幽门螺杆菌阳性。抗幽门螺杆菌正规治疗后一度转阴，半年后复查幽门螺杆菌阳性，因担心癌变，而有失眠、烦躁、情绪低落和轻生的想法。多项检查都无法解释现有症状。3 年前亲人去世，有家庭负债等慢性过度应激。对该患者只诊断慢性浅表性胃炎、功能性腹痛是不完整的，应该诊断为慢性浅表性胃炎，功能性腹痛伴焦虑抑郁状态。在治疗慢性胃炎的同时，经过心理支持及合理解释，口服抗抑郁药 2 周后，患者疼痛缓解，1 个月后疼痛消失。维持、巩固治疗 2 年后重返工作岗位。

六、总　　结

消化心身疾病和精神心理疾病有十分密切的联系，是一种发病机制不十分明确、易复发的疾病，所以各种治疗措施只能认为是对症治疗。临床各科与精神科应协同研究，从某种意义上看，对难治性的消化心身疾病应用抗抑郁药大多有效。从大医学（跨学科）角度看，这些疾病很可能是伴有心理障碍的躯体疾病。实践提示，在临床上，当一个疾病很复杂，有易变的多种临床症状，实验室检查难以解释，让人们十分困惑，陷入一个"诊治怪圈"时，它很可能就是心身疾病。研究显示，心身疾病在消化系统疾病患者中的发病率更高，对消化心身疾病的深入研究，必将给医学带来结构性变化。

第二节　重温恩格尔"需要一种新的医学模式：对生物医学模式的挑战"

经过 200 多年来的努力，生物医学已经取得长足进步，不少疾病的病因、疾病的病理生理学变化、疾病的分子生物学变化业已阐明，这些医学领域有坚实的生物科学基础，其为疾病的诊断和治疗提供了强大的技术支持。而精神病学仍缺乏有力的生物科学证据的支持，因此，在此领域中，人们对精神疾病发生发展的原因进行着种种猜测和假设，以致精神病学已经变成了一个非科学观点、各种哲学流派和学院派思想的"大杂烩"。为此，有些精神科医生认为，精神疾病作为一种疾病，也应有生物学异常的证据，要努力寻找精神病患者的生物学证据，让精神病学回到生物医学模式的道路上去。

恩格尔不接受精神科医生的说法。恩格尔认为，目前不但精神病学面临危机，其他医学领域也面临同样的危机。这一危机就是，医生如何来定义"疾病"，哪些"疾病"是需要医生来处理的，医生对这些"疾病"的处理会对患者产生什么影响。精神病学的危机围绕着这样一个问题，即患者所叙述的不适是否与当前所定义的"疾病"准确相关，医生给予患者的治疗手段与诊断是否相适合。医学危机源于一项逻辑推理，即"疾病"是以躯体参数异常来定义的，所以医生不必关心"疾病"以外的心理社会问题。恩格尔提到，在最近的一个关于健康观念的洛克菲勒基金研讨会上，一个权威机构敦促医学"专注于'真正'的疾病，而不是迷失在心理社会学的迷雾中。医生不必要去承担神学家和哲学家缺位而带来的问题"。另一位参与者呼吁"将疾病的器质性成分与人类功能失调的心理社会因素分离开来"，认为医学应该只要处理前者即可。简言之，他们认为心理社会因素引起的人类功能性失调应由神学家和哲学家来解决，医生不必参与其中。

一、两 种 假 说

（一）将精神病学排除出医学领域

这里又分为两种情况，第一种以萨斯（Szasz）为代表，他提出"精神疾病是一个虚构的东西"的观点，因为精神疾病不符合公认的疾病定义。这种观点的支持者主张将精神病学现在所履行的职能从医学范畴中去除，并将其重新分配到基于行为科学的新学科中去，从此以后，医学将负责疾病的诊疗和治愈，而新的学科将对有"生活问题"（problems of living）的人进行再教育。第二种是主张将大脑功能障碍导致的行为障碍限定于精神病学的领域，这些障碍归由神经学家来处理即可，没有必要专门去设立一门精神病学学科。

（二）精神病学不应被排除出医学领域

在路德维希（Ludwig）看来，拘泥于用生物医学模式去诊断精神疾病是一种僵化的医学思维。按路德维希所言，医学模式的前提是充分偏离正常就代表疾病，疾病是由已知或未知的自然原因引起的，路德维希强调，消除这些原因将使得作为个体的患者得以治愈或改善。路德维希也承认，与大多数医学诊断比较，精神病诊断的确诊依据较为欠缺，他进一步认为，如果假设精神病主要是由"自然"（这里的"自然"是指"生物性脑功能紊乱，无论是生物化学性质的还是神经生理性质的"）而非心理社会因素引起的，那么精神病学诊断与其他医学诊断并无质的不同。路德维希认为各种心理社会因素引起的生活问题、社会调节反应、性格障碍等偏差是"非精神病性疾病"，由精神科医生来诊治并不恰当，而交由非医学专业人员来处理更为妥当。

精神病学要努力澄清它在医学主流中的地位，如果它确实属于医学大家庭，那么就要解决精神病学领域活动与现有疾病医学模式，即生物医学模式不一致的问题。更为重要的问题是，生物医学模式可能实际上已不再适用于医学，更不用说适用于精神病学了。精神病学所遇到的危机可能只是植根于生物医学模式的更大危机的一部分。如果是这样，那么精神病学过早地放弃它现在的模式，转而选择一个可能有缺陷的模式是不明智的。

二、生物医学模式

当今疾病的主要模式是生物医学模式，分子生物学是其基础学科。该模式假定疾病完全由可测量的生物（躯体）变量参数的偏差来解释。在其框架内，它没有为疾病的社会、心理和行为维度留下空间。生物医学模式不仅要求将疾病作为一个独立于社会行为的实体来处理，它还要求将行为异常解释为身体（生化或神经生理）的疾病过程。因此，生物医学模式既包含还原论，即复杂现象最终源于单一基本原理的哲学观点，又包含心身二元论，即精神与肉体分离的学说。在这里，还原论的基本原理基于物理和化学，也就是说，它认为物理和化学的表述足以解释生物学现象。

疾病是什么？法布雷加（Fabrega）认为，"疾病"在通常意义上是一个语言学术语，它被用来指人类历史上所有社会群体的成员都曾经历过的一类令人不愉快的现象。人们不需要这种状态，因此需要采取措施加以纠正。这些措施包括对疾病及相应合理治疗手段的信任和解释。这些措施构成了社会适应体系，这一适应体系就是医学模式。医学模式不全是科学的，那些不科学的医学模式可以被称为民间模式。当今流行的生物医学模式是医学科学家为研究疾病而设计的，它基于一套科学方法的共同定义和行为准则，为疾病的诊断、治疗、研究提供了一个框架。

医生在接受专业教育前，已经习惯于生物医学模式的思考方式，接受专业教育后，更加强化了对生物医学模式的信任，因此不会去怀疑生物医学模式是否会存在缺陷。在这种情况下，其局限性很容易被忽视。教条要求必须强制不一致的数据要么符合模型，要么予以排除。生物医学模式作为一种教条，要求所有疾病，包括"精神"疾病，都要根据潜在生理机制紊乱来定义。这里只允许有两种选择：还原论者认为，疾病的所有行为现象都必须根据物理和化学原理来定义；排他论者认为，不能被合理解释的东西必须从疾病的范畴中排除出去。还原论者承认行为上的一些紊乱属于疾病的范畴。他们将这些归类为精神疾病，并将精神病学命名为相应的医学学科。排他论者认为精神病是一个虚构的现象，要将精神病学从医学领域中去除掉。在现今，还原论者是生物医学模式的真正信徒，排他论者是反叛者，他们都谴责那些敢于质疑生物医学模式是终极真理并主张建立一个更有用的医学模式的异教徒。

三、还原论生物医学模式的历史溯源

在所有的社会形态中，无论是古代的还是现代的，无论是史前的还是有文字记载的，疾病识别的主要标准在本质上一直是行为、心理的社会改变。传统上，疾病的发作以一些外表变化和功能、情感、表现、行为异常，或存在与威胁、有害、不愉快、不受欢迎相关的经历、感觉为特征。患者或证人提供的口头报告或证明构成对某人是否患病做出初步判断的主要依据。对于这种令人不安的行为和报告，通常都会指定个人和社会机构做出应对，他们的主要职能是评估、解释和提供解决措施。医学作为一门学科，医生作为专业人员，就演化成了应对这种社会需求的一种形式。在历史进程中，医学成为科学，这是因为医生和其他科学家创立了一种分类法，并应用科学方法来理解、治疗和预防公众最初认定为"疾病"或"不健康"的困扰。

为什么还原论二元生物医学模型在西方得以创立？拉斯穆森（Rasmussen）确定了一个来源，即大约在5个世纪前，基督教正教做出让步，允许解剖人体。这可以被认为是以解剖学和结构基础为基石的西方医学得以最终建立的主要推手。与此同时，当时由伽利略、牛顿和笛卡尔所阐述的科学基本原理是分析性的，这意味着，被研究的实体要被分解成可独立开来、具有因果关系的子实体，从中可以假设，通过重构部分，可以从物质和概念两方面来理解整体。

古典科学很容易培育出如下概念，即身体犹如机器，机器故障导致疾病，医生以维修机器为己任。由此而来的疾病治疗方法只关注生物（躯体）过程部分，而忽视行为和心理社会因素。至少到20世纪初，许多医生在实践中都认为情绪对疾病的发生和发展很重要。在科学研究中，这类主观排除一些因素的方法是一种可接受的策略，特别是当排除这些因素后，原来方法仍可应用时。但是，当这种策略成为政策，同时如果将最初出于实际原因被搁置而不是完全被遗忘的领域永久排除在外，就有可能适得其反。原来的方法越成功，越有可能发生这种情况。生物医学模式已经取得了出乎意料的成功，但代价是高昂的。由于作为医保政策的指导和依据，生物医学也带来了许多问题，这些问题将在后面再加以介绍。

四、生物医学模式的局限性

现在面临着一种挑战，那就是在不牺牲生物医学方法巨大优势的前提下，扩大包括社会心理优势在内的疾病治疗方法。凯蒂（Katie）认为，"根据医学模型，人类病症不会突然成为一种特定疾病，也不等同于该特定病种。病症的医学模型是一个从症状识别和辨认到特定疾病的过程，其病因和发病机制是已知的，治疗是合理和明确的"。因此，分类系统得以从症状发展到症状群，再发展到综合征，最后发展到具有特定发病机制和病理学的特定疾病。这准确地描述了将科学方法成功用于解释和归类疾病的不相关联实体的过程。这种方法的优点无须争论，但要注意的是，勿被还原论倾向所误导，认为患者具有因果关系的最小孤立成分，如生物化学依据，即使该依据不是最好的，也可做出疾病诊断；更为关键的是，有论点认为在没有生化异常的情况下，命名"疾病"是不妥当的。

凯蒂以糖尿病和精神分裂症作为躯体及精神疾病的范例，指出了两者医学模型的适用性，并打算以此来解决上述挑战。"这两种都是症状群或综合征，一种表现为躯体和生化异常，另一种表现为心理异常。这两种中每一种都可能有许多病因，其表现强度可以从严重影响人体健康到对人体有潜在影响不等。有证据表明，遗传和环境影响在糖尿病和精神分裂症的发展中起作用"。在上述描述中，至少在还原论的术语中，糖尿病的科学特征是更明确的，因为它已经从症状的框架发展到生化异常的框架。对此，凯蒂明确表示，他不认为目前已知的（或将来可能发现的）精神分裂症的遗传因素和生物学过程是其病因学中唯一重要的影响因素。他坚称，同样重要的是解释"经验因素与生物易感性之间的相互作用是如何促成或预防精神分裂症的"。但是，这样的警告是否足以抵消还原论的影响，还远无定论。

五、医学新模式的需求

假定存在一个医学模式，该模式导致了人类糖尿病和精神分裂症这样的疾病实体，同时也导致了疾病这样一个抽象概念。首先假设精神分裂症和糖尿病都存在一种对其药理学有影响的特定的生物化学异常（当然这是可能的），然后，再通过用完全相同的术语，强制糖尿病患者自我思考，是"躯体疾病"，强制精神分裂症患者自我思考，是"精神疾病"，这样可以更清楚地看到，对于两者，躯体和心理社会因素都是不可或缺的；或者更明确地说，专注于生物医学，而排除心理社会因素对疾病的影响会扭曲疾病的真实情况，甚至干扰患者康复。

（1）在生物医学模式中，出现特异性生化异常通常被作为某疾病的一种特殊诊断标准。实际上，就人类对疾病的认识过程而言，实验室数据异常可能只表明存在一种潜在的疾病，并不代表疾病的现状。也就是说，异常可能存在，但患者没有生病。即使糖尿病或精神分裂症患者存在生化异常，充其量只是诊断疾病的一个必要但不充分的条件。更准确地说，生化异常只是众多与疾病有关因素中的一个因素，这些因素间复杂的相互作用最终可能导致生化异常凸显出来。只靠生化异常不能解释所有的疾病，理解这些异常需要另外的概念和理论体系。糖尿病的诊断首先是观察到某些核心症状，如多尿、多饮、多食和体重减轻，然后再由胰岛素缺乏的实验室证据加以确诊。这些症状是如何被患者察觉的，如何被患者报告的，它们对患者产生了哪些影响，这一切都可能与患者的心理、社会和文化因素有关，如果还有其他生物因素存在，则会使疾病更加复杂。

（2）需要采用一种科学合理的方法来对行为和心理社会因素资料进行分析，以建立特定生化过程和疾病临床资料之间的关系，这些资料大多数是患者对临床现象的口头描述。如果不这样做，观察结果的可靠性和相关性的有效性就可能会有缺陷。如果人们不知道如何将精神分裂症与其特有心理和行为表现联系起来，那么就无法将精神分裂症的生化异常特征化。生物医学模式没有充分考虑到这一需求，而是打算通过进一步依赖技术手段和实验室检测来避开患者对临床现象的口头描述。事实上，对行为和心理社会因素资料进行分析，以建立特定的生化过程和疾病临床资料之间的关系这项任务比鼓励人们相信生物医学模式的结论要复杂得多。临床和实验室数据之间的相关性检测不仅需要可靠的临床数据收集方法，还需要高水平的访谈技巧，需要对患者所表达的疾病症状的心理、社会和文化决定因素有一个基本理解。医生最基本的技能是能够准确地采集，然后正确地分析患者对其病情经历的口头描述。生物医学模式忽略了在访谈过程中获得可靠资料所需的严格性，以及从心理、社会和文化及解剖学、生理学或生物化学方面分析患者叙述中含义的必要性。

（3）糖尿病和精神分裂症有一个共同的事实，即患者生活和生活条件出现显著变化，这些变化会影响患者描述疾病发生及其病程变化出现的时间。在这两种疾病中，由于生活变化而出现的精神-生理学反应可能会与现有的躯体因素产生相互作用，从而改变疾病的易感性，进而影响发病时间、疾病严重程度和疾病进程。动物实验研究资料充分说明生活改变对多种疾病的易感性方面有影响。卡塞尔（Cassel）的研究表明，在生活和工作的社会系统需求与其文化背景不一致的人群中，病态健康（ill health）患病率更高，这就说明了心理社会因素变量在疾病因果关系中的作用。

（4）如糖尿病或精神分裂症患者确实存在生化异常，在患者自己确认或被他人确认是患者时，心理社会因素也是至关重要的。这些因素影响着某个体是否及何时能确诊并成为患者。因此，生化异常可以确定疾病的某些特征，但不一定是患者生病或成为患者的时间点。

（5）即使临床的异常已经纠正或明显缓解，但是仅针对生化异常的"合理治疗"（凯蒂提出的术语）不一定能使患者恢复健康。在生化异常已经纠正的条件下，其他因素也可联合起来维持疾病状态。这些因素正是心理社会因素变量。

（6）即使采用了合理的治疗方法，医生的行为和医患之间的关系也会对疗效的好坏产生明显影响。这些成分构成了心理效应，它可以直接改变疾病体验或间接影响潜在的生化过程，如糖尿病患者的胰岛素需求可能会随着患者对其与医生关系的认同程度而显著波动。此外，即使治疗方法是合理的，但往往会因医生行为或医患关系处理能力不足而大打折扣。要想知道如何使患者内心平静，增强对医生能力的信心，这需要心理知识和技能。这些也超出了生物医学框架。

六、生物-心理-社会医学模式的优势

凯蒂认为，糖尿病和精神分裂症作为"躯体"和"精神"疾病已在现有的疾病医学模式框架内被确认了，但是这还不够。为了理解疾病的决定因素，并为制订合理的治疗方法和医保模式提供基础，医疗模式还必须考虑患者、医师角色及医保系统。这就需要一种生物-心理-社会医学模式，以确定寻求帮助的人是"有病的"还是"健康的"，如果患者是"有病的"，为什么"有病"，以何种方式生病；然后制订一个合理的方案来治疗疾病，恢复和保持健康。

健康与疾病、感觉好与感觉差之间的界限还远不明确，而且永远也不会明确，因为这些界限是由文化、社会和心理因素所形成的。传统的生物医学观点认为，生物学指标是定义疾病的最终标准，这就导致了目前存在一些矛盾，即一些实验室结果呈阳性的人被告知，他们需要治疗，而实际上他们感觉很好，而另一些自我感觉不好的人则被认为是健康的，也就是说，他们没有"病"。生物-心理-社会医学模式考虑到患者和病症两方面。医生的任务是解释患者的心境恶劣和功能障碍，正是这些因素导致某些人求医，成为患者，接受患病的现实。医生必须权衡社会和心理在疾病发生中的相关作用、与患者心境恶劣和功能障碍有关的生物学因素，让患者决定接受或不接受自己的患病状态，以及对相关治疗措施的依从程度。

通过评估导致病症和疾病状态的所有因素，而不是仅仅把生物因素放在首位，生物-心理-社会医学模式可以解释为什么某些人会将其他一些人仅仅认为是"生活问题"的经历当作"病症"，这种所谓"病症"其实是患者对生活环境或躯体症状的情感反应。因为从个人的角度来看，患者将某些情况当作一个"生活问题"，还是一个"生病"问题，基本上与他是否接受患病现状和是否希望就医有关，而不是与他的精神不适有关。事实上，有些人将疾病作为一种不受欢迎的现实而否认疾病的存在，认为这只是"生活问题"，实际上它可能提示躯体有严重状况。

七、悲伤可以成为一种疾病

通过对悲伤的分析，有助于对某一问题是"生活问题"还是"生病问题"的理解。悲伤从未在医学框架中被思考过，但是有许多人会因与悲伤情绪有关的症状而来就医，悲伤和疾病之间有一些明显的相似之处，但也有一些重要的区别。这些矛盾对阐明生物-心理-社会医学模式的心理社会维度是有帮助的。

悲伤是患者经历的一种状况，在这种状况下，心理因素是主要的，它不需要前文提到的存在生化异常。然而，与典型疾病一样，普通的悲伤可以构成一种独立的综合征，它具有相对可预测的症状学，偶然的悲伤可包括身体和心理障碍。悲伤具有疾病的典型自主性，也就是说，尽管患者有意愿或希望结束疾病，它仍会继续进展。患者曾经历过的明显失败是一个被确认的持续存在的病因。尽管"悲伤的病态"这类表达在人们的头脑中会显示出某种与疾病的联系，但无论是悲伤的对象还是社会，从来没有把普通的悲伤当作一种疾病来对待过。社会为悲伤者制定了帮扶措施，不过人们普遍认为，这些措施更多的是社会或宗教的责任，而不是医学的责任。

悲伤没有生化或生理方面的缺陷，因此，反对将悲伤纳入生物医学模式的观点似乎更有说服力。为此，恩格尔在 1961 年写了一篇文章，他把悲伤比作伤口，以此来反驳上述观点。恩格尔指出，在与疾病的斗争中，人们致力于建立某种与之对应的社会适应体系，即医学模式来应对疾病给人们带来的痛苦，但过去的医学模式都缺少对心理变化的思考。悲伤和创伤的原因都是清楚的，两者都是对环境伤害的自然反应，一种是心理上的，另一种是身体上的。有一些人遭受了伤害，但他们的悲伤在某种程度上偏离了文化所接受的正常过程，还有一些人的伤口没有溃烂，或者伤口已经明显愈合，但患者的表现仍然是一种有病状态。如何确定患者，医生有何作用，什么样的情况应该被视为疾病，在这中间有两个要素至关重要。对于患者来说，他不知道自己为什么有不适感觉或功能障碍，也不知道该怎么做，但患者知道医生能为他提供帮助；对医生来说，解决患者的疑问及为患者提供相关需求是他作为医生应有的责任。

生物-心理-社会医学模式将考虑所有这些因素。这一模式将承认一个基本事实，即患者来就医是因为他不知道自己哪里出错了，或者他知道，但他觉得自己没有能力帮助自己。人的心理生物学统一性要求医生有责任评估患者遇到的任何问题，并推荐一个合适的治疗方案，包括转诊给其他相关专业。因此，医生的基本专业知识和技能必须包括社会、心理和生物学三个方面，因为他代表患者做出的诊断和治疗方案涉及这三个方面的问题。

八、对医学和精神病学的挑战

生物-心理-社会医学模式的提出是对医学和精神病学的一个挑战。因为，尽管生物医学研究取得了巨大的进展，但公众及医生，尤其是年轻一代，都越来越感到不安，他们认为健康需求没有得到满足，生物医学研究对人类的影响尚不充分，这通常归因于现有医疗系统有明显不足。但这当然不是一个完整的解释，因为许多实际上有足够机会获得医疗保健的患者也在抱怨医生对他们的不适缺乏兴趣和理解，只专注于程序，对患者及其家人的个人问题不大感兴趣。医学需要改革，这源于许多医生越来越意识到一种矛盾，这就是一方面他们具有优秀的生物医学背景，另一方面他们在某些方面的知识不足，而这些知识对于为患者提供良好的服务至关重要。许多人认识到，单靠生物医学模式是无法解决这些问题的。

目前人们对初级保健和家庭医学很感兴趣，人们更愿意接受一种将心理社会问题考虑在内的医学模式。甚至学术界也对生物医学教条主义提出了尖锐的挑战。霍尔曼（Holman）将这一现象直接归因于生物医学还原论及其拥护者在医疗体系中的专业优势，这些专业优势造成了诸如不必要的住院治疗、过度使用药物、过度手术和过度检查等与临床需要不符的做法。他提到，"虽然还原论是理解的有力工具，但如果不明智地加以运用，它也会造成深刻的误解，当还原论忽略了对生物过程有影响的非生物事件时尤其有害"，而且，"有些医疗结果不理想，不是因为缺乏适当的技术干预，而是因为我们的临床思维不到位"。大多数精神病学家都没有意识到，精神病学现在是医学中一门关心人与人间关系研究的临床学科。事实上，过去 30 年中，提出更为完整、整体性健康和疾病概念的主要表述并非来自生物医学机构，而是来自医师，他们借鉴了源自精神病学的概念和方法，特别是西格蒙德·弗洛伊德（Sigmund Freud）的心理分析方法和阿道夫·迈耶（Adolf Meyer）的心理生物学的心理分析和生活应激反应的分析方法。事实上，弗洛伊德和迈耶的一个更持久的贡献就是提供了一个参照系，通过这个参照系，心理过程可以包含在疾病的概念中。心身医学这个术语本身是二元论的残余，它成了一种媒介，在医学的两个平行但独立的观念形态，即生物学和社会心理学之间的鸿沟上架起了一座桥梁。它的进展时而缓慢、时而停顿，这不仅是因为该领域本身的极端复杂性，还因为无论在内部还是在外部，均持续存在着压力，使其在概念上基本符合机械论和还原论，而不适合许多正在研究中的问题。到目前为止，已经积累了大量的基于人和动物的临床及实验研究知识，然而，这些知识仍然不为普通医疗对象和生物医学界所知，在医生的教育中，它们基本上被忽视了。最近，一位著名的生物医学专家郑重宣布，"躯体医学的情感内容被夸大了"和"身心医学正在退出"，这种说法只能归因于盲目的教条主义影响。事实上，对于那些对心身研究和教学感兴趣的人来说，医学院并不能提供足够的（即使不是敌对的）环境。此外，许多记录动物生活环境或变化对疾病易感性改变意义的实验性工作都是由实验心理学家完成的，并且刊载于很少被医生或基础生物医学科学家参阅的心理学期刊上。

九、系统理论的展望

在生物学家中出现一些倡议者，他们认为，需要对生命过程的整体性和还原性进行解释，以回答"为什么"、"为了什么"及"如何做"。冯·伯塔兰菲（Von Bertalanffy）提出，需要在科学观点上进行更为基本的重新定位，以便为建立更可靠的科学探索和概念化的整体方法开辟道路，形成一套通用的系统理论。在这一理论中，将一系列相关事件作为一个系统，这个系统在整体的特定层面上表现出各自的功能和性质，从而能够识别出不同层次机体组织的同构体，如分子、细胞、器官，或生物、人、家庭、社会、生物圈。从这样的同构体可以形成基本的法则和原则，这些基本的法则和原则在组织的各个层面上正常运转，相比之下，这些法则和原则对于每个层面都是独一无二的。由于系统理论认为，所有层次的组织都以等级关系相互联系，从而使一个层次的变化可以影响另一个层次的变化，人们将其作为一种科学方法加以采用，尽力减轻整体还原论的二分法影响，改善跨学科的交流。对于医学，系统理论提供了一种概念性方法，该方法不仅适用于所提出的疾病的生物-心理-社会概念，而且也适用于作为相互关联的疾病及医疗保健的研究。当一个通用系统方法成为未来医生和医学科学家的基础科学及哲学教育的一部分时，出现一个更大的包括疾病生物-心理-社会观点的愿景就是可以预见的了。

十、生物医学现状：既科学又教条

生物医学中已经形成一些教条，并由此产生了一些不良的社会和科学后果。仅仅是靠一些新发现和新理论，极难推翻根深蒂固的教条。在美国的国民经济产品中，有超过8%的产品用于卫生事业，为患者提供卫生保健服务是一个重要行业。在诊断和治疗技术中，已经投入和计划投入的资金规模巨大，这非常有利于临床研究和患者医疗所需，但现有的这些手段所强调的内容是机械性的。技术的应用及其有效性通常被用来决定什么构成了疾病。那些自认为是合法的可获得健康服务需求的人会感到沮丧，他们认为，他们的需求在太过注重技术的医生那里往往得不到充分的满足，而生物医学的保守派将这部分患者的需求曲解为部分公众有"不切实际的需求"，这些不同，反映出了患者实际经历的病症和生物医学模式概念化之间的真实差异。生物医学的专业化是另一个巨大的障碍。专业化已经造成医护人员等级制度和涉及医疗保健领域所要解决疾病的等级性，其中最难以处理的疾病被排在首位。

在这样的条件下，很难看到如何来进行改革。在本科医学课程中引入心理社会知识和技能可以追溯到1920年前发起的约翰斯·霍普金斯大学的阿道夫·迈耶计划（Adolf Meyer Program）。很难客观地衡量上述努力的结果，但根据一份关于学生和毕业生如何看待与病症和患者照护有关问题的调查问卷的结果来看，其影响似乎是相当可观的。其他学校，特别是在第二次世界大战后不久，也进行了类似的努力，虽然这些努力在某些学校中曾短暂地被关注过，但在大多数学校中，这些努力很快就在与更具魅力和可接受的生物医学模式的竞争中湮灭了。如今，在许多医学院内，一些教职员工又重新燃起了对此领域的兴趣，但人数稀少，缺乏影响力、声望，也缺乏从遵循生物医学模式的同行评审小组那里获得资金的渠道。然而今天，学生和年轻医生的兴趣高涨。看来，如果有机会，年青一代很愿意更多地了解病症和医疗保健的社会心理层面的重要性，并且需要在科学的基础上正确进行这种教育，缩小教师准备好的教学内容和学生渴望学习的内容之间的差距。但是，除非那些控制资源的人走出完全依赖生物医学的老路，否则一切都不会改变。所推荐的生物-心理-社会医学模式是否有用还有待观察。在一个自由社会中，结果将取决于那些敢于尝试新途径和提供必要支持的具有智慧的人。

十一、总　　结

当今疾病的主要模式是生物医学模式，在其框架内，没有为病症留下社会、心理和行为维度的空间。本部分旨在推荐生物-心理-社会医学模式，为临床、教学、科研提供一个有价值的参考。

第三节　应激与健康的关系

一、应激与健康

人生活在世界上，会经受各种来自身体内部和外部环境的应激状况。身体内部的应激主要是各种不舒服的感觉，如头痛、眩晕、嗳气、反酸、腹胀、腹痛、腹泻、便秘等，这些症状偶尔出现一次，人们不一定会在乎它，但这些症状如果长期存在，而且经过多种、多次检查均没有一个确定原因，或者似乎有一个诊断，但根据这个诊断进行治疗，没有明显的效果。这时人们就会对自身的健康产生一种焦虑感，尤其如果他是一个"上有老，下有小"的关键人物，更会因不确定的健康前景而惶恐不安。外部环境包括工作、社交、婚姻、家庭等多个方面，这些方面引起的不愉快、不如意也会造成人的精神负担。这些身体内、外部的异常情况均可成为应激的来源。

人有七情，如"喜、怒、忧、思、悲、恐、惊"，上述身体内部和（或）外部的应激均可引起不同的"七情"反应，这些反应会引起人们身体的种种不适或疾病，故《黄帝内经》中说"喜伤心，怒伤肝，思伤脾，忧伤肺，恐伤肾"，两千多年来，虽然我们的传统医学在理论和实践上有许多重大发展，在精髓上是一脉相承的。但是，西方医学对于应激与内脏疾病、功能之间关系的认识则经历了不同的阶段。

二、西方医学（整体医学）认识之路

西方医学起源于古希腊，当时人们以整体论来认识医学。整体论的概念由古希腊的柏拉图、亚里士多德和希波克拉底提出。整体论认为，精神和身体是一个整体，是不可分割的，医学疾病的研究必须要从人的整体去研究，而不是仅仅考虑局部病变。克劳迪斯·盖伦曾提出激情和情绪可能导致医学定义上的疾病的形成，这就是西方医学对情绪与疾病关系的最初认识。盖伦的学说认为，尽管精神因素会引起疾病，但身体不能被解剖，因为精神"居住"在身体里面，身体一旦毁坏，精神将无处安身。盖伦的心身医学观是一种古典的整体医学观。

从 17 世纪以来的西欧，哲学家笛卡尔的影响使得古典整体医学论黯然失色，笛卡尔提出思维与身体的分离，即精神-身体二元论结构。精神-身体二元论结构否认了精神和灵魂来自身体，这使得人体解剖被允许施行，疾病病理学的新知识得以出现。接下来的几个世纪，病理学的疾病形态学研究，以及组织病理学、放射学、核成像术导致了许多用于疾病诊断和治疗的新技术出现。19 世纪，巴斯德发现了致病微生物，科赫由此提出了疾病微生物起源的理论，这些理论进一步推动医学向生物还原论方向发展，在此医学理论体系中，诊断与特殊的病因学因素相关联。这些新技术和新理论的产生使得大量躯体疾病的原因被发现，使得这些疾病被正确诊断，然后逐渐得到相应治疗，这一医学理论体系就是目前仍然盛行的生物医学模式。

但是，由于在生物医学模式中，精神性疾病一直没有发现相应的病因及病理学变化，因而，精神性疾病被临床医学边缘化，同时有大量的临床躯体症状得不到合理解释和治疗，被当作疑难杂症处理，有人将这些尚无合理解释的躯体症状称为医学不能解释的症状（medically unexplained symptom，MUS）。

不过，在近 200 年以来，有关精神因素与躯体症状之间关系的研究一直没有间断，直到 1977 年，恩格尔（Engel）提出了生物-心理-社会病症和疾病模式，即生物-心理-社会医学模式。恩格尔是一名内科医师和一名精神分析师，他认为，疾病是生物、心理和社会各个子系统在多个水平上相互作用的产物。他所构建的生物-心理-社会病症和疾病模式使得许多研究者和临床医师认为没有必要再去探寻特异的潜在的生物学病因。当然，这些研究者的认识不一定符合人类认识事实的规律。

三、不同的解读

生物医学模式假定疾病完全由可测量的生物（躯体）变量参数的偏差来解释，在生物医学模式框架内，没有为疾病的社会、心理和行为维度留下空间。而仅专注于生物医学，排除心理、社会因素对疾病的影响会扭曲疾病的真实情况，甚至干扰患者康复。为此，恩格尔提出了生物-心理-社会医学模式。

生物-心理-社会医学模式究竟是什么样的，现在尚无明确答案。恩格尔期望建立一个包括疾病、生物、心理、社会观点的通用系统方法。现今活跃于生物-心理-社会医学模式领域里的人们，对于心理社会因素、情绪障碍、躯体症状之间的关系有不同解读。这些解读都是出自个人在生物-心理-社会医学模式的导引下开展医疗实践所获得的体会和认识，这些解读为生物-心理-社会医学模式的进一步发展和应用提供了很好的经验。

1. 神经递质说　其基础为抑郁和焦虑的起因是 CNS 突触中缺乏 5-羟色胺（5-HT）、去甲肾上腺素（NE）和多巴胺（DA）等神经递质，抑郁和焦虑状态可以引发各种躯体症状，抗抑郁药物通过增加神经元突触间隙内的神经递质浓度而发挥作用。

2. 再归因说　认为躯体症状是功能紊乱的后果，而功能紊乱的原因是心理、社会因素引起的情绪障碍。以"胃灼热"（烧心）为例，胃灼热是胃食管反流的结果，胃食管反流是胃肠功能紊乱的结果，而胃肠功能紊乱则是情绪障碍的结果，因此，胃灼热的最根本原因是情绪障碍。再归因学说可以说是心身医学的直接推理。躯体症状是情绪障碍的外化，即所谓"躯体化症状"，在 DSM-Ⅳ 中被称为"躯体形式障碍"（somatic form disorder，SFD），在 DSM-Ⅴ 中被称为"躯体症状障碍"（somatic symptom disorder，SSD）。

3. 整体医学说　认为情绪障碍和躯体症状不构成因果关系，两者是平行关系，应该将这两种症状合称为"身体症状"，其产生的根本原因就是心理因素，患者的心理应激引发了包括情绪变化与躯体不适在内的身体不适。由于整体医学观认为，身体症状的发生与心理因素有关，因此也被称为"心因性疾病"。整体医学说认为心理应激使神经元突触间隙中神经递质调节失衡而产生身体症状。

4. 中医的整体观念　《黄帝内经》中有喜伤心、怒伤肝、思伤脾、忧伤肺、恐伤肾的说法，揭示了情志与内脏功能之间的关系。从其内容来看，中医学说兼具再归因说和心因性说两种学说的特点，但在发病机制的解读上与这两种学说有明显不同。在中医的整体观念中的"心、肝、脾、肺、肾"与西医的"心、肝、脾、肺、肾"概念有巨大差别，不能混为一谈。中医理论中最基础的是"气"，"气"分阴阳，人体的健康有赖于气机畅通、阴阳平衡，"气"流转于经络之间，人体通过"气"调节脏腑功能，维持生命活动，中医在"气"上使人体成为一个整体，而"气"的正常运转与人体的内外环境有密切关系，如所谓的"子午流转"，内外环境的变化可以影响人体的"气机"而使人患病。从此意义上来说，中医的整体医学观与西医的整体医学观是有很大差别的。

5. 边缘系统损伤说　边缘系统是 CNS 的一个组成部分，它具有调节人的情绪和内脏功能的作用，因为边缘系统除了调节情绪外，还可以调节内脏功能。边缘系统受损会引起人情绪障碍和内脏功能紊乱，其中内脏功能紊乱可以是功能性的，也可以是器质性的。边缘系统损伤说与恩格尔的生物-心理-社会医学模式有联系，但又不局限于该模式。这表现为，其一，该学说认为心理社会因素可以引起边缘系统的损伤，各种原因如缺血、缺氧等器质性疾病也可引起边缘系统损伤；其二，该学说认为器质性疾病可以引起边缘系统发生生物学改变，而心理应激与器质性疾病一样，也可引起边缘系统发生生物学改变，从而产生情绪和内脏功能变化。

四、关于边缘系统损伤

（一）边缘系统的组成及功能

边缘系统是指高等脊椎动物中枢神经系统中由古皮层、旧皮层演化成的大脑组织及与这些组织有密切联系的神经结构和核团的总称。边缘系统的重要组成包括海马结构、海马旁回及内嗅区、齿状回、扣带回、乳头体及杏仁核。上述结构通过帕佩兹环（Papaz ring）相互联系，并与其他脑结构（新皮层、丘脑、脑干）有广泛联系。通常认为，边缘系统参与人类情感和内脏功能的调控，人类情感方面的疾病，如抑郁、焦虑等多与边缘系统的功能失调有关，同时边缘系统又是内脏功能调控的中枢，边缘系统功能失调，会引起内脏功能紊乱而使人多系统产生各种不适症状，而且这些不适往往难以用目前的检验医学和影像学的结果，即生物医学的结果加以解释。

（二）边缘系统损伤的来源

边缘系统的损伤有两大来源，其一是来自体内、外的应激，其二是来自躯体疾病引起的边缘系统血供和氧供异常。

1. 体内、外应激对边缘系统的损伤 体内、外应激对边缘系统的损伤首先是对海马的损伤。人类大脑前额皮质（prefrontal cortex，PFC）负责对来自体内、外应激的整合和处理。前额皮质包括腹侧正中前额皮质（ventral median prefrontal cortex，VMPFC）、眶外侧前额皮质（lateral orbital prefrontal cortex，LOPFC）、背外侧前额皮质（dorsolateral prefrontal cortex，DLPFC）等。在前额皮质内，VMPFC 介导了疼痛、性功能和摄食行为，而 LOPFC 能评估危险和调节不适应及持续性的情感状态（行为），这两个区域与 DLPFC 存在交互作用。VMPFC 活性增强与疼痛、焦虑、抑郁性沉思和紧张有关，而 DLPFC 活性减弱可以引起精神运动迟缓、冷漠和注意力及记忆过程的缺失。前额皮质与边缘系统关系密切。前额皮质等大脑皮质对来自外界的各种刺激，包括各种应激进行整合。海马是前额皮质与边缘系统之间联系的一个重要环节，它最先接收到来自皮质的整合信号，容易受到不良刺激的影响而遭到损害。有人曾经认为，中枢神经系统的神经不能再生。其实，包括人类在内的哺乳动物在其一生中，海马是极少可以有神经细胞再生的大脑区域之一，另一个有神经再生功能的大脑部位是嗅球。过强的信息可以引起海马损害，导致海马损害的信息强度或者说"阈值"可能与遗传有关。已经知道，抑郁具有遗传倾向，遗传影响力研究提示，环境和基因均是抑郁发病的促进因子。有研究表明在抑郁发病中，遗传因素的作用在灵长类动物中占 54%。对于有遗传倾向的人来说，后天的影响可以是边缘系统功能是否能维持正常的另一个关键因素。遗传因素与个体对外界刺激（应激）的耐受能力有关，而有无外来应激及应激强度则与个体的后天经历有关。

2. 血供和氧供对边缘系统的损伤 首先是对扣带回的损伤。边缘系统主要由大脑中动脉供血，如果大脑中动脉出现损伤，边缘系统就会受损。大脑中动脉是人体整个动脉系统的一个组成部分，所有能导致动脉病变的疾病都可以成为其病因。其实，在临床上这种情况是非常常见的，如原发性高血压、糖尿病、高脂血症、一些自身免疫病（炎症性肠病、系统性红斑狼疮等）都可以引起大、小动脉的病变。这些血管病变除引起脑卒中、冠心病等疾病外，还可以引起情绪障碍，这种情绪障碍即为 1997 年亚历克索普洛斯（Alexopoulos）和克里希南（Krishnan）等提出的"血管性抑郁"（vascular depression），他们认为脑血管疾病会引起患者主管情绪调节和认知的额-皮质下通路的血管性损害及神经递质代谢的异常，从而导致抑郁症的发生。亚历克索普洛斯等把血管性抑郁定义为"存在血管性危险因子时发生的抑郁，并伴有神经心理学缺陷和影像学上的局灶性脑病理改变"。克里希南等对其定义范畴进行了扩展，认为血管性抑郁不仅包括伴有静息性卒中或白质高信号的晚发性抑郁，还应包括卒中相关抑郁、血管性痴呆等。慢性阻塞性肺疾病（COPD）时 O_2 和 CO_2 交换异常、肝功能失代偿，因侧支循环开放致通气血流比下降而造成的低动脉血氧也会引起大脑氧供异常而出现类似状况。在神经内科的临床实践中，不少神经系统疾病均会伴有情绪障碍，如脑卒中、阿尔茨海默病、帕金森病等，这些有明显器质性疾病的患者除了血供、氧供不足引起的边缘系统损伤外，疾病本身也可作为一个应激源引起边缘系统损伤而致病，因而具有双重致病作用。

3. 边缘系统损伤后的疾病谱　包括三大类。其一是功能性疾病，在胃肠道系统就是所谓的功能性胃肠病（FGID）；其二是与免疫紊乱有关的一些器质性疾病，如自身免疫病、恶性肿瘤和某些条件致病菌引起的疾病；其三是诱发高血压、糖尿病、冠心病等疾病，并使得原有疾病不易控制和（或）恶化。

（1）躯体的功能性损伤与下丘脑（H）、垂体（P）和一些腺器官，如肾上腺（A）、甲状腺（T）和性腺（G）等有关，分别构成 HPA 轴、HPT 轴和 HPG 轴 3 种主要脑-内脏轴，与胃肠道系统有关的被称为脑-肠轴。下丘脑可以通过分泌 CRH、TRH 等促激素直接调控自主神经系统，自主神经系统可影响胃肠道、血管等平滑肌的舒缩功能和胃肠道、胰腺等内外分泌功能。通过这条通路，可以引起 FGID。以肠易激综合征（irritable bowel syndrome，IBS）为例，IBS 是一种典型的 FGID，它的基本表现是大肠平滑肌和肠道腺体功能的异常，以腹痛、腹泻和（或）便秘、肠道黏液分泌过多为特点。IBS 的发病和发展与情绪变化密切相关。

（2）躯体的器质性病变与 HPA、HPT、HPG 等活动异常有关。资料提示，应激触发了海马-垂体轴，激活了自主神经系统，并增加了糖皮质激素水平和诸如 TNF-α、IL-8、IL-1β、IL-6 等前炎症介质的水平。已经发现，抑郁症患者具有高水平的应激激素可的松，它可以引起神经重塑和细胞抵抗力的损害。在慢性应激的情况下，糖皮质激素受体（glucocorticoid receptor，GR）敏感性的下降，使得 GR 发送信号能力减退，从而影响了高糖皮质激素对下丘脑的负反馈过程。随后，HPA 轴中的下丘脑活性过度，同时杏仁核活性也增高，这就导致交感张力增加，这种张力的增加可以促进巨噬细胞释放细胞因子。这些机制可以引起人体免疫机制异常，导致人体免疫监测和免疫自稳功能异常，免疫自稳功能的异常可以引起人体的自身免疫病，而免疫监测功能异常可能会引起人体的恶性肿瘤。免疫功能紊乱还可以导致人体抵抗力下降，使得某些条件致病菌如结核杆菌致病。

在条件致病菌中，结核杆菌所引起的人结核病最为典型。结核杆菌引起人体结核病是因果关系极为明确的一种疾病。结核杆菌存在是否引起人体感染，是人体免疫、结核杆菌之间相互作用的最终结果。中医常说，"正气存内，邪不可干"。人的免疫功能正常，就有可能抵御住结核杆菌的攻击而免受疾病之苦，只成为一个带菌者，否则就有可能患结核病。结核杆菌引起的人体器官疾病最常见的莫过于肺结核了。实际上，正常人的上呼吸道甚至下呼吸道也可携带结核杆菌，这些细菌寄生于人体，除了作为一个传染源外，并不引起宿主的结核病。不过一旦宿主出现抵抗力下降，这些寄生菌就会引起宿主患病。引起宿主抵抗力下降的一个重要原因就是情绪障碍。

情绪的压抑可以使人患病，情绪的好转也可以使人康复，即使是因果关系极为明确的疾病，其疾病的演变与预后也可能与情绪障碍有一定关系。

（3）原有疾病的进展和恶化。上文已经谈过，糖尿病、高血压等疾病可以引起"血管性抑郁"，反过来，抑郁也可加重糖尿病、高血压。现在已有确切证据表明，最易导致心血管病形成的原因是"愤怒"和"敌对"这两种心理因素。有这种性格的人，其肾上腺皮质激素、去甲肾上腺素等应激激素水平会升高，从而引起心血管系统的反应；同样，肾上腺皮质激素、去甲肾上腺素等应激激素均是胰岛素的对抗激素，会对血糖正常水平的维持产生影响。据此推测，现在所谓的"难治性高血压"和（或）"难治性糖尿病"等疾病都可能与没有进行有效的抗抑郁治疗有关。

五、情绪障碍如何诊断和治疗

本部分主要介绍情绪障碍与消化系统功能性疾病，即功能性消化心身疾病之间的关系。

（一）功能性消化心身疾病的诊断线索

功能性消化心身疾病患者常有病史长，全身多种疾病；过度检查和治疗，有大量的检查单；离奇的主诉；过度地关注呃逆、排气等诊断线索，这些线索均来源于临床实践，具有很强的实用价值，在充分排除与临床症状有明确因果关系的器质性疾病后，这些线索能够帮助临床医生得到合理的功能性胃肠病的诊断。功能性消化心身疾病的诊断最好要遵循 3 条原则，第一是尽可能排除与患者症状有关的器质性疾病，特别是恶性肿瘤，这样既保护了患者的健康，又维护了医生自身的安全；第二是患者有情绪障碍方面的症状，如睡眠障碍、缺乏动力、眩晕、心悸等多系统症状（≥4 个）；第三是在发病前较长时间内（可以长到几十年）曾经历过重大创伤和（或）长期的生活、工作、社交压力。这 3 条原则与生物-心理-社会医学模式倡导的多维度说法是契合的。

（二）功能性消化心身疾病的治疗

功能性消化心身疾病要注意情绪障碍和消化系统疾病症状的联合治疗，这里省略消化系统疾病症状治疗方法，只谈情绪障碍的治疗。情绪障碍的治疗以药物治疗为主，药物主要为抗抑郁药物。

抗抑郁药物的作用机制假说如下。

1. 单胺神经递质假说 认为脑内 5-HT 功能不足是抑郁症发生的主要病因，在此基础上儿茶酚胺（CA）递质减少，主要是去甲肾上腺素（NE）和多巴胺（DA）功能失调，导致抑郁发作。抗抑郁药物可影响体内 5-HT 水平。

2. 神经递质受体假说 认为抗抑郁药物可在几小时内提高脑内单胺水平，但其抗抑郁疗效的产生却需要 2~6 周，而神经递质受体假说能解释抗抑郁药物临床作用的滞后现象。

3. 神经细胞跨膜信号转导假说 认为抗抑郁药物主要通过 G 蛋白影响细胞内信号转导，加强 G 蛋白-腺苷酸环化酶（AC）偶联，提高环腺苷酸（cAMP）浓度，导致 cAMP 反应元件结合蛋白（CREB）、脑源性神经营养因子（brain-derived neurotrophic factor，BDNF）

及其受体酪氨酸激酶基因（*TrkB*）的 mRNA 和（或）蛋白质表达水平提高，从而发挥抗抑郁作用。

4. 细胞因子假说 认为 IL-lβ、IL-2、sIL-2、IL-6、IL-10 和 IFN-γ等细胞因子可能在抑郁症的发病机制中起着重要的作用，抗抑郁药物可以通过提高细胞因子受体拮抗剂的浓度阻止细胞因子与其受体结合，从而改善抑郁症状。

5. 神经可塑性假说 认为磁共振成像（MRI）可见抑郁症患者海马、额叶皮质、杏仁核、腹侧纹状体等脑区萎缩，海马是应激反应的抑制性调节中枢，持续应激除引起海马神经细胞萎缩外，还导致海马神经细胞再生受损，而海马对应激关闭功能的障碍又使 HPA 轴脱抑制，两者互为因果，形成恶性循环，从而使神经营养缺失、神经可塑性降低、神经发生受损，最终导致以海马为重要组成部分的情感调节中枢功能失常。

六、抗抑郁药物应用扩展

根据边缘系统损伤的说法，边缘系统损伤可引起三大类的疾病，而现在临床上使用的抗抑郁药物有促进海马神经细胞再生的能力，合理应用抗抑郁药物有助于修复受损的海马及边缘系统，从而改善与边缘系统损伤有关的各种症状和疾病。

中枢神经系统包含胶质细胞和神经细胞，两者的相互关系复杂，其中星形胶质细胞和微胶质细胞通过调节电解质、神经递质、细胞因子和亲神经因子来维持神经环境的内平衡状态。应激、抑郁和随之而来的周围免疫调节功能受损使得微胶质细胞激活，然后通过分泌额外的炎症因子，促使神经细胞遭受破坏。维持胶质细胞-神经细胞相互关系的整合部分由 BDNF 介导。BDNF 是神经营养因子家族的一员，它包括神经生长因子（NGF），神经营养因子-3（NT-3）和神经营养因子-4（NT-4）。BDNF 有 9 个启动子，它驱动 BDNF 转译各个编码所对应的 BDNF 蛋白，BDNF 在神经元和胶质的细胞体中合成，并被运送至终端加以释放。上文已经提到，应激可以造成海马中神经细胞的死亡。临床前和临床研究已经提示，在慢性应激和抑郁时，可以出现 BDNF 水平的下降。在动物模型中，用 mRNA 分析技术发现，急性和慢性应激引起了 BDNF 表达下降，相似的结果也在急、慢性疼痛应激中出现。在人类中，未经治疗的抑郁症患者的血清 BDNF 水平明显低于经治者或健康对照组。自杀身亡的抑郁症患者大脑尸检分析也显示，BDNF 及 NT-3 水平要明显低于非自杀者。应激时，脑内 BDNF 水平的下降使得因应激而受伤的海马修复受阻。

神经可塑性理论是解释抗抑郁药物作用众多理论中的一种。在动物实验中，用抗抑郁药物噻奈普汀治疗，可以防止应激引起的动物海马 CA3 锥体神经元顶端树突的回缩，持续的抗抑郁治疗（包括电休克在内），增加了动物海马齿状核中颗粒细胞的增殖。在人类中，也发现应激可以引起成人海马神经形成减少，而通过持续的抗抑郁治疗能加以逆转。这些发现导致了一种理论，就是抗抑郁治疗通过封闭或逆转海马神经元的回缩和增加细胞存活或增强细胞功能来对抗应激引起的神经重塑的减退。这种学说认为抗抑郁药物增加 BDNF 和生长激素类等物质的作用可能是抗抑郁治疗反应的一个机制。大鼠脑细胞的临床前研究已证实，单胺类的活性（NE、5-HT）上调了星形胶质细胞 BDNF 的合成。通过 SSRI

和 SNRI 的治疗，可以增加脑内 5-HT、NE、DA 等单胺类递质水平，这些递质水平的增加可以使 cAMP 作用增强，它可以刺激蛋白激酶 A 的活性，该酶的激活可以调节靶基因，增加 BDNF 合成。cAMP 作用的增强，一方面使 BDNF 合成增加，有利于海马容积的恢复；另一方面还可以使 GR 敏感性增加和抑制细胞因子的信号传递，进一步帮助恢复神经反馈环的正常作用。临床上，成功的抗抑郁治疗使得血清的 BDNF 水平得以正常化。有学者用 SNRI 对 10 例抑郁症患者进行了 12 周的治疗，结果发现，抑郁症状的改善与 BDNF 水平的增加有关，缓解患者的 BDNF 水平已恢复至与健康对照组相似。在恢复抑郁症患者血清 BDNF 正常水平方面，SSRI 和 SNRI 的效果相似。

海马具有自我修复能力，如果创伤信息强度太大（如幼年遭受虐待、经历战争等重大创伤），或者尽管信息强度不是很强，但持续时间较长，这些情况都会导致海马修复失败或部分修复而引起边缘系统功能的失常。由此可以推测：第一，海马的神经细胞可以因各种原因而被破坏，但是，海马的神经组织具有再生功能，可以由神经再生因子（如 BDNF 等）促使再生而得到修复；第二，急、慢性应激均可造成海马神经的破坏，同时还可以减少 BDNF 等神经再生因子的产生，使得被破坏的海马神经细胞的再生受阻。在应激过程中，海马经历着破坏、再生、修复、再破坏、再再生、再修复的过程。根据这一原理，海马的功能也应该有一个相应的代偿-恢复、再代偿-再恢复，如应激程度较大，且持续时间过长，那么，海马功能最后就会走向失代偿的阶段。在海马经历创伤、修复的过程中，由其调节的情绪、各种内脏功能和人体免疫状态均会出现相应的失调状态，而出现如抑郁、焦虑等情绪障碍性疾病，MUS（包括 FGID）和免疫混乱带来的一系列器质性疾病。

SSRI、SNRI 等抗抑郁药物具有使海马神经细胞再生，从而修复海马直至恢复边缘系统功能的作用，而边缘系统的修复不仅使得情绪障碍得以恢复，而且对于伴有情绪障碍的 FGID，以及与免疫混乱有关的器质性疾病，如恶性肿瘤、自身免疫疾病、条件致病菌感染的治疗都会带来有益的作用。抗抑郁药物可以不再局限于抗抑郁治疗，而是可以作为一种与海马和边缘系统受损有关疾病的伴随治疗手段，从这个意义上来说，将抗抑郁药物称为海马修复药物或许更为妥当。

（陈玉龙　徐三荣　李建生　刘　华）

第二章

国内外消化心身医学概述

第一节 消化心身医学的现状与展望

单一生物医学模式局限于寻找疾病归因及治疗，目前在临床实践中遇到巨大挑战。生物医学模式下的消化科临床实践遇到的困惑和挑战主要包括三大方面：①找不到器质性疾病可以解释的所谓"功能性"症状；②用原发的器质性疾病本身或其活动程度难以解释和获得治疗效果的症状；③消化科的医源性应激诱发的情绪和躯体症状。本部分主要讨论消化科医生如何认识消化心身医学的现状，以及如何面对随之而来的挑战，在充分接受科学技术对医学的贡献的基础上，如何走出单一生物医学模式的局限，更好地理解和实践心身整体医学，解决生物医学还不能解决的临床消化科问题，在不久的将来建立起包括生物医学在内的心身一体的全新消化病学科体系。

一、消化心身医学实践的现状与展望

（一）实践的困惑、挑战与临床模式探索

生物医学评估体系限于通过症状寻找疾病的思维模式，这样的临床医学模式解决了一部分，甚至只是解决了一小部分人类疾病的诊断和治疗问题。例如，患者的症状特征为转移性右下腹痛，医生体格检查发现有右下腹压痛及反跳痛，诊断为急性阑尾炎，手术治疗切除阑尾，问题得到解决。但更大部分的临床医学症状，无法在这样的模式下得到改善。消化科医生很困惑的问题之一是经常会遇到这样的患者，他们有很多的消化道症状主诉，但经过包括内镜和医学影像学检查在内的各种检查仍然查不出"病"，或查出一些诸如胃肠道息肉、慢性胃炎、肠上皮化生等不足以解释这些症状的"器质性疾病"。针对这些消化道疾病，医生按照指南进行治疗，包括使用内镜下黏膜切除术（EMR）、内镜黏膜下剥离术（ESD）等切除了检查发现的某些病变，但仍然无法解决患者的痛苦症状。生物医学主导的西方医学将其描述为功能性胃肠病（FGID）。纯粹的功能性胃肠问题已经引起了消化界的兴趣和重视，20世纪80年代末成立的"罗马委员会"作为国际上最有影响力的功能性胃肠学术组织，已经做出了很多贡献。消化科医生很困惑的另一个问题是有些"器质性"消化病患者同样存在着用原发病或者原发病的活动程度无法解释的症状，用尽原发病治疗指南范畴内的各种治疗手段无法获得应有的疗效。例如，

炎症性肠病（IBD）患者，经过逐级控制非特异性炎症的规范治疗，UCAI 或 CDAI 评分显示患者炎症活动已经得到很好的控制，但仍然有很多胃肠道症状无法解释，只能暂时将其称为"IBD 合并的功能性症状"，也有西方学者称其为 IBD"残余症状"或 IBD-IBS。当面对这些问题时，医生不应该怀疑生物医学，而是必须承认生物科学与生物技术对医学的巨大贡献，及时并积极地将相关的科学与技术转换和应用到临床医学实践。此外，还应该思考的是如何重新全面认识医学的多重属性，来更合理地解决生物医学目前还不能解决的问题。临床医生先于科学发现一些问题，"非科学"地解决了一部分临床医学问题，这并不违反科学精神，相反会为科学研究提供新的依据，加快医学科学的发展。从单维度来理解和处置存在多维度问题的 FGID、IBD 等消化科的临床问题显然是不合理的。临床消化科医师更是不可能等待科学研究发现并找到可解释的治疗靶点后，再来用生物医学的手段来精准处置那些占消化科门诊患者 50%以上的 FGID 患者，以及还没有太多统计资料的器质性消化病合并的功能症状。因此，纳入社会心理变量的消化心身医学模式应运而生。

（二）症状的归因模式决定治疗模式和疗效

"功能性"症状的解释归因是临床医学的一大问题，医生首先需要找到解释来说服自己，然后才是解释并说服患者接受医学干预，特别不能忘记的是患者更需要解释，特别是那些他们能理解和接受的解释，否则无法进行后续的干预。临床医生把生物医学模式下找不到解释的症状简单做无病归因是不可行的，甚至是错误的，患者多是不能接受的。从精神医学角度来理解、解释和治疗"功能性症状"是认识上的一大进步。罗马委员会 10 多年前就已经提出了精神心理干预 FGID 的基本框架和原则。Ford 等的 Meta 分析显示心理治疗和抗抑郁药物对 FGID 的症状改善和整体生活质量的提高有效。但简单地把"功能症状"当焦虑、抑郁症等精神疾病来处理，又从过度器质性躯体疾病归因走向另外一个极端，那就是过度的或草率的精神疾病归因，这种精神疾病归因仍然没有走出单一生物医学的疾病归因模式。因此，只强调抗抑郁药物的使用或普通心理咨询的处置，忽视与症状相关的心理与行为的整体干预是不可行的。患者的社会心理背景是复杂的，但有一点是共同的，那就是他们对疾病和症状的理解或解读是非理性的。所以要解决患者的心理问题，首先干预并解决好健康相关的心理认知问题，然后才有可能把心理干预向普通心理问题拓展或延伸。症状导向的二步重归因模式就是基于以上认识逐渐发展起来的，且已获得了很好的临床效果。事实上，让精神科或心理科来处理 FGID 或 IBD 合并的功能症状只是理论上的，就如同让微生物专家来处理临床各科遇到的感染性疾病一样。患者不会因为消化道症状到精神心理科就诊，即使对此有认识的消化科医师建议转诊，患者接受度也很低，而且这种做法很容易导致医患关系紧张。处理与心理因素相关的消化科问题的主力军必然是消化科医生。面对这些困惑，消化界同道必须积极面对和思考如何重新认识和治疗这类患者的症状，使心身消化从临床实践的探索走向理论框架的构建，形成心身消化理论和临床可操作的实践模式。

二、消化心身医学的理论建设与展望

（一）心身消化的概念内涵的多样性

心身医学至今没有统一的定义和内涵。由于定义和内涵的模糊，心身医学有时与"心因性"（psychogenic）、"整体医学"（holistic medicine）没有很好的区分，常常混用。纵观世界范围内心身医学的理论和实践，心身医学大体上有三种模式：①心身医学是精神医学的一个特殊领域或亚专科，基本等同于会诊-联络精神病学（consultation-liaison psychiatry，CLP），其从业者主要是精神科医生，目的是在复杂的非精神科疾病患者中识别、诊断和治疗并发或共病的精神障碍及相关疾病，识别和治疗的靶标是精神障碍，并不太关注患者的躯体症状和疾病。在美国，心身医学于 2003 年正式成为精神科的亚专科。CLP 是美国心身医学的主流模式。②心身医学是医学的分支，是与精神科、内外科相互独立的一级学科，主要在德国和日本使用，该模式虽然在理念上有别于会诊-联络精神病学，但从业范畴难界定，仍然很难从实质性上为非精神科各专科接受和使用。③心身医学是处置患者的整体医学方式或手段。该模式的概念也只是在近 40 年才成形，其源于恩格尔 20 世纪 70 年代末提出的"生物-心理-社会医学模式"，指的是在诊断和治疗疾病的过程中全面考虑生物、心理和社会因素的共同作用。它适用于包括精神科在内的所有临床医学专科。这样，我们可以把心身医学模式理解为除了药物和手术之外的第三种医疗手段。也正是由于对心身医学的内涵有着不同的理解，而出现了多样性的心身医学临床流派，这反映在对心身消化的理解和临床实践上同样有着不同的内涵和形式。目前的心身消化大体有三个主要形式或流派：①生物医学倾向的心身消化，用科学手段研究大脑和消化器官的关系，实际上这个学派已经是"脑-身"（brain body）医学，严格意义上讲它不是心身（mind-body）医学，因为脑本身也是身体的一部分，消化科主流形式是以脑-肠轴（brain-gut axis）和肠-脑互动（gut-brain interaction）为理论基础的神经胃肠病学（neurogastroenterology）。②精神医学倾向的心身消化，认为心身医学是精神科的亚专科，基本上等同于会诊-联络精神病学，其本质仍然是狭义的精神病学，从业者是精神科医生。该模式下，功能性胃肠问题被简单地视作未被识别的或者被漏诊的精神障碍。③整体医学倾向的心身消化，即把心身医学作为一个方法或手段用于消化科的临床实践，在诊断和治疗过程中全面考虑生物学因素、社会学因素和心理学因素的协同作用。也就是在使用精神类药物时，消化科医生不仅要掌握相关精神药理学（psycho-pharmacology）的知识，还要了解精神药物治疗过程中相关的心理因素。临床实践发现，患者对药物的心理认知与药物依从性、疗效及副作用的关系密切，曾经被称作药物心理学（pharmaco-psychology）。

（二）心身消化的范畴与发展

国际上的消化心身医学起步于对 FGID 临床诊治的反思。从 1989 年就 IBS 诊断标准发表首个文件，到 2006 年罗马Ⅲ系列文件的发表，不到 20 年的时间内，已经明确的是社会心理因素广泛参与了 FGID 全过程。同时多位专家也已经提出了 FGID 的治疗过程中可根据患者具体情况增加心理干预、三环类抗抑郁药物（TCA）、SSRI 类抗抑郁药物治疗或积极向精神心理科转诊的原则框架。罗马Ⅳ系列文件的问世更是具体讨论了对 FGID 多维度认识和包括精神类药物使用在内的精神心理干预。罗马委员会多维度临床资料剖析（MDCP）中的 71 个案例已经出现了 IBD-IBS 的案例描述。这也是临床处置功能性消化道症状走向心身整体模式的标志。就我国临床消化科而言，传统医学虽然早就有"脾主运化"的朴素整体胃肠病学思想，但这并未给临床诊疗带来实质性改观。也有少部分消化科医生考虑到了社会心理因素对 FGID 的作用，但长时期内，也只是停留在少数医生凭借丰富的临床经验使用抗焦虑/抑郁药物层面。近几年，我国消化界一些志同道合的有识之士，逐渐回归和发扬我国传统医学的整体思想，同时注意吸收西方心身医学的研究成果，形成了专业的学术团体。2011 年，在西部精神医学协会平台上，成立了心身消化专业委员会，这是建立在精神医学平台上的标志性的第一个心身消化学术团体。不久又成立了心身消化郑州小组（ZZG）。2014 年，在中华医学会消化病学分会平台成立了心身消化全国学术组织。2017 年又成立了中华消化心身联盟（CDPU）。无论是在消化学术平台还是精神医学学术平台建立的心身消化学术团体，都对促进我国消化医学的发展具有重要意义。心身消化学术团体的工作已经一步一步走向规范，并于 2015 年出版了《中国消化心身健康问题处置专家意见》。正如该意见中第一条所描述的那样，消化心身问题已经远远不只局限于 FGID，将涉及情绪相关的消化道症状、认知相关的消化道症状、精神疾病相关的消化系统症状、器质性消化系统疾病并发或共存的精神症状、消化系统器质性疾病继发的心理问题及与社会心理因素相关的生物学指标改变等六大方面。我国消化科医生应该跳出胃肠动力的概念和"功能性"与"器质性"相对立的医学思维模式，用心身整体模式从多维度来认识和治疗消化科临床实践中遇到的大量原发的或者器质性疾病合并的"功能症状"。中国心身消化已经跳出了 FGID 的局限，把心身整体医学模式应用到几乎所有的消化器官的疾病。心身消化不仅仅是识别和处置消化科的心理障碍，其范畴应该更广泛、任务更艰巨。笔者认为消化科医生相关的心身消化的范畴和任务包括以下几方面：①消化道症状相关的病态认知和行为；②普通心理因素相关的胃肠功能症状；③精神障碍及其治疗相关的消化系统症状；④器质性消化系统疾病并发或共存的精神心理问题；⑤器质性消化病继发的功能症状；⑥消化科相关的生物学检测指标诱发的医源性应激等。我国的心身消化事业已经走过了最艰难的时期，步入了快速发展时期。由中华医学会组织编著的第一本心身消化继续医学教育教材《中国消化心身健康问题处置理论与实践》已经出版。整体心身消化病学概念已经逐渐形成。中国医学有着传统医学的整体宏观医学理念，心身消化在中国理应得到更快的发展。当然要完成这个"心身消化梦"，还需要更多消化界志同道合者共同努力，构建心身消化的理论体系和具有可操作性、可重复性的临床模式。这不仅有助于解除患者的痛苦，提高患者的生活质量，也有助于减轻临床消化科医生的职业困惑。

三、总　　结

大量的消化科临床问题涉及社会心理因素，这不仅影响患者的临床结局，也是不愉快的医患关系的重要来源之一。消化心身不是要消化科医生改做心理咨询，甚至变成精神科医生，而是要消化科医生跳出单一生物医学模式，学习掌握一些相关的精神医学知识和技能，融入实践。我们迫切需要改变传统单一的生物消化病学思维方式和临床实践模式，把生物、社会、心理因素纳入消化科临床实践，逐步构建符合医学多重属性的心身整体的消化病学科体系，并以此指导消化科临床实践。

第二节　国际消化心身医学概况

心身医学的原始概念在我国传统医学中早就存在。中国传统医学的很多理念其实是哲学的、宏观的。在古代医学实践中，不仅讲心身合一，还讲天人合一，辨证施治，同病异治，异病同治。但是，历代医学大师的成就大多也只局限于以个人医案形式呈现的经验总结，可重复性差，因此也很难普及和推广。现代生物医学使得传统医学一下子失去了优势。在现代医学实践中，由于医学思维或者理念不足而导致的治疗不足、治疗过度和治疗错误越来越多，而且还有很多的人类健康问题无法用科学技术解决；而借助还没有被科学证明的宏观医学思维，又解决了很多生物医学技术还无法解决或无法圆满解释的临床问题。于是，西方医学界开始了反思，心身医学便应运而生。但心身医学本身又出现了生物医学倾向的心身医学、精神医学倾向的心身医学和整体医学倾向的心身医学等主要学派。本节简述了国际心身医学的发展史、心身医学如何走向临床及对消化心身医学的展望。

一、国际心身医学的发展概况

心身合一的医学思想最早起源于我国的传统医学，所谓"心者，五脏六腑之大主也……悲哀愁忧则心动，心动则五脏六腑皆摇"。也早就有"喜伤心，怒伤肝，思伤脾，忧伤肺，恐伤肾"一说。但心身及心身医学作为特有的名称或词汇来自西方。1818 年，德国医生 Heinorth 在一本讨论失眠的书中提出了 psychisch-somatischl，用以表达灵魂与躯体的共同体，由此演变到英文的 psychosomatic。1922 年，另一位医生 Felix Deutsch，在该词后面添加了 medicine，于是有了心身医学（psychosomatic medicine）一词。心身医学一直作为一种概念存在。中医中尽管心身合一的思想由来已久，但直到现在仍然停留在哲学概念层面。心身医学概念的发展和推广的主力是一些信奉精神分析的精神科医生。Cannon 的应激理论和 Dunbar 的性格与特定疾病的关联是早期的重要理论支柱。Cannon 写过有名的《痛、饥饿、恐惧和愤怒时的身体变化》，这是比较系统的心身医学理论之一。20 世纪 70 年代，德国有了心身医学学科和心身医学医师。奇怪的是，德国精神科医生根本不承认心身医学的概念，而德国的内科医生却普遍接受心理治疗理念。结果是德国的内科医生做起了心身医学。德国是为数不多的心身医学科与精神科并存而独立的国家。美国的情况则不同于德国，主要是由精神科医生来进行心身医学的治疗和研究，其早期名称是会诊-联络精神病学。2003 年，心身医学在美国正式被批准成为亚专业学科。西方心身医学的重要历史事件、重要文献和期刊及心身医学学术组织见表 2-1～表 2-5。从表 2-3 的心身医学期刊所涉及的内容不难看出，大约自 20 世纪 80 年代起，心身医学越来越趋向讨论综合医院非精神科的社会心理问题。目前只有妇产科和肿瘤科的心身问题有了专门的期刊，但临床内、外各科其实都存在着大量心身层面的问题。生物科学的发展让医学逐步从朴素的宏观走向微观，从经验走向循证，从不精准走向精准，但在科学的范畴仍然不能解决很多医学实践中的问题。整体化治疗、个体化治疗的提法也已经兴起。生物医学吸收了科学技术的成就，获得了快速发展，但同时又形成了医学对科学技术的过度依赖，甚至出现了科学技术在人体的滥用倾向。心身医学的重新兴起和发展必然让医学重新重视宏观，让医学走向宏观和微观的融合。

表 2-1　心身医学的重要事件

1935 年	洛克菲勒基金会在麻省总医院/杜克大学和科罗拉多大学医院开办第一批会诊-联络精神病学（心身医学）病房
1936 年	美国心身医学会成立
1939 年	*Psychosomatic Medicine* 第一期出版
1953 年	*Psychosomatics* 第一期出版
1954 年	心身医学学院成立
1975 年	美国国立精神卫生研究院为会诊-联络精神病学设立培训基金
1985 年	美国国立精神卫生研究院设立会诊-联络精神病学研究开发项目
1991 年	心身医学学院认可会员资格（55 人）
2001 年	心身医学申请成为亚专业学科
2003 年	美国医学专业委员会批准心身医学成为亚专业学科

表 2-2　心身医学的若干经典著作

1935 年	《情绪和身体变化》（*Emotions and Body Change*）（Dunbar）
1943 年	《心身医学》（*Psychosomatic Medicine*）（Weiss 和 English）
1950 年	《心身医学》（*Psychosomatic Medicine*）（Alexander）
1968 年	《精神科会诊手册》（*Handbook of Psychiatric Consultation*）（Schwab）
1978 年	《器质性精神病学》（*Organic Psychiatry*）（Lishman）
1978 年	《麻省总医院编综合医院精神病学手册》（*Massachusetts General Hospital Handbook of General Hospital Psychiatry*）（Hackett 和 Cassem）
1993 年	《内科患者的精神科照顾》（*Psychiatric Care of the Medical Patient*）（Stoudemire 和 Fogel）

表 2-3　心身医学期刊

期刊名称	创刊年份
《心身医学》（*Psychosomatic Medicine*）	1939
《心身疾病》（*Psychosomatics*）	1953
《心身疾病与心理治疗》（*Psychotherapy and Psychosomatics*）	1953
《心理生理学》（*Psychophysiology*）	1954
《心身研究杂志》（*Journal of Psychosomatic Research*）	1956
《心身医学进展》（*Advances in Psychosomatic Medicine*）	1960
《内科精神病学国际期刊》（*International Journal of Psychiatry in Medicine*）	1970

续表

期刊名称	创刊年份
《综合医院精神病学》（*General Hospital Psychiatry*）	1979
《妇产科心身医学杂志》（*Journal of Psychosomatic Obstetrics and Gynecology*）	1982
《心理社会肿瘤学杂志》（*Journal of Psychosocial Oncology*）	1983
《应激医学》（*Stress Medicine*）	1985
《心理肿瘤学》（*Psycho-oncology*）	1986

表 2-4　美国的心身医学组织

心身医学学院
美国综合医院精神科协会
美国神经精神病学协会
美国心理社会肿瘤学学会
美国心身医学会
精神病学学术联合会诊-联络分会
内科与精神病学协会
美妇产科心身医学协会

表 2-5　国际心身医学组织

会诊-联络精神病学与心身医学欧洲联合会
会诊-联络精神病学国际组织
世界精神病学学会综合医院精神科分部
国际心身医学学会
神经精神病学国际协会
心理肿瘤学国际协会

　　这里特别介绍两个心身医学学术团体。①国际心身医学学会（International College of Psychosomatic Medicine，ICPM）。官方会刊是 *Journal of Psychosomatic Research* 和 *Psychotherapy and Psychosomatics*。官方大会是世界心身医学大会（World Congress on Psychosomatic Medicine，WCPM）。每 2 年一届，通常在 8 月或 9 月举行。2013 年在葡萄牙首都里斯本举行的第 22 届世界心身医学大会上，经过激烈争夺、委员投票，最后中国战胜土耳其的伊斯坦布尔，获得了 2017 年第 24 届世界心身医学大会举办权。考虑到促进申办积极性，决定 2019 年第 25 届世界心身医学大会在土耳其的伊斯坦布尔举行。2015 年 8 月，第 23 届世界心身医学大会在苏格兰的格拉斯哥成功举办，大会的主题是临床实践中的心身因素；该届大会共有 8 名中国医生参加，而且全部是非精神科医生。大会充分体现了 ICPM 心身一元论整体医学思想的学术导向。该届大会共有 31 个研讨会和 14 个专题论坛，内容涉及临床各科。笔者和 Piero Porcelli 医生共同组织并主持了一个研讨会，并在会前研讨会上作了题为"症状导向的二步重归因临床模式在 FGID 的应用"的报告。我国心身消化病学专家陈玉龙教授、杨玉秀教授也参加了该届大会，并与 ICPM 前主席、美国 Tom Wise 教授、意大利 G. Fava 教授及国际知名 FGID 研究者、罗马委员会委员、罗马尼亚的 Dumitrascu 教授进行了交流。②美国心身医学会（America Psychosomatic Society，APS）。官方会刊是 *Psychosomatic Medicine*，创刊于 1939 年。每年有春季会和秋季会两次学术会议，春季会为正式年会，通常在每年 3 月中旬举行。2015 年的春季会，即第 73 届 APS 大会于 3 月 18~21 号在美国佐治亚州萨凡纳市举行，大会主题是 "From cells to community and back"。2015 年的秋季会于 9 月 25 日在纽约举行，国际著名心身消化病专家、罗马委员会领导者 Drossman 教授组织了该次大会并担任大会共同主席。大会主题是肠道微生态与脑的相互作用。APS 的学术导向基本上是生物医学导向的心身医学。

二、心身医学走向临床

心身整体理念从哲学认识走向临床实践是一个艰难的过程，涉及临床各个专科。首先是观念的转变。对多样性的心身医学概念或定义的理解是关键。站在综合医院非精神科角度看心身医学的三个流派，生物医学倾向的心身医学对准确发现心身医学现象的科学基础是不可缺少的，纯生物医学的观念限制了临床使用。医生面对很多生物医学无法解释的临床问题，只能按照已有的生物医学成就，回答"不是什么病"，至于很多临床症状究竟是什么却无法回答或干脆不回答。精神医学倾向的心身医学概念本质上没有走出西方的心身二元论思想，把精神和躯体完全分离，面对临床上用生物医学无法解释的症状，要么作无病归因，要么作精神疾病归因。从一个极端又走向另外一个极端。只有整体医学倾向的心身医学才是符合心身一元论的，也就是把心身医学作为指导临床工作的医学思维模式和方法，作为现代医学除了药物和手术的第三种手段。秉持这样的心身医学观念才能真正实现心身医学从哲学向临床的转换。20 世纪 60 年代初，Engel 对疾病的单一生物医学模式与传统的区分功能和器质性问题的二元分裂观念提出了批评，并于 1977 年在《科学》期刊发表了著名的《需要一种新的医学模式：对生物医学的挑战》，这标志着生物-心理-社会医学模式的正式提出，为整体医学倾向的心身医学走向临床提供了理论基础。

然而，心身医学要全面走向临床各科，除了转变观念，随之而来的就必然是很多实际问题。特别是临床心身医学的评估和治疗模式的规范化及可重复性等面临重大挑战。心理测量是一直被公认并广泛使用于心理学、精神病学及相关医学研究中评估社会、心理等非生物学变量的评估工具。但近年有学者认为其并不适合非精神科临床医学，甚至将其视为影响心身医学走向临床的一个障碍。临床计量学，是由 Feinstein 等引入的一个概念，被视为对非生物学变量评估工具的实质性修订，也是把同时存在的多种症状作为关联考虑的整体宏观思想的基础。Emmelkamp 的心身医学评估中的双阶功能分析是另一个非常重要的创新：宏观分析法和微观分析法。该模式既宏观系统性考虑多种共存症状的关联，以及确定哪个病症需要优先治疗，又微观仔细分析症状所有的细节。该模式在疾病的序贯治疗中特别有用，残余症状和药物治疗之后的损害是其治疗的主要考虑内容。此外，临床计量学还为一些在目前的临床分类学中找不到命名的临床现象提供了归属，包括疾病归类、严重程度和症状序列、疾病分期和整体的不健康状况。我国学者从临床实践摸索出的"症状导向的二步重归因模式"是对无法用疾病来解释的躯体症状进行有效的规范化处置所做的探索和创新，促进了心身医学向临床应用的实质性转换。

三、展　望

整体心身消化病学一定会形成,而且有望在中国首先形成。要完成这个"心身消化梦",还需要更多的志同道合者共同努力。

第三节　消化心身疾病相关概念与诊断线索

在躯体疾病(如 FGID)伴心理障碍时,认知障碍和行为异常及情感障碍是非常常见的,消化心身疾病也不例外,但它常常被忽略。然而,这正是导致患者反复就医、疗效不佳的重要原因之一,这种患者的言行举止都有一定的规律可循。为了让大家了解、重视认知障碍和行为异常导致的多方面表现,特别是消化系统与之相关的临床表现,笔者根据自己数十年临床经验和教训的总结,在此讨论并提出消化心身疾病的诊断线索,与读者分享。

一、认知障碍概述

认知障碍(cognitive disorder)指与学习记忆及思维判断有关的大脑高级智能加工过程出现异常,从而引起严重学习、记忆障碍(learning and memory impairment),同时伴有失语(aphasia)、失用(apraxia)、失认(agnosia)或失行(disturbance in executive functioning)等改变的病理过程。认知的基础是大脑皮质的正常功能,任何引起大脑皮质功能和结构异常的因素均可导致认知障碍。由于大脑的功能复杂,且认知障碍的不同类型相互关联,某一方面的认知问题即可引起另一方面或多个方面的认知异常。因此,认知障碍是与大脑相关的心身疾病诊断和治疗中最困难的问题之一,也是非精神科医生在生物医学模式思维下最容易忽视的问题。

1. 认知过程(cognitive process)　认知是获得应用知识和加工信息的过程,是情绪、情感和意志过程的基础。它包括学习、记忆、思维、判断、感觉、知觉、注意、想象、概括、精神、情感和语言等一系列行为。

2. 认知障碍　是指以上任何一个过程发生了障碍。根据其发生的部位,分类如下。

(1)外部感觉障碍:指视觉、听觉、嗅觉、味觉障碍。

(2)内部感觉障碍:指运动、平衡、内脏感觉,如饥饿、饱胀、窒息、排便不尽感、慢性持续性疼痛等。

3. 认知障碍的表现

(1)感知障碍,如感觉过敏、感觉迟钝、内感不适、感觉剥夺、病理性错觉、幻觉、感知综合障碍。

(2)记忆障碍,如记忆过强、记忆缺损、记忆错误。

(3)思维障碍,如抽象概括过程障碍、联想过程障碍、思维逻辑障碍、妄想等。

上述各种认知障碍的原因是多种多样的,除器质性疾病原因外,也包括许多心身疾病相关的大多数精神疾病,如既往所称的神经衰弱、癔症、疑病症、慢性疼痛(DSM-V已归类为躯体症状障碍），以及更年期综合征、抑郁症、强迫症（在 DSM-V 已另列）、阿尔茨海默病、精神分裂症、反应性精神病、妄想性障碍、躁狂症、躁郁症等。

二、行　为　异　常

心身疾病伴焦虑的患者在消化系统更为常见，除了一系列与焦虑/抑郁相关的三大症状群即躯体症状群、心理症状群、核心症状群以外，还有行为举止异常，其常见表现如下。

（1）开始主诉时突然不自主地站起，撩起衣服对多部位的不适指指点点，甚至会拉着医生的手指指向不适或疼痛的部位。

（2）不自主地在诊室中走来走去。

（3）说话声音高，语速快，难以打断，内容混乱、无序，缺乏逻辑性，当医生礼貌地提示引入正规话题时，他会说，"你别打断我的思路"。特别是电话咨询时，患者滔滔不绝，几十分钟后话还没说完，致使医生的正确建议无法告知患者。

（4）抑郁患者与焦虑患者相反，语音低，语速慢，反应迟钝，谈话内容触及痛苦之处会流泪哭泣。

焦虑和抑郁的发生不是绝对独立分开的，其共病率可达65%左右，二者的存在只是不同时期、不同疾病谁主谁次而已。

这些认知障碍和行为异常，在心身相关的疾病中很常见，然而，大多数生物医学模式下培养出来的医生在临床工作实践中却对此认识不足，造成漏诊、漏治或误诊、误治，导致医疗资源的浪费、医患关系紧张，患者求医辗转周折，跑遍大小医院，却疗效甚微。更有甚者，外科或介入科医生不认识心身相关的症状（如心理障碍相关疼痛）而过度治疗，手术切除相关脏器后患者仍旧叫苦不迭。消化系统心身疾病同样伴有认知障碍和行为异常，这也是各系统中最为常见、发病率最高的临床症状群，必须予以高度重视。

笔者在临床实践和消化内镜及临床教学科研的五十余年中，经历了成功的经验和失败的教训，总结出 14 条快速发现消化心身疾病的"陈氏诊断线索"（除心理障碍的一般共性之外），供读者参考。

三、消化心身疾病的诊断线索

14 条快速发现消化心身疾病的诊断线索。

（1）病史长，症状多变，涉及多个系统。

（2）过度检查、过度治疗，携带大量的检查单据，多次手术，疗效不佳。

（3）过分关注大便形态、排气、呃逆等躯体不适。

（4）候诊时不耐烦，频频叩门，滔滔不绝或沉默寡语。

（5）坐立不安，注意力不集中，就诊中突然站起。

（6）难以解释的各处疼痛（肛门痛、胸痛、腰背痛、乳房痛等），镇痛剂无效。

（7）胃肠镜检查高度敏感，进镜困难，内脏敏感度增高。

（8）有些患者不认可医生诊断，甚至和医护人员争执，取药后要求退药。

（9）抗 *Hp* 无效或虽然有效［*Hp*（-）］，但症状不缓解，并因此不敢共餐，担心传染家人，甚至引起癌变。

（10）自带病情介绍，唯恐挂一漏万（符合率＞90%，而且多见于抑郁）。

（11）自觉口苦、口干、口甜、口咸、口臭等口腔异味（实际并无这些表现），咽部不适，舌苔厚。

（12）同时挂多个科室的号。

（13）容易晕车、晕船，坐立不安（感知觉障碍——内耳前庭功能感知觉亢进）。

（14）上述所有相关症状，尽管轻重不等，表现形式各异，一旦入睡则基本消失。

必须指出，在问诊时注意，由于患者的认知异常、理解力下降，需要反复多次、重点提醒方能准确回答。例如，问疼痛患者"入睡后是否消失？"他回答："痛得睡不着！"。可再问："你是否24小时都睡不着？"。他回答："那还是能睡着的。"再问："睡着的时候还痛吗？"答："不痛了"（这就是认知障碍——理解力障碍的典型表现）。还必须强调，这些症状学特征非常重要，可能与生物医学模式下的客观检查结果不相符，但不管检查结果是否支持现有症状，都应考虑心身疾病，当然这里并不排斥对重大器质性病变在生物医学模式下的正确处理，即"心身同治"的原则，如急性阑尾炎等引起的腹痛，还必须进行外科手术或保守应用抗生素。

四、消化心身疾病诊断线索说明

（1）上述14条线索只是引导有兴趣者走一条诊断疾病的捷径，并不能代表诊断标准，更不能代替临床指南和专家共识，因为指南和共识必须经过许多程序（如具有代表性专家成员的挑选和利用德尔菲法去制定），而诊断线索是临床医生在实践中的体会和自我经验的总结，不需要经过德尔菲法的程序。经过实践如果被他人认可，就能自动运用它发现相关疾病，有其实用价值；经过相关自评量表评估几乎每条均可达轻中度焦虑/抑郁，有的可达重度。所有条不一定同时出现在同一患者，但有时一条就可以看出有无焦虑，如就诊中突然站起的患者，经9项患者健康问卷（PHQ-9）评估得分达15～23分。这些线索对门诊量大时快速发现心理疾病比较实用。

（2）该诊断线索涵盖了心身消化疾病主观感受症状（也包括有客观检查阳性发现的、与器质性异常相适应的临床症状）和行为、认知等异常。

（3）经过数十年的实践应用虽然已被一些专家同道和某些学会作为诊断意见采纳，但绝无强调执行的想法，希望同道批评指正，进一步完善。

（4）每一条诊断线索背后隐藏着一系列与心身相关的临床症状，相互交织重叠。可以提纲挈领地快速发现心理障碍的存在。尤其对忙碌在门诊一线的医务工作者，很快就可以看出是否有焦虑/抑郁存在。

（5）本诊断线索没有量化指标，不具诊断量表的功能，不能以此作为衡量疗效的指标，更没有效度和信度的测定。

（6）所列的各条在某一患者，或同一患者的某一病程阶段不一定都会出现，但出现越多，心理障碍的可能性越大。

（7）本诊断线索的第 10 条临床实用价值最大，但不一定每名患者都会出现，一旦出现几乎都有抑郁（为主）或焦虑认知障碍。第 5 条是反映激越焦虑的行为异常，根据笔者对 560 例门诊心理疾病患者的调查发现，将这两条和相关抑郁/焦虑诊断量表对照，符合率达 90%以上。其次，第 11 条、12 条、14 条也有较高的实用价值。这几条诊断线索背后几乎隐藏着心身相关相互交织的许多症状。特别能快速发现与心理障碍相关的问题。

（8）快速诊断带来的问题及处理：有时根据一个站起诉说的动作，就可以做出焦虑状态的判断。然而，患者并不一定接受这一经验性判断，还会认为是武断和不细心。其实这时正是主动告知并询问其规律性的症状群（心理症状群、躯体症状群、核心症状群）是否存在的最佳时机，医生与患者的"共情"（empathic）很自然就在其中了，治疗的依从性也会大大增加。无疑，患者和医生的心情由于共情而愉悦，这就符合 Fava 教授所讲的快乐疗法（well-being therapy），医患都会有愉悦感。

第四节　消化心身疾病的诊断及归因

临床各科经常会遇到这样的患者，他们有很多的躯体症状主诉，但经过各种检查却查不出可以解释这些症状的器质性疾病，现代西方医学将其描述为医学不能解释的症状（medically unexplained symptom，MUS）。功能性胃肠病（FGID）就可以被看作是消化科的 MUS。科学文化主导的生物医学也许可以认为，MUS 患者不是没有疾病，只是限于目前的科学技术能力未能检出，将来一定能找到其背后的疾病。从单维度来诊断和治疗存在多维度问题的 FGID 显然是不合理的。临床消化科医师更是不可能等待科学发现并能解释后再来用生物医学的手段诊治那些 FGID 患者。解释是临床医学的一大问题，每个患者都需要解释，走出生物医学心身分离的二元论模式，从心身一元论来诊断和治疗FGID 能为消化科医师的临床工作带来曙光。心身整体医学认为，对于 FGID 的症状，不是没有解释，而是医学评估体系存在缺陷。单一的生物医学评估体系对症状只做生物学意义的理解，其存在着严重的不足：从生物医学角度讲，排除了器质性疾病，诊断了功能性疾病，医师的任务已经基本完成，但从临床医学的实际来讲，排除器质性疾病本身不具有治疗意义，患者的就医不会停止，医师的任务也并没有真正完成。临床医生也不能简单地把没有医学解释的症状做无病归因，而应积极面对和处理这类患者的症状。此外，躯体症状还有着非常复杂的心理学意义，包括多种精神疾病的躯体症状和患者过度或错误解读后的负面象征意义（symbolic meaning）。这些正是消化科医师面临的困扰，需要关注并积极面对这些问题。

一、消化心身疾病的诊断与处置

FGID 与精神心理因素密切相关，对此已经没有争议，从精神医学角度来理解和解释 FGID 是认识上的一大进步。本部分就以 FGID 为例简单探讨消化心身疾病的诊断与处置。罗马委员会于 2006 年已经提出了精神心理干预 FGID 的基本框架和基本原则，Ford 等的 Meta 分析显示心理治疗和抗抑郁药物对 FGID 的症状改善和整体生活质量的提高有效。但简单地把 FGID 当焦虑、抑郁症来处理，又从过度器质性生物医学归因走向另外一个极端，那就是过度的或草率的精神医学归因，这种精神医学归因仍然是生物医学模式，只强调抗抑郁药物的使用，忽视了心理与行为的整体调整和治疗。事实上，让精神心理科医师来处理 FGID 只是理论上的想象而已。临床实践中，FGID 患者不会因为消化道症状到精神心理科就诊，即使对此有认识的消化科医师建议转诊，患者接受度也很低。患者甚至家属对心理干预和抗抑郁药物存在明显的阻抗，治疗依从性差，而且很容易导致医患关系紧张。因此，最根本的问题还是如何减少阻抗，提高患者依从性，以促进患者对社会心理因素归因和精神心理干预的接受并触发其治疗动机。应通过有效沟通促发患者的治疗动机，由消化科医师来完成对 FGID 患者的初步处置，而不是治疗。然后，再决定行简单的认知心理治疗和使用小剂量的抗抑郁药物，或者对部分有严重精神心理问题警示症状的患者进行积极转诊。所以对于伴有社会心理问题的 FGID 患者，消化科医师要学会快速识别，妥善处置，选择治疗或转诊。这样，无论治疗或转诊都是主动的，是在充分的心理准备下进行的，可以减少处理这类患者时所潜在的医患关系矛盾。

二、症状导向的二步重归因临床心身处置模式

重归因模式（reattribution model）首先由 Goldberg 和 Gask 于 1989 年提出，旨在解决非精神科医师经过短期培训如何应对 MUS 患者的症状解释和治疗的问题。丹麦医师 Fink 等将其改良并形成了丹麦的国家培训项目，以期更多的非精神科医师学会对 MUS 做精神医学重归因处置，为非精神科医师处理这些棘手的临床问题打开另一扇窗。但其重归因到精神心理是一步性的，患者能否接受仍然是个问题，特别是在东方文化背景下，患者更不容易接受医师对其找不到病变的症状而做简单的精神心理归因和治疗。为此，我国消化科医生参考经典的认知行为治疗（cognitive behavior therapy，CBT）、艾利斯（Ellis）的理性情绪疗法（rational emotive therapy，RET）和 Fink 等针对非精神科医师的重归因模式训练的核心内容，形成了针对 FGID 患者的二步重归因心身诊疗模式。该模式可以明显提升 FGID 患者对症状的精神心理归因的接受度，并使其更愿意接受相关的治疗。具体步骤和操作要点如下。

1. 建立治疗关系　使用的方法是普通心理治疗专业所谓的共情技巧。期望达到的目标是患者感到被理解，要避免患者产生被同情感，更不能让患者产生被应付或被忽视感。如果建立不了互信的治疗关系，则治疗将无法继续。对于 FGID 患者，简单地使用普通心理治疗的共情技巧，效果并不令人满意。因此，要理解症状给患者带来的精神痛苦。该步骤特别要强调关注患者的关注，即关注患者的躯体症状，而这些症状在生物医学模式里被认为"没有意义"。这些症状在建立治疗关系中恰恰是最值得医生关注和重视的，因此也是最有意义的。医生要做的不是首先给患者的症状贴上心理问题的标签。

2. 建立症状的心-身联系　即症状重归因，也被定义为第一步重归因。以 FGID 患者的躯体症状为中心，而不是心理先导，灵活使用理性情绪疗法中的技巧，根据患者的性

别、年龄、职业等不同要素，个体化地找准切入点，与患者就 FGID 症状的归因做适度的辩论。目标是弱化甚至消除患者对消化系统躯体症状的象征意义，也就是患者对躯体症状的不恰当理解和认知。首先，动摇甚至消除患者对胃肠症状与所担心的严重胃肠疾病之间绝对关联的坚定信念，然后建立起对功能性消化不良症状的新的认知结构。避免对功能性消化不良的躯体症状做无依据的生物医学归因，同时更要注意避免过早的负面的精神心理学归因。

3. 讨论药物治疗　　通过与患者讨论药物治疗，建立"三心"。具体内容包括说明为何使用抗抑郁药物，消除患者的偏见，建立用药的信心；主动客观地说明药物的不良反应，消除患者对精神类药物的顾虑，建立用药的决心；说明抗抑郁药物起效缓慢的特点，降低患者对疗效的过高期待，提高患者对治疗的耐心。对药物的不良反应不要夸大，但更要避免为了让患者接受抗抑郁药物治疗而回避药物不良反应，让患者或其家人仔细阅读药物说明书后提问并讨论他们关注的核心问题。不提倡没有经过有效沟通就轻易给患者开精神类药物处方，否则，不仅患者不接受，还容易导致医患冲突。

4. 健康心理及健康行为学的调整　　主要帮助患者认识并改变对症状的不全面解读，并训练其停止对症状的过度关注行为和改善其疾病特殊（disorder specific）的病态健康行为，如不合理的食物回避行为和要求定时、定量、定形状的强迫排便行为。通过消化科医师"保护"下的饮食或排便行为训练，改变患者在错误的非理性认知支配下的行为，有助于完成健康认知和健康行为的重建。

5. 巩固治疗关系　　使患者更清晰地认知其症状的心-身联系。该步骤通常在后续的会谈中使用，特别是抗抑郁药物初步起效后。

6. 普通社会心理学重归因　　也被定义为第二步重归因。通常在建立了良好的治疗关系和症状缓解后进行，主要是让患者调整其社会生活中不合理的归因方式和相关行为。到了这一阶段，患者对消化道症状的负面认知通常明显改善，对心理干预的阻抗明显减轻，接受心理治疗的动机提升，易于转诊给心理治疗师做系统心理治疗，进一步提高患者生活质量。

该模式的基本思想是典型的心身整合而非心身分离，体现的是心身一元论的整体医学思维。该模式的 3 个关键词是症状导向、二步和重归因。症状导向有两大意义：第一，重视了症状的病理学意义，从生物医学模式全面评估，不会导致器质性疾病的漏诊，符合生物医学的最基本要求，在当下的医疗环境下其意义重大；第二，当用生物医学评估结果无法解释时，我们也考虑到社会心理因素的整体评估并进行心身整体干预。症状导向就是医师和患者一起关注症状，而不是对没有病理学意义的症状主诉表现出不耐烦，注意到症状的社会心理学意义，让患者觉得他的症状被接受、被重视、被理解，获得了共情，这样对建立治疗关系，或者心理学上讲的建立治疗联盟是至关重要的，也避免了找不到疾病时就对症状无病归因。把症状的社会心理重归因分两步完成，其意义在于减少了过早的、草率的一步重归因带来的阻抗，进一步保护了医患关系，提高患者对心身联系的接受度和增进理解，有助于患者的认知重建，最终让医患共同完成对症状向社会心理因素的重归因，实现成功的治疗或转诊。不难发现，症状导向的二步重归因模式同样适用于综合医院其他各专科对 MUS 的处置。

三、避免冲突和精神科转诊与会诊问题

消化科医生在临床实践中，切忌对患者做精神病学诊断。为了让患者得到更合理有效的治疗，防止不良医患关系的发生，减少消化科医生自身的心身伤害，当发现患者有以下几种警示现象时，要妥善处理并尽量主动、及时请精神科会诊或转诊。

（1）严重而持续的焦虑。

（2）持续心境低落。

（3）自杀倾向。

（4）虐待和严重精神创伤史。

（5）伴侣虐待，指一直担心个人亲密关系中的人身安全。

（6）严重疼痛治疗无效，持续 4 周以上。

（7）健康焦虑相关的躯体症状持续 6 个月以上。

（8）最近的 4 周以上，由躯体症状导致了日常生活的严重受损。

（9）有酒精或药物滥用。这些患者中，有的已经有精神专科医院就诊史或被明确诊断为精神类疾病，有的则属于明显的人格障碍。

（10）消化科医生接诊的 FGID 患者使用抗抑郁药物 4 周，患者报告症状无明显改善，需要重新评估，如果确认没有相关的器质性疾病，则需要请精神专科会诊或转诊。

（曹建新　陈玉龙）

第三章

临床常见消化系统疾病及症状

第一节　口腔症状：口舌痛

上消化道由口腔、咽、食管、胃、十二指肠组成。口腔为上消化道的入口，口舌痛是一类常见的临床症状，患病率为 14%～42%。口舌痛症状除影响发音、咀嚼、面部表情等生理功能，还会对患者的心理健康状态造成影响，引发心身疾病。反过来，大脑功能的异常如心理情感因素变化也会不同程度地加重口舌痛症状，并会影响临床治疗效果。

口舌痛可分为牙源性疼痛与非牙源性疼痛，牙源性疼痛为口腔科范畴，在此不再赘述。非牙源性疼痛根据其潜在的疼痛机制可分为 4 类，即肌肉骨骼疼痛、软组织黏膜疼痛、神经血管疼痛和心理重叠疼痛。与消化系统相关的口舌痛主要包括口腔溃疡和灼口综合征等，多是黏膜上皮病变的直接表现。这些改变可在口腔内表现为囊泡形成、溃疡、糜烂、红斑、假膜和（或）角化过度，也可无明显局部黏膜病变，仅表现为黏膜组织痛觉过敏或持续的刺痛或灼伤感。不过疼痛症状程度与黏膜病理改变常不成比例，因此，口舌痛相关疾病多属于心身疾病范畴。

已有研究表明，口舌痛可激活下丘脑-垂体-肾上腺素系统，调节神经递质，促进肾上腺素和去甲肾上腺素等应激激素的大量分泌，使口舌痛患者产生焦虑、抑郁、惊恐等情绪，而情绪反应会放大患者的疼痛感受。长时间的疼痛会使患者出现疼痛与负面情绪的恶性循环。有些患者还可能存在人格或精神障碍，这种不良的心理状况会对患者的疼痛感觉产生影响，尤其是抑郁和焦虑状态，会导致疼痛慢性化，并加剧疼痛。因此提出脑-口腔轴概念，其认为大脑与口腔之间通过神经内分泌免疫网络相互影响，互为因果，如口舌痛可以引起人焦虑和抑郁等情绪异常心理反应，而精神异常也会使人好发口腔溃疡或口气重等。下面将重点介绍具有口舌痛典型表现的灼口综合征和复发性口腔溃疡。临床医生在采集这类患者的病史及问诊中，应关注患者的心理状况，用心倾听患者叙述。良好的医患关系不仅能减轻患者的焦虑情绪，还能改善患者的治疗结果。

一、灼口综合征

灼口综合征（burning mouth syndrome，BMS）是以舌为主要发病部位，以烧灼样疼痛为主要表现，常不伴有明显的临床体征，也无特征性组织病理变化的一组临床综合征，又称舌痛症（glossdynia）。舌痛最常见累及舌尖，也可发生在腭部、牙龈、唇黏膜等部位，有晨轻暮重的时间节律性改变。其分布不符合周围感觉神经的解剖分布。BMS 患者常伴随其他主观感觉异常，如口干、味觉异常、麻木、苦涩等，其中口干感觉所占比例较大。作为一种慢性疼痛，BMS 患者常伴有焦虑、抑郁等情绪障碍和疑病恐癌心理，睡眠质量和生活质量也下降。流行病学调查显示其发病率为 0.7%～4.6%，BMS 的平均患病年龄为 55～60 岁，30 岁以下很少发病，男女比例在（1∶17）～（1∶3）。此外，女性 BMS 患者中 90% 以上是围绝经期和绝经期妇女。国际疼痛学会将 BMS 分为原发型和继发型两种临床类型，原发型 BMS 被定义为一种位于舌及其附近黏膜、至少持续 4～6 个月的疼痛，且缺少器质性改变或实验室检查异常。而继发型 BMS 是由局部或系统性疾病引起的。BMS 病因复杂，大致可分为以下 4 个方面：精神因素、局部因素、系统性因素及神经病变。精神因素为其重要原因。

（一）病因及易感因素

1. 原发性 BMS

（1）精神心理因素：心理因素是引发 BMS 的重要原因。有研究发现，长期 BMS 患者在心理和人格方面发生了很大改变，如抑郁、焦虑和人格障碍等，两者的因果关系尚不明确。国内外学者已经研究了 BMS 患者的一些情绪障碍，重点关注在焦虑和抑郁上，采用的心理测评工具包括焦虑抑郁量表（HAD）、状态特质焦虑问卷、汉密尔顿焦虑量表（HAMA）、汉密尔顿抑郁量表（HAMD）、贝克焦虑量表、贝克抑郁量表、焦虑自评量表，还有研究采用了包含广泛精神病症状学的量表如症状自评量表。应用病例对照的研究方法，发现 BMS 患者抑郁、焦虑情绪明显高于健康人群。大量研究还关注 BMS 的人格特征，采用的人格测试量表主要包括艾森克人格问卷、明尼苏达多项人格测验、卡特尔 16 种人格因素问卷、多伦多述情障碍量表。通过病例对照研究发现，BMS 患者有较高比例的神经过敏和伤害回避反应，较低的创新和自我管理能力，精神质和神经质得分显著高于健康人群，BMS 组的人格特质以内向不稳定型为主，健康人群以外向稳定型为主。

有研究认为慢性焦虑症和心理压力会导致肾上腺皮质激素分泌失调，肾上腺皮质激素失调进一步导致皮肤、黏膜和神经系统中神经类激素水平发生改变。神经类激素是神经系统自身合成并分泌的类固醇激素，包括黄体酮、脱氢表雄酮、雌激素、孕烯醇酮、别孕烯醇酮。它们对神经系统的结构和功能维持有极其重要的作用。神经类固醇激素具有抗氧化、促进轴突髓鞘合成、营养和保护神经的作用。当神经类固醇的水平发生变化时，神经功能将产生异常，会出现神经感觉异常和烧灼样疼痛感觉。

（2）神经病理性疼痛：最近越来越多的研究证据证实，BMS 患者存在神经病理性改变，包括中枢神经系统病变、三叉神经病变、黏膜内小纤维神经变性。BMS 患者中枢神经系统出现某种神经可塑性变化，与某些慢性神经性疼痛类似，多巴胺能系统抑制功能减退导致机体感觉痛阈降低；三叉神经病变表现为鼓索神经功能减退或丧失，对三叉神经抑制作用减弱，引起三叉神经过于敏感。对其分子水平研究发现，三叉神经尾部亚核及上颈部脊髓中蛋白激酶样内质网激酶、代谢型谷氨酸受体 5 亚型表达水平及活性增加，血清 IL-6 水平降低，分泌量与疼痛水平呈负相关；BMS 发病也可见黏膜内小纤维神经变性，与病情发展相关的口舌黏膜内神经小直径纤维丧失，痛阈降低及其周围多种离子通道改变如神经生长因子、辣椒素受体、P2X3 受体高表达。

2. 继发性 BMS　牙石、残根残冠、不良修复体；对义齿材料或口腔充填材料、食品添加剂、药物过敏；过度饮酒，大量吸烟；长期嚼用含大量薄荷油的口香糖；频繁伸舌、夜磨牙、紧咬牙。

（1）口腔微生物感染：包括局部细菌、真菌、病毒的感染。常见的微生物感染包括幽门螺杆菌感染、念珠菌感染、单纯疱疹病毒（HSV）感染等，可以加重 BMS 患者的症状。Terai 和 Shimahara 等将 95 名有舌痛症状的患者依据进食时是否舌痛分组，发现进食无疼痛组（BMS 组）念珠菌属的检出率仅为 3.1%，且抗真菌治疗无明显疗效；而进食伴疼痛组念珠菌属检出率为 59.5%，进行抗真菌治疗后 75.7% 的患者症状明显改善。因此认为 BMS 发生与念珠菌属感染有明显相关性。Adler 等报道幽门螺杆菌感染与口腔烧灼感有显著关联。另外，Nagel 报道了 1 例伴 HSV-1 感染的 BMS 患者，其唾液中发现了大量 HSV-1 DNA，在抗病毒治疗后，疼痛完全消退，4 周和 6 个月后复查，患者唾液内 HSV-1 DNA 消失。

（2）全身系统因素

1）更年期综合征：性激素水平的改变一直被认为是引起 BMS 的重要原因。有研究显示，BMS 患者中 46% 处于更年期，激素替代治疗后 60% 的患者缓解。雌激素水平的降低可引起机体内物质代谢改变，包括多巴胺、去甲肾上腺素失调及阿片样物质活性降低，引起交感神经及副交感神经功能失常。患者出现情绪不稳定、焦虑、抑郁、多疑、感觉异常等，因此雌激素下降导致的情绪障碍，可能间接导致 BMS。

2）其他系统疾病：内分泌障碍如糖尿病可导致末梢神经病变，甲状腺疾病如甲状腺功能减退可导致舌部肥大，从而在伸舌或咬牙时舌部有更多的机会受到刺激；此外，与患自身免疫性疾病（红斑狼疮、舍格伦综合征等）、胃食管反流、营养（维生素 B_{12}、叶酸、锌等）缺乏等也相关。

3）全身药物的使用：较明确可引起口腔烧灼感的药物如血管紧张素转化酶抑制剂（angiotensin converting enzyme inhibitor，ACEI）。

（二）临床表现

1. 症状　BMS 的临床表现多样，可表现为烧灼痛、钝痛与麻胀痛，以烧灼痛为主。在注意力分散、工作、冷食、睡眠等情况下可减轻，而在紧张、劳累或摄入刺激性食物时加重。疼痛的程度与临床所见多不吻合，临床检查未发现任何异常表现。

2. 部位　BMS 患者疼痛部位多累及舌部，占 88.5%，其中单纯舌部疼痛的占 62.1%；累及舌的多部位疼痛占 26.4%。BMS 疼痛尚可累及腭部（2.3%）、唇（2.3%）、颊（2.3%）、齿龈（1.15%）等，并可同时累及多个部位，且症状表现为双侧。

3. 伴随症状　BMS 患者均伴有多项心身症状，其中以易激动、易怒最多见（占 73.6%）；其余依次为疑病（66.7%）、疲劳衰弱（62.1%）、入睡困难（56.3%）、腰酸背痛（50.6%）、情绪低落（50.6%）、记忆力减退（44.8%）、注意力不集中（26.4%）、肢体发冷麻木（26.4%），最少见的是耳鸣（21.8%）和睡眠过多（5.7%）。

4. 分型　BMS 可分为 3 种亚型。

Ⅰ型：约占 35%，症状每天出现，晨轻暮重。

Ⅱ型：约占 55%，症状每天出现，表现为整日连续的口腔灼痛，心理因素影响更大，治疗难度大。

III型：约占 10%，疼痛有间歇期，以出现无症状期为特征。

（三）诊断标准

目前 BMS 没有统一的诊断标准。在国际疼痛疾病分类中，将 BMS 定义为口腔黏膜的烧灼感或感觉异常，每天超过 2h，持续 3 个月以上，临床上口腔黏膜组织病理检查正常，感觉检查正常，未见明显病变，进食或喝水时疼痛不会加重，通常不会影响睡眠。

临床中最常使用的诊断方法为排除诊断，首先排除三叉神经痛、舌部癌变、舌部溃疡、舌淀粉样物质沉积等其他所有可能的器质性病变，以舌或口腔其他部位的烧灼样疼痛等异常感觉及临床症状和体征明显不协调的特征作为诊断标准。近期学者采用酶联免疫吸附试验检测 BMS 患者唾液蛋白质组，其中α-烯醇化酶、白介素（interleukin，IL）-18、激肽释放酶-13 是潜在的生物标志物，未来有望可以构建多种唾液蛋白质组生物标志物的预测模型。

（四）治疗

1. 局部治疗　去除局部因素，停止口腔不良习惯如频繁伸舌等。疼痛明显者可用 0.5% 达克罗宁液局部涂布，但不可长期频繁使用；还可使用 0.25%辣椒素或盐酸苄达明局部喷涂。近期研究表明 40%患者应用 1mg 氯硝西泮局部含服后症状完全消失，故局部应用氯硝西泮镇静止痛是获得循证医学依据最有效的治疗方法之一。

2. 系统治疗

（1）系统的门诊治疗。

（2）补充维生素及微量元素：B 族维生素替代疗法，维生素 B_1（300mg，每日 1 次）和维生素 B_6（50mg，每日 3 次），连服 4 周，大多数患者能改善症状；此外还可应用谷维素、维生素 B_2、维生素 E 调节自主神经的治疗方案，维生素 B_2 10mg，每日 3 次，谷维素 10mg，每日 3 次，维生素 E 100mg，每日 1 次。

（3）积极治疗其他全身疾病如糖尿病，并停用或更换可疑药物。

3. 心理治疗　在 BMS 患者的管理中获取患者的信任和增强其治疗信心是至关重要的，让患者了解并接受诊断，告知 BMS 为良性疾病，使其消除恐癌心理。也可以采用集体治疗的方法，患者之间相互交流病情，缓解焦虑恐惧心理，有利于更好地执行医嘱。

4. 精神药物　三环类抗抑郁药物、苯二氮䓬类和抗精神病药物是针对 BMS 较受认可的治疗方法。可使用三环类抗抑郁药物如阿米替林、多塞平 10～75mg/d；杂环类抗抑郁药物如阿米舒必利 50mg/d、帕罗西汀 20mg/d、舍曲林 50mg/d，应用 8 周。严重的可以试用盐酸度罗西汀 30～60mg/d。

5. 其他治疗方法　硫辛酸的应用，理疗如激光疗法，中医药的应用等。

二、复发性口腔溃疡

复发性口腔溃疡（recurrent oral ulcer，ROU）是临床最常见的一种以口腔黏膜炎症反应和增生为病理特征的口腔疾病，一般人群患病率为 5%～25%。不同的种族和社会经济阶层的发病率为 5%～50%。本病好发于唇、舌、颊、软腭等部位，发病具有周期性、复发性、自限性的特征，疼痛剧烈，病情顽固。ROU 复发率高，无明确治疗方法，严重影响患者的生活质量和身心健康。

（一）病因及易感因素

现代医学认为，ROU 发病是多种因素综合作用的结果。免疫因素、环境因素、遗传因素可能是 ROU 发病"三要素"，即由遗传背景与异常的环境因素（心理行为状态、精神神经体质、社会环境、工作生活环境等）引发异常免疫反应。也有学者提出"两要素"，即外源性因素（细菌和病毒）和内源性因素（激素变化、精神心理因素、营养缺乏、免疫功能紊乱）相互作用引起疾病。由上可见，微生态和心理活动异常与 ROU 关系密切。

1. 口腔微生态　人体与微生物、微生物与微生物之间存在能量流动、物质交换和基因传递。口腔菌群作为口腔的基本组成成分，在人类进化中与人体共生，在宿主的免疫动态平衡中起重要调节作用。口腔是消化道的起始部，其内的微生物群落包括细菌、真菌、古细菌及病毒等，其中仅细菌就超过 13 个门近 700 多种，是仅次于肠道的人体第二大微生物群落栖息地。菌群的多样性减少及相互生存/抑制的生态失衡等改变即会引起口腔疾病。调查发现，ROU 患者口腔内的幽门螺杆菌（*Helicobacter pylori*，*Hp*）与消化道内的 *Hp* 可以相互转移，ROU 发生与 *Hp* 单一菌体的脂多糖、尿素酶及空泡毒素所产生的作用相关。一项研究发现，ROU 患者 *Hp* 的阳性率为 44.5%，正常人群则为 10.2%，其中 ROU 患者有消化性溃疡的比例为 24.9%，而无 ROU 的患者此比例为 4.2%，提示 ROU 发病与 *Hp* 感染和消化性溃疡等有一定相关性。此外，还发现革兰氏阴性球菌、链球菌和韦荣球菌数量的变化与 ROU 的发生存在一定关系，并可影响溃疡恢复。患者唾液中的革兰氏阴性球菌会引起复发性口腔溃疡，当菌群的数量产生一定变化后，会直接影响口腔中的微生态平衡，这也是口腔溃疡反复发生的最主要原因之一。另有研究发现，在口腔病变状态下，一种被称为梭杆菌的口腔细菌可进入血液，通过表面蛋白分子精准地靶向病变部位和定植，加速病情进展。

有学者认为，病毒感染可作为一种诱因参与 ROU 发病，病毒受刺激后活化病毒原在上皮中表达，通过复制直接引发或造成局部免疫异常，导致 ROU 患者黏膜损害和溃疡形成。唾液、龈菌斑中的病毒群以噬菌体为主，后者对口腔细菌群的数量与功能进行着多方面调控，是口腔微生态的重要调控与驱动力量，并起着调节人体免疫、维持微生态平衡、调控代谢等作用。一项基于 16S rRNA 基因组测序技术的队列研究，收集不同时段健康成人口腔唾液进行病毒基因组检测，结果表明每名受试者都有一个独特而稳定的口腔病毒谱，有望用于相关疾病的诊断、治疗与疗效评价。口腔病毒群失调也很可能是 ROU 重要的生物学基础与病理结果之一。

16S rRNA 基因组的测序技术现已广泛应用于口腔微生物群落的研究中，经由此项技术鉴定发现了健康人和患者口腔内与 IL-8 高水平释放相关的标识性细菌，可以用于早期预测口腔疾病。

2. 精神心理因素　研究发现，通过采用 SIMH 焦虑自评量表（SAS）、抑郁自评量表（SDS）及 ROU 组 SCL-90 症状自评量表测查，ROU 患者存在中、重度焦虑的占 75.49%，重度抑郁的占 85.30%。躯体化、强迫、抑郁、焦虑、恐怖等因子的总分与中国常模比较差异有显著性（$P<0.01$）。这说明 ROU 患者存在心理障碍。

应激和心理失衡与 ROU 有关。压力事件会增加 ROU 易感患者发生新病变的机会。一项研究报道表明，与 ROU 的发生密切相关的是精神压力，而不是身体压力；这些压力事件往往更多地与 ROU 发病有关，而不是与病变的持续时间相关。在女性中，ROU 的出现可能与月经期相关，学业的压力可能是学校学生 ROU 患病率较高的促发因素。临床医生应考虑询问 ROU 恶化的患者有关心理或环境方面的压力。

（二）临床表现

一般来说，ROU 表现为反复发作的圆形或椭圆形溃疡，具"黄、红、凹、痛"特征，即溃疡表面覆盖黄色或灰白色假膜，边缘有约 1mm 的充血红晕带，中央凹陷，基地柔软，灼痛明显。可能出现前驱感觉，在黏膜病变出现之前可能会提前几小时出现如灼热、瘙痒或刺痛等不适；疼痛强度通常与溃疡的大小不成比例。接触会使症状加重，尤其是与某些食物和饮料（如酸性食物）的接触。

根据病变的大小、数目和位置、溃疡的愈合时间及愈合后是否留下瘢痕，将 ROU 分成 3 种不同的类型，即轻型口腔溃疡（MiRAU）、重型口腔溃疡（MaRAU）、疱疹样溃疡（Hu）。

1. 轻型口腔溃疡　在 ROU 中约占 80%，是临床上常见的口腔溃疡类型，初发者多为此型。特征是小而浅，数目少，1～5 个，散在分布，直径<5mm，红肿不显著，边缘整齐有红晕，基底稍凹、平坦，一般 7～10 天愈合，不留瘢痕，无明显全身症状与体征。

2. 重型口腔溃疡　又称复发性坏死性黏膜腺周围炎或腺周口疮，约占 ROU 患者的 8%，好发于青春期。溃疡大而深，呈弹坑状，溃疡直径可达 1cm 以上，常孤立发生，亦可同时发生数个，边缘高起明显，充血不显著或显暗红色，病程长，愈合缓慢（可达 1 个月至数月），愈合后留有瘢痕。

3. 疱疹样溃疡　又称口炎性口疮，约占 10%，好发于成年女性。溃疡直径较小，一般<2mm，数目多，可达数十个，溃疡表浅、平坦，形状不规则，从小米粒大小到蚕豆大小，可相互融合，有黄色渗出，周围充血明显，范围大，疼痛明显，伴唾液分泌增多。

（三）治疗

目前无根治 ROU 的特效方法，其治疗原则是消除病因，增强体质，对症治疗，促进愈合，减轻疼痛，减少复发次数，延长间歇期。

1. 饮食干预　约 97.5% 的 ROU 患者会产生食物不耐受，具有特异性 IgG 抗体介导产生的迟发型变态反应。研究发现对相应不耐受食物采取 3 个月的控制措施后，口腔溃疡控制有效缓解者占 75%。亦有研究通过膳食纤维改善菌群结构以改善疾病症状。

2. 局部治疗

（1）消炎类药物

1）糖皮质激素：可制成软膏或药膜，与抗生素结合使用，如地塞米松贴片、0.1%曲安西龙软膏等。对于难以治愈、疼痛强烈、较大或较深的溃疡，可行局部封闭，如 2%醋酸泼尼松 1ml 中加入等量 1%普鲁卡因注射液，于溃疡下方注射。

2）软膏：如金霉素甘油等，能有效缓解 ROU 的临床症状。

3）含漱剂：如四环素含漱液、氯己定含漱液等。

4）膜剂：如复方四环素膜剂，紧贴溃疡面使用，每日 3 次。

5）喷雾剂：可在地塞米松注射液 5ml、1%丁卡因 20ml 中加入生理盐水制成喷雾剂，每日 2 次。

（2）镇痛类药物：由于 ROU 可自愈，也可以采用镇痛药物降低疼痛感觉，待溃疡自然愈合。进食前用棉签蘸取适量 0.5%盐酸达克罗宁，涂在消毒后的溃疡面上，可较快止痛。

（3）腐蚀类药物：对溃疡面积较小、病变较轻的患处，可局麻后在患处涂擦 50%三氯醋酸使蛋白质变性凝成假膜，加快溃疡面的愈合。

（4）理疗：可使用激光、微波等方法加快溃疡面的愈合。

3. 全身治疗　反复发作或严重者应全身用药。

（1）免疫抑制剂

1）肾上腺皮质激素，可服用较少的量，在较短时间内减轻免疫反应，但肾上腺皮质激素不适用于重型口腔溃疡和复发周期较短的患者。

2）抗代谢药物，如硫唑嘌呤能有效抑制免疫细胞生成，隔断淋巴细胞向免疫母细胞转化，控制 T 淋巴细胞生成，减轻免疫反应。另可应用沙利度胺和秋水仙碱。需注意致畸、幻觉、胃肠道等副作用。

3）抗菌、抗病毒类药物，有研究表明甲硝唑联合左旋咪唑口服，连服 3 日，可显著增强疗效。

（2）补充维生素和微量元素

1）维生素：是机体不可缺少的物质，维生素 B_2 对口腔溃疡有较好的疗效。

2）微量元素：口腔溃疡反复发作也可能是缺乏微量元素锌，通过补充锌的含量也可解除免疫抑制状态。

4. 中医疗法　可通过清热、益气、养阴来进行调理，在此不再赘述。

5. 心理干预　维持良好的情绪、促进和改善患者的心理健康状况可有效提高 ROU 临床疗效。大量研究证据指出，肠道菌群通过内分泌系统和自主神经实现脑和肠之间的信号传递（即脑-肠互动），进而影响宿主的行为或情绪，病理机制还包括消化道菌群失调产生的内毒素诱发的体内炎症反应。

（四）预防

首先，要注意口腔卫生，养成早晚刷牙、餐后漱口的良好习惯，防止食物残渣残留在口腔内，加重感染。其次，均衡饮食，适当增加营养，做到膳食多样化。多食用新鲜蔬菜、水果，少食辛辣、刺激、油腻食物，一日三餐定时定量，切忌暴饮暴食。再次，劳逸结合，保证充足的睡眠时间及睡眠质量，避免过度操劳。最后，还要适量进行体育锻炼，坚持长期有氧运动，加快血液循环，增加体内有毒产物的排出，增强机体抵抗力。另外，心理调适非常重要，培养良好的自我心理调节能力，减少焦虑、抑郁等不良情绪，因为情绪因素可直接导致消化系统功能紊乱，影响各种营养物质的吸收，从而引起口腔溃疡的频繁发生。

ROU 是一种最常见的口腔黏膜疾病，发病率高且极易复发，由于其病因复杂，发病机制不清楚，虽有多种治疗方法，但迄今还没有特效治疗药物。局部治疗被推荐为第一线的治疗方法，必要时可辅以全身治疗。

三、其他原因引起的口舌痛

（一）舌炎

萎缩性舌炎（镜面舌）是指由多种疾病引起的舌黏膜的萎缩性改变，临床表现为舌乳头萎缩甚至消失，舌背光滑、红绛、无舌苔，严重时因舌肌萎缩而呈现舌体瘦小。若伴发念珠菌感染则有口干、烧灼感或疼痛、木僵感等临床症状。患者以中老年为主。缺铁性贫血常伴有萎缩性舌炎，动物实验表明，缺铁将导致细胞核代谢出现异常。

地图样舌炎又称地图舌、游走性舌炎，是一种浅表性非感染性舌炎，好发于舌背、舌尖、舌缘部。地图舌是由黏膜上皮剥脱所致。起病时常表现为舌上出现 1 个或数个灰白色稍隆起的小病灶，随后中央的丝状乳头剥脱，遗留红色光滑而干燥的舌面，围以灰白色边缘，逐渐向外扩展，互相融合成地图状。一般无疼痛等不良感，但合并细菌、真菌感染者，有烧灼样疼痛或钝痛。

沟纹舌以舌背不同形态、不同排列、不同深浅长短、不同数目的沟纹或裂纹为特征。沟纹舌的严重程度与年龄呈正相关，特别是 40 岁以后更明显，可能随着人体的衰老，舌营养吸收能力降低，造成代谢障碍而产生沟纹舌。其发病率＜10%，患者一般无自觉症状，若继发感染，则有疼痛。

舌乳头炎包括丝状乳头炎、菌状乳头炎、轮廓乳头炎、叶状乳头炎等。除丝状乳头炎以萎缩性损害为主外，临床表现多为乳头充血、红肿，患者常因疼痛而影响吞咽和进食。

（二）全身疾病所致的舌痛

糖尿病：18%的 2 型糖尿病患者有类似灼口综合征（BMS）的表现。糖尿病患者由于胰岛素分泌减少，口腔黏膜处的分解代谢过程增强，使口腔黏膜的血管和神经发生不可逆的病理改变，使组织耐摩擦性降低，从而引发舌痛。

贫血：营养性贫血可造成舌黏膜上皮营养障碍和抵抗力降低，导致舌乳头萎缩而引起舌痛。

消化系统疾病：可致营养吸收不良，影响酶系统作用，从而影响组织细胞新陈代谢，引起舌乳头萎缩、口腔黏膜疼痛。

（三）神经性疼痛

1. 三叉神经痛（trigeminal neuralgia） 是指在三叉神经分布区域内出现阵发样电击样剧烈疼痛，三叉神经第三支下颌神经的感觉成分的分布区域包括舌前 2/3 黏膜，其病变表现为舌痛。

2. 舌咽神经痛（glossopharyngeal neuralgia） 是指发生在舌咽神经分布区域的阵发性剧烈疼痛。疼痛性质与三叉神经相似，多发生于男性。疼痛部位在咽后壁、舌根、软腭、扁桃体、咽部及外耳道等处。疼痛常由吞咽、讲话引起。以 1%～2% 丁卡因喷于咽部、扁桃体及舌根部，可以止痛。

3. 糙皮病（pellagra）　为体内缺乏烟酰胺所致，临床上分急性和慢性两种。其主要原因可能为烟酰胺的摄入不足、吸收或利用不良及体内消耗量过大。该病早期往往先发生口腔黏膜损害，一个半月后开始出现皮肤损害，容易误诊为急性口腔黏膜溃疡或药敏性皮炎。口腔黏膜广泛性、对称性桃红色斑及舌前 1/3 的显著性红肿可能为该病早期的特征。

更年期综合征及维生素 B_1、维生素 B_2、维生素 B_{12}、叶酸、血清铁、锌等缺乏也可能是舌痛的病因之一。

第二节　进　食　障　碍

进食障碍（eating disorder）指以反常的摄食行为和情绪障碍为特征，伴发显著的体重改变和生理功能紊乱的一组综合征。本部分重点介绍神经性厌食及神经性贪食，这两种疾病是进食障碍最重要的类型。进食障碍与心理因素明显有关，属于精神领域中"与心理因素相关的生理障碍"。世界卫生组织 ICD-10 中把进食障碍分为神经性厌食、非典型神经性厌食、神经性贪食、非典型神经性贪食、伴有其他心理紊乱的暴食、伴有其他心理紊乱的呕吐、其他进食障碍、未特定进食障碍等。近年 DSM-Ⅴ 中喂食和进食障碍分为异食症、反刍障碍、回避性/限制性摄食障碍、神经性厌食、神经性贪食、暴食障碍、其他特定性喂食或进食障碍、未特定的喂食或进食障碍等。

一、神经性厌食

（一）概述

厌食通常指较长期的食欲减退或消失。主要有两种原因：一种因局部或全身器质性疾病影响消化功能，使胃肠平滑肌张力低下，消化液分泌减少、酶的活性降低，导致没有进食欲望；另一种是中枢神经系统受人体内外环境刺激的影响，失去对消化功能的调节，如神经性厌食，属于精神障碍疾病，有些学者也认为属于心身疾病。厌食是儿童保健门诊常见的饮食行为问题，也是婴幼儿喂养困难、营养素缺乏的主要原因。多见于 1～6 岁小儿。常见的病因有不良饮食习惯、感染、胃肠道疾病、代谢及内分泌疾病及营养障碍等。成人器质性疾病引起厌食的原因包括各种晚期肿瘤、慢性肝病、重度贫血、尿毒症、心力衰竭、阿尔茨海默病、抑郁症及胃肠道手术初期等。

神经性厌食（anorexia nervosa，AN）又称厌食症，是一种以体重明显减轻、闭经、体象障碍为特征的严重的心理行为障碍，有学者认为也属心身疾病。

AN 常见于 13～20 岁青少年女性，男性患病者极少。其呈慢性病程，可以持续至成年。较少在青春期前或 40 岁以后发病。AN 死亡率高达 20%，主要是死于自杀及该障碍所导致的严重躯体并发症，是最致命的心理障碍之一，它被归为精神科的疑难疾病，至今还没有一种特效药物能治疗 AN。发病前常有诱因，如学习压力、生活中恶性事件（亲友死亡、失恋、失去工作等）。在西方国家发病率较高，终身患病率约为 0.6%，女性为 0.9%，男性为

0.3%，对患者、家庭和社会造成巨大的危害。在我国尚缺乏流行病学资料。

（二）诊断要点

世界卫生组织 ICD-10 中 AN 诊断要点：①体重保持在至少低于期望值 15%以上水平或体重指数低于 17.5kg/m^2；②体重减轻是自己造成的，包括拒食"发胖食物"及以下一种或多种手段：自我引吐、自行通便、运动过度、服用食欲抑制剂和（或）利尿剂；③有特异的精神病理形式的体象扭曲，表现为持续存在一种害怕发胖的无法抗拒的超价观念，强加给自己一个较低的体重限度；④下丘脑-垂体-性腺轴广泛的内分泌障碍，女性表现为闭经，男性表现为性欲减退或阳痿；⑤如在青春期前发病，青春期发育会放慢甚至停滞，女孩乳房不发育并出现原发性闭经，男孩生殖器呈幼稚状态。随着病情缓解，青春期多可正常度过，但月经初潮延迟。

DSM-IV AN 诊断标准：①拒绝保持对于本人身高、年龄而言正常的体重，呈病态的低体重；②尽管体重过低，仍对增重或变胖有强烈的恐惧；③存在体象障碍，自我评价以体重及体形为转移，或拒绝承认低体重的严重后果；④女性闭经 3 个月以上。

AN 可进一步分为限制型、暴食清除型 2 种亚型。限制型的个体从不暴食或自引呕泄；暴食清除型的个体经常暴食或自引呕泄。

（三）病因

进食障碍病因不明，多数学者认为生物、心理、家庭、社会文化等多因素交互作用，导致进食障碍的发生。AN 作为一种典型的心身疾病，心理性因素往往是始动因素，社会文化环境形成发病条件，启动神经内分泌机制，演化成一套恶性循环的躯体症状。

1. 遗传因素　AN 具有家族聚集性，而且具有遗传性因素。双胞胎研究发现，AN 遗传率在 33%～84%，如某些非特异性的个性特点，包括情绪不稳定及对冲动控制力较弱等有遗传性。到目前为止尚未找到明确的遗传方式及致病基因位点。越来越多 AN 的遗传学研究从全基因组到候选基因水平研究其甲基化异常。目前主要涉及与进食相关的因子，如多巴胺、脑源性神经营养因子、催产素等编码基因。阿片-促黑素细胞皮质素原基因甲基化、多巴胺系统相关基因甲基化、心房钠尿肽基因甲基化、催产素受体基因甲基化、脑源性神经营养因子甲基化等，可能与遗传表达有关。基因的甲基化受环境因素影响，在环境因素的诱导下，基因的甲基化状态发生短期或长期的改变，从而引起基因表达发生变化及形成"分子记忆"，使其获得可遗传性，具备易感性。基因的甲基化水平异常导致相关通路功能紊乱，产生异常生物学效应，最终产生摄食、体重、情绪、行为等方面的改变。

2. 特定脑区功能障碍　下丘脑在进食调节中起重要作用。AN 患者存在下丘脑功能低下，下丘脑功能紊乱可导致进食行为异常和体温调节障碍。但目前无法证实下丘脑功能紊乱究竟是由于 AN 还是自我饥饿的结果。

有学者研究发现，广泛分布于下丘脑室旁核、视上核、弓状核、孤束核及外侧区等部位的 nesfatin-1 可改变 AN 患者的进食量。研究者还发现，毁损双侧内囊前肢可明显降低患者眶额回的葡萄糖代谢，临床上出现情绪低落、厌食症状。

神经影像学研究显示 AN 患者存在特定脑区结构、功能及代谢异常，脑成像研究早期，在进食前、后测量 AN 患者局部脑血流的变化发现下额叶、颞叶、顶叶和枕叶脑血流异常，功能磁共振成像发现脑岛、背侧尾状核、丘脑、前扣带皮质、背外侧前额皮质、杏仁核的异常激活，而这些异常的脑区都是参与经典皮质纹状体味觉通路的关键脑区。

3. 神经介质与神经内分泌　AN 患者的 5-羟色胺及多巴胺神经递质系统功能发生改变，5-羟色胺系统的改变与患者饱腹感增强、冲动控制及焦虑心境相关。AN 患者有下丘脑-垂体-性腺轴的功能障碍，与抑郁症类似，女性可导致闭经，男性表现为性欲减退及阳痿。可有生长激素及皮质醇水平升高、甲状腺素及胰岛素分泌异常。

4. 精神心理因素　AN 发生发展受情绪、人格、认知等心理因素影响。

在情绪因素方面，进食障碍患者的抑郁、焦虑和罪恶感等消极情绪水平都显著高于正常人。AN 患者通过限制进食获得苗条身材来达到情绪满足。焦虑、抑郁、烦躁通常伴随着进食障碍的整个病程。因此，AN 患者自伤自杀风险高，冲动是患者产生自杀观念的危险因素。

在人格方面，厌食症与贪食症患者都具有缺陷型人格特点。AN 患者常常有自我评价低、过度依赖和极端完美主义等人格特点。AN 患者的求瘦症状还受成熟恐惧的影响。成熟恐惧反映了一种不愿承担成人的责任、渴望回到孩童特有的安全氛围中的心理状态，进食障碍症状的出现可能是患者在面临成长带来的焦虑情绪时的一种不良应对方式，成熟恐惧是 AN 患者求瘦症状的重要危险因素。另外，AN 患者常有禁欲主义的人格特质，其禁欲主义人格与其对瘦的极端追求密切相关。精神分析理论认为，AN 患者"通过极度的自我否定试图实现完美的道德和禁欲"。

在认知方面，AN 患者普遍存在体象障碍，即对体重、体形持有歪曲的看法和态度，常会通过极端减肥方式来取得自认为的完美体形。

5. 社会文化因素　厌食症和贪食症是目前与文化相关性最强的心理障碍性疾病。这种以瘦为美的文化价值观，因为媒体的吹捧和时尚的标榜，使部分年轻女性盲目地崇拜、追求苗条。研究发现，女性对社会文化宣传的认同程度越高，患进食障碍的可能性也越大。另外，职业也是影响厌食症与贪食症的一个社会因素。

6. 家庭因素　有报道显示 AN 患者的家庭环境具有低亲密度、低情感表达、低娱乐性和高矛盾性等特征，研究者发现家庭低亲密度与精神症状程度和进食态度有明显相关性。AN 患者家庭内的亲密度较低，成员之间的相互承诺、帮助和支持程度较差；家庭成员不易直接表达各自的情感；较少参与社交和娱乐活动，与外界相对隔离；对政治、社会、智力和文化活动的兴趣较少；容易公开表露愤怒、攻击和矛盾。

国外学者研究发现，母女之间的交往，特别是母亲对进食的态度和行为对子女有重要影响。

（四）临床表现

（1）惧怕肥胖：AN 患者特别惧怕肥胖，往往给自己制订严格的进食计划，当他们比计划多摄入食物后，会主诉"暴食"，这种症状称为"主观暴食"。他们给自己制订的体重上限低于正常体重的下限。多数存在体象障碍，否认有病。

（2）因害怕体重增长，常采取服用减肥药、自我催吐、用导泻药、过度运动等方式，减轻体重。

（3）常伴情绪低落、焦虑不安、失眠等精神症状。

（4）女性出现闭经，男性性欲减低或阳痿。

（5）消瘦、脱发、多毛、皮肤干燥、指甲易碎、手足冰凉、心率减慢、低血压，严重者可有脱水及心力衰竭等营养不良体征。

（6）实验室检查可有贫血、电解质紊乱、性激素减少，心电图示心动过缓及传导阻滞、T波低平，血浆皮质醇增加。

（五）鉴别诊断

1. 抑郁症　失去食欲和体重减轻是抑郁症的常见特征。但抑郁症患者通常没有减轻更多体重的愿望，也没有针对身体形象的混乱思想。常表现为情绪低落、睡眠紊乱、兴趣丧失、缺乏精力、缺乏动力、注意力差、记忆困难。需要注意的是，抑郁症状在神经性厌食患者中较为常见，在神经性厌食病程后期，多数患者伴发抑郁。

2. 肠道疾病、传染病和恶性肿瘤　如克罗恩病或溃疡性结肠炎；传染性疾病，如艾滋病、结核病；恶性肿瘤及化疗、放疗后均可出现厌食，应注意鉴别。

3. 其他　如强迫症所致的进食食物种类或时间的限制、进食减少等所致的营养不良等、重大精神创伤或挫折导致的心因性厌食等。

（六）治疗

病程短、一般情况可、家庭配合好的患者可在门诊治疗。病程长、营养状况差的患者需住院治疗。治疗方法有内科治疗、心理治疗、药物治疗、物理治疗等。

1. 内科治疗　包括营养重建和治疗并发症。营养重建是指帮助厌食症患者重新开始摄入足够的营养，以改善严重的营养不良，恢复健康体魄。保证营养重建计划的执行是治疗成功的关键，对恶病质和进食困难及体重明显减轻而不配合治疗者，可采用鼻饲法，也可以静脉输入营养液。治疗并发症，如贫血、低钾血症、低磷血症、感染、水肿、饥饿性酮症、消化不良、便秘、营养不良性肝功能异常、甲状腺功能低下等。

需要注意预防营养重建过程中的危机-再喂养综合征的出现。其指长期进食量很少或不进食的患者在恢复进食后出现的一系列水、电解质及相关的代谢紊乱。预防措施包括住院监测，控制营养补充的速度等。

2. 心理治疗　包括行为治疗、支持治疗、认知治疗和家庭治疗等。

（1）行为治疗：对治疗存在抵触心理或根本拒绝治疗是 AN 患者的特点，单纯的内科治疗往往难以达到治疗目标，因此行为治疗非常重要，其目的在于保证患者的营养重建、体重增加，为进一步的心理康复提供基础。行为治疗包括制订进食计划、执行进食计划、纠正相关异常行为三部分。纠正相关异常行为包括防止患者拒食、藏匿食物、呕吐、过度运动及使用泻药、利尿剂、减肥药等，采取集体就餐、限制活动范围和量、安全检查等措施。

（2）支持治疗：一般包括肯定和鼓励患者的治疗愿望，肯定其面临的困难和努力，支持患者对生活的追求，保证治疗可以带来积极的改变而不是灾难性的后果（通常指过度肥胖），保证在治疗中的陪伴和关怀，并积极提供相关健康教育的内容，如营养学知识等。

（3）认知治疗：主要针对患者体象障碍及有关食物和体形的超价观念，如针对体形，患者常常认为体形决定了人际关系的好坏，完美的体形可以改变人生命运；针对食物，其认为只要开始摄入就会失控，多摄入一小口体重就会增加，体重会无限制地增长下去等。要明确指出这种感知的病理性，纠正不合理认知问题，帮助患者修改对己、对人或对事的看法与态度。

（4）家庭治疗：与患者家庭成员沟通，消除不利因素，通过改变家庭成员之间的互动来促进症状的改善。尤其对于 18 岁以下和仍与父母同住的患者，家庭治疗是治疗中必要的部分。

3. 药物治疗　可以改善患者的焦虑、抑郁情绪，部分增加患者的体重，改变患者对体重和形体的超价观念。目前尚无明确的特效药物，主要是对症治疗。

（1）抗抑郁药物：氟西汀、西酞普兰、阿米替林、米氮平、曲唑酮等对改善睡眠、增加食欲、改善情绪等有效。

（2）抗精神病药物：奥氮平、氟哌啶醇和舒必利可以改善 AN 患者的抑郁、强迫及焦虑情绪，同时可能会使体重增加。

（3）激素类药物：重组生长激素（rGH）和睾酮可用于治疗 AN，但其效果不明显，仍需进一步探讨研究。

（4）苯二氮䓬类药物：劳拉西泮、氯硝西泮等可改善焦虑抑郁，促进睡眠。

（5）其他药物：包括抗癫痫药物卡马西平和丙戊酸盐、锌制剂等，但仍需更多研究证明其有效性。

4. 物理治疗　神经影像学研究表明 AN 患者存在特定脑区结构、功能及代谢异常，这使得外科治疗成为一种可能的干预手段。特别是对于难治性 AN，在内科治疗效果欠佳的情况下，不少学者开始尝试外科治疗。

（1）脑深部电刺激（DBS）：已经成为传统脑毁损手术的替代方法，而且被证实是一种有效的方法。目前 DBS 治疗 AN 的最佳靶点尚无定论，国外学者采用内囊前肢（强迫症最常用靶点）作为电刺激靶点。

（2）立体定向下射频毁损术：DBS 价格高昂，应用受限，AN 最早采用的治疗方式是立体定向下射频毁损术。国内学者采用立体定向下双侧内囊前肢毁损术及伏隔核毁损术治疗难治性 AN 患者，副作用小，症状改善明显。

（七）预后

AN 可以未经治疗自发缓解，也可治疗后恢复。病程迁延反复，可出现间歇发作暴饮暴食。约 50% 患者能完全康复，25% 患者预后差，难以达到正常体重，5%～10% 的患者死于过度消瘦所致并发症或自杀。虽然经过治疗，许多 AN 患者的身体状况可有改观，但其特征性的心理问题完全恢复仍有一定难度。

二、神经性贪食

贪食是指不能控制地过度饮食，短期内快速进食大量饮食者称为暴食。本部分重点介绍神经性贪食（bulimia nervosa，BN），也称贪食症。

（一）概述

神经性贪食指患者出现阵发性、控制不住的大量进食，明知贪食和暴食行为不正常，但无法自制，为了抵消大量进食引起的体重增加，常采用引吐或导泻，或增加运动量以维持体重。年轻女性患病率为 1%～3%，男性患病率为女性的 1/10。发病年龄多为 15～29 岁，稍晚于 AN，且通常在节食一段时间后发生。BN 与 AN 一样，属于精神心理障碍。

BN 核心特征是不可抑制地渴望大量进食。约 25%患者有 BN 病史。BN 有 2 个亚型：清除型，患者使用自我引吐、导泻和利尿以防止体重增加；非清除型，自我"清除"的症状不经常出现，患者多采用禁食或过度运动避免体重增加。BN 患者通常体重正常或超重。女性月经一般正常。

（二）诊断要点

1. 世界卫生组织 ICD-10 中 BN 诊断要点

（1）持续存在进食的先占观念，对食物有一种不可抗拒的欲望；难以克制的发作性暴食，患者在短时间内摄入大量食物。

（2）患者试图以下列一种或多种手段抵消食物的"发胖"作用：自我引吐；滥用泻药；间断禁食；使用某些药物如食欲抑制剂、甲状腺素制剂或利尿剂。

（3）对肥胖的病态恐惧：患者为自己制订了严格的体重限度，远低于健康的体重标准。多有 AN 发作的既往史，两者间隔数月到数年不等。

2. DSM-Ⅳ BN 诊断标准

（1）暴食：在一段时间（如 2h）内，比正常人在同样时间、同样情况下进食多得多；伴有进食失控感。

（2）为防止体重增加，有反复的不当行为，如催吐，利尿剂、缓泻剂等药物的滥用，绝食及过度运动。

（3）暴食及不当行为同时存在，至少每周 2 次，且持续 3 个月以上。

（4）自我评价过分受到体重和体形的影响。对同时符合 AN 和 BN 临床特征的患者，宜优先诊断 AN。AN 病情较 BN 重，也可能是 BN 的先兆，治疗上难度大。

（三）病因

BN 发病原因不明，与 AN 类似，多数学者认为生物、心理、家庭、社会文化等多因素交互作用，导致进食障碍的发生。目前国内外学者对于贪食症的研究不多，相关文献较少，近年来国外把 BN 的认知障碍作为研究的主要机制。

1. 遗传因素 BN 具有家族聚集性，而且具有遗传性因素。双胞胎研究发现，BN 遗传率在 28%～83%，某些非特异性的个性特点，如情绪不稳定及对冲动的控制力较弱，具有遗传性。到目前为止尚未找到明确的遗传方式及致病基因位点。

2. 特定脑区功能障碍 下丘脑在进食调节中起重要作用。BN 患者存在下丘脑功能低下，下丘脑功能紊乱可导致进食行为异常和体温调节障碍。

既往脑影像学研究发现，BN 患者额叶、纹状体环路内孤立脑区的结构及功能异常，且额叶-纹状体环路异常与 BN 患者的抑制功能受损有关。王钰萍等研究发现，BN 患者额叶-纹状体环路静息态下的功能连接强度减弱，提示额叶、纹状体环路功能连接异常是 BN 患者抑制功能受损的重要神经基础。

3. 神经介质与神经内分泌 BN 患者的 5-羟色胺及多巴胺神经递质系统功能发生了改变，并提示 5-羟色胺系统的改变与患者冲动控制及焦虑心境相关。大量研究证实，低浓度的 5-羟色胺与进食障碍有关，贪食较厌食更明显。碳水化合物的摄入会提高细胞外 5-羟色胺浓度，患者有可能产生贪食欲望。5-羟色胺浓度低，究竟是进食障碍的原因还是结果，目前尚不清楚。多巴胺神经递质系统也参与摄食功能调节，BN 者进食时缺乏快感，进食后缺乏饱感，因追求进食快感而暴食。

4. 精神心理因素 BN 发生发展受情绪、人格、认知等心理因素影响。

在情绪因素方面，有暴食症状的 BN 患者的临床心理问题更为严重，患者的抑郁、焦虑和罪恶感等消极情绪水平都显著高于正常人。BN 患者通过大量进食来达到情感宣泄，但大量进食仅能暂时缓解焦虑，之后会对自己的暴食行为产生罪恶感和抑郁等消极情绪。焦虑、抑郁、烦躁通常伴随着进食障碍整个病程。BN 患者自杀风险高。

在人格方面，贪食症与厌食症患者都具有缺陷型人格特点。BN 患者多具有低自尊、病态的完美主义、情绪的偏执和人际问题。具有暴食症状的 BN 患者均具有异常的高冲动性，冲动性是这类患者暴食症状的重要影响因素，特别是女性，主要基于情绪的冲动性，典型表现为女性消极情绪的突发性。内省力不足是 BN 患者暴食症状的重要影响因素。内省力不足常与述情障碍有关，表现为不能识别自己的情绪，难以将情绪与躯体感觉区别开来，无法用语言准确表达自身的内心世界。

在认知方面，体象障碍和情绪认知障碍是主要认知机制。体象是指个体对身体的主观感受，包括对自身的知觉、想象、情感与物理性质的感知等。体象障碍是个体对自身躯体形态的歪曲认识，是精神疾病的一个症状，为 AN 诊断标准之一。情绪认知模型认为 BN 的主要原因是消极情绪的作用，经常有极高消极情绪的女性，为了减轻消极情绪而产生暴食行为。在暴食过程中，患者注意力转移，认知也局限于立即的食物刺激，导致去抑制化，控制不了食欲，当情绪平稳下来，患者注意力从食物转移后，消极的情绪反而会增加，导致呕吐的行为。

5. 文化因素 贪食症和厌食症是目前与文化相关性最强的心理障碍疾病。在盲目节食的过程中，可有发作性暴食-清除行为。职业是影响厌食症与贪食症的一个社会因素。据报道女性芭蕾舞演员和模特的患病率分别为 6.5% 和 7.0%，而女性运动员中进食障碍的发生率高于男运动员，体操、艺术体操等运动项目中，存在着发生进食障碍的特殊危险因素。

6. 家庭因素 在进食障碍患者的家庭中，父母管教过严，成员之间常常是敌对、干预的关系，患者的情感需求常常被忽视。贪食症患者的家庭易表现出易变性、激动情绪、矛盾和负性情感。

（四）鉴别诊断

（1）神经系统器质性病变所致的暴食，如额叶眶面与颞叶肿瘤、癫痫、垂体功能亢进等疾病。

（2）全身疾病，如甲状腺功能亢进、糖尿病等。

（3）精神分裂症、抑郁症等精神障碍继发的暴食。

（4）重大精神创伤或挫折导致的心因性暴食。

（5）复发性嗜睡症（又称 Kleine-Levin 综合征）：主要特征是周期性嗜睡-病理性饥饿，是一种病因不明的罕见综合征。目前认为是大脑边缘系统-下丘脑-脑干网状结构功能受到感染、外伤、先天性缺陷等影响，产生了轻度的潜在性病变，致使患者到了青春期后，由于机体内环境和内分泌系统功能失调而促发了本病的发生。常见于青年男性，以周期性饥饿发作和嗜睡为特征。患者表现为不可控制的发作性睡眠，每次睡眠持续数小时至数天，醒后暴饮暴食。报道表明治疗的有效药物有碳酸锂、三环类抗抑郁药物、卡马西平等，其中最为理想的治疗药物为锂制剂，且有预防作用，也有报道主张用兴奋剂哌甲酯、苯丙胺等治疗。本病有自限性，一般能自行缓解，间歇期完全正常。预后良好。

（五）治疗

贪食症患者的治疗动机常常强于厌食症患者，且营养不良的程度较轻，所以选择门诊治疗者居多，常以自我监督的自助式治疗结合门诊心理治疗、药物治疗来进行。住院治疗仅用于清除行为（呕吐、导泻、利尿、减肥药等）严重，门诊治疗无效，或自伤、自杀倾向严重的患者。

1. 内科治疗　以纠正由清除行为导致的水、电解质紊乱为主要目的，最常见的是呕吐和导泻、利尿导致的低钾血症。在控制前述行为的基础上可给予口服补钾或静脉输液补钾，同时监测血钾水平，直至恢复正常。贪食症患者还可由暴食行为导致急性胃潴留、胃扩张，需急诊进行胃肠减压。

2. 心理治疗　行为矫正治疗的目的在于戒除暴食-清除行为、纠正营养代谢紊乱、恢复正常的生活节律，包括科学合理的饮食计划的制订、监督和自我监督计划的执行、暴食-清除行为的矫正。住院情况下，由于住院环境的特殊设置（患者没有暴食-清除的条件），通常更容易达到治疗目标，但仅限于急性期的行为矫正，长期的行为康复还需在门诊进行。支持治疗、认知治疗和家庭治疗的原则同神经性厌食。团体治疗对贪食症患者的康复有明显的疗效，对门诊患者尤其适用，常与个体心理治疗结合使用。

3. 药物治疗　目前尚无明确的特效药物，主要是对症治疗。药物治疗可以改善患者的焦虑、抑郁情绪，改变患者对体重和形体的超价观念。

（1）SSRI 类抗抑郁药物：氟西汀对贪食症的进食冲动控制有效，剂量为 20～60mg/d，6～18 周，如氟西汀疗效不佳，可试用其他 SSRI 类药物，如氯米帕明或丙米嗪。小剂量氟哌啶醇及其他抗精神病药物对贪食症患者的自伤及其他冲动行为治疗可能有效。

（2）苯二氮䓬类药物：如劳拉西泮、氯硝西泮等可改善焦虑、抑郁，促进睡眠。

（六）预后

由于 BN 患者营养程度大多良好，因此不会导致患者死亡。多数患者的暴食及暴食后消除行为往往会持续数年，之后这一过程逐渐趋向慢性化，表现为间断性的复发与缓解交替。长期随访发现，缓解期达到 1 年以上的患者提示预后良好。合并 AN 者，预后较差。

第三节　胃食管反流病

胃食管反流病（GERD）是临床上常见的一类消化系统疾病，北美 GERD 的患病率在 18.1%～27.8%，欧洲为 8.8%～25.9%，东亚为 2.5%～7.8%。近年来 GERD 在中国发病率显著上升，目前已经严重影响人们的生活质量。虽然关于 GERD 的研究取得了较大的进展，如抑酸药物的开发与应用、胃肠动力的研究及内镜和腹腔镜手术的开展，对 GERD 发挥了一定的疗效。但是，由于 GERD 是一组异质性很大的疾病，尤其是难治性 GERD 的识别与处理存在着很大的分歧，可导致医疗资源的浪费和治疗失败。本节将从整体医学的角度对 GERD 的定义、临床表现、发病机制、治疗做一系统回顾，分析精神心理因素在 GERD 发病中的作用及对治疗效果的影响。

一、胃食管反流病的定义

2006 年的胃食管反流病（GERD）蒙特利尔定义：胃内容物反流入食管引起不适症状和（或）并发症的一种疾病。同年《中国胃食管反流病共识意见》（2006·10 三亚）沿用了这一定义。2013 年美国胃肠病学院将其定义更新为胃内容物反流入食管或口腔、咽喉、肺部引起的症状和并发症。最新的定义相较以往更为丰富全面，涵盖了食管内及食管外的表现，而不再局限于反流入食管的症状。《2014 年中国胃食管反流病专家共识意见》没有明确对 GERD 的定义进行阐述。

GERD 症状包括典型症状如反酸和胃灼热，以及不典型症状如胸痛、嗳气，还有食管外症状如咳嗽、哮喘等，但这些症状并不特异，如胃灼热可以出现在功能性胃灼热中，胸痛可以由缺血性心脏病引起，咳嗽、哮喘可以是肺部疾病所致，因此 GERD 并不是一种单一的疾病，而是一组疾病，因此以胃食管反流症状来描述这类患者更为贴切。

二、临 床 表 现

（1）胃灼热和反流是 GERD 最典型的症状。胃灼热定义为胸骨后烧灼感，反流是指胃内容物向咽部或口腔方向流动的感觉。

（2）胸痛、上腹痛、上腹烧灼感、嗳气等为 GERD 的不典型症状。

（3）咳嗽、咽喉症状、哮喘、牙侵蚀症为 GERD 的食管外症状。

三、对病理生理的再认识

（一）滑动性食管裂孔疝

食管裂孔疝目前公认的定义是指除了食管以外的任何腹腔结构通过扩大的膈肌食管裂孔疝入胸腔。食管裂孔疝目前分为 4 个亚型，其中与 GERD 关系最为密切的为滑动性食管裂孔疝。此型主要是由食管裂孔的扩大和膈食管韧带的松弛造成的。食管裂孔疝形成后可导致食管下括约肌（LES）的外在约束力减少甚至消失，使 LES 压力明显下降；His 角消失；腹段食管缩短，这些变化都将破坏抗反流屏障。

（二）一过性食管下括约肌松弛

LES 是功能性括约肌，位于胃和食管下端的连接处，在静息状态时压力为 10～30mmHg，比胃内压高，可维持张力性收缩，起到防止胃内容物反流进入食管的高压屏障作用。一过性食管下括约肌松弛（TLESR）是指与吞咽无关的一过性 LES 松弛，但与胃扩张、进食有关。一氧化氮（NO）、血管活性肠肽（VIP）等是触发 TLESR 的重要神经递质，此外，酒精、咖啡因和烟草可导致 LES 压力降低，诱发 TLESR。

（三）酸囊

酸囊又称胃内酸袋。最早由 Fletcher 在研究中发现，在禁食状态下胃内平均 pH 为 1.4，而进食后升至 4.4，但在胃食管交界部的 pH 仍只有 1.6，因此将这个高酸区域称为"酸袋"。目前酸袋的概念尚不统一，大多数学者接受的定义：用 pH 电极检测发现近端（LES 或食管远端）与远端胃（含食物）之间的胃食管连接处 pH<4 的区域。酸袋的形成可能与食管裂孔疝、胃的解剖结构、胃排空延迟、进食高脂食物有关，目前已证实酸袋与 GERD 有关。

（四）食管清除能力下降

食管清除基本依靠食管的蠕动和唾液中和来完成。通过食管蠕动可以清除大约90%的反流物；站立时食管体部蠕动将唾液稀释的食物依靠重力作用推进胃内消化，但睡眠状态下，食管体部蠕动减慢，吞咽功能减弱，重力作用下降，导致部分反流物残留在食管内，导致食管炎。

（五）胃排空延迟、十二指肠胃食管反流

胃排空延迟可能导致患者出现 TLESR 增加、胃分泌增加、胃食管的压力梯度增加和胃内容量增加等情况，从而引起胃食管反流。

十二指肠胃食管反流是指十二指肠内容物经胃反流入食管，其对食管黏膜的损伤包括上皮化生的作用，即在酸性环境下结合胆酸与胃蛋白酶表现出损伤作用，而在碱性环境中主要是胰蛋白酶、非结合胆酸损伤食管黏膜。

（六）反流的危险因素

（1）肥胖：肥胖患者腹压增高，从而使胃内压增加、胃食管压力梯度增加，促进食管裂孔疝、胃食管反流的发生，并且肥胖者还存在食管特异性动力失调、食管清除能力降低、胃排空延缓等。国外有研究发现体重的增加与 GERD 的发病有关，而肥胖是体重增加的结果。

（2）吸烟：可能通过损害 LES 功能、减弱食管酸廓清或增加酸反流频率而促进酸反流。酒类可刺激胃泌素分泌而使胃酸分泌亢进并降低 LES 压力，促进 LES 自发性松弛。

（3）GERD 在妊娠期发病率明显增高，其原因主要为体内激素水平的改变，以及孕妇腹腔器官解剖位置的变化，其主导因素为妊娠期血清中高浓度雌二醇和黄体酮引起的 LES 张力降低。

（4）抗胆碱能药物、支气管舒张剂可引起 LES 松弛，导致食管抗反流防御机制降低，而易于发生 GERD。

四、反流导致症状产生的原因

（1）临床上常用食管 24h pH 监测来了解食管的酸暴露情况。目前将 DeMeester 评分 $\geqslant$ 14.72 分和（或）食管 pH<4 的百分比$\geqslant$4.2%判定为食管酸暴露异常。大量研究发现，食管的酸暴露情况与食管黏膜的损伤程度不成正比，许多非糜烂性反流病（NERD）患者也存在明显的酸暴露，同时酸暴露与患者的临床症状程度也不成正比。

（2）食管多通道腔内阻抗-pH 监测能监测大多数反流，并能区别酸性、弱酸性和弱碱性反流。反流事件分为液体反流、气体反流及气液混合反流。根据反流物的 pH 分为酸性（pH<4）、弱酸性（pH4~7）和弱碱性（pH>7）反流 3 种。难治性 GERD 的发生可能与弱酸及弱碱反流有关。

（3）在 TLESR 期间，食管纵行肌收缩会造成食管明显而持续的缩短，促进反流发生，并且其食管收缩模式与吞咽诱导的收缩模式不同。在 TLESR 期间，食管纵行肌收缩起始于 LES 上方，以逆蠕动的方式推进到口部，并且食管远端缩短程度明显高于食管中段。

（4）NERD 患者虽然在内镜下未见黏膜明显损伤，但经电镜观察发现，早期食管黏膜及细胞间紧密连接受损，上皮细胞间隙增宽，黏膜完整性遭到破坏，从而使黏膜通透性增加，易于受到胃酸等攻击因子的侵蚀。此外，精神应激因素也可破坏食管黏膜的完整性而促进 GERD 的发生。

五、应激因素对食管黏膜敏感性的影响

对 GERD 患者尤其是难治性 GERD 患者的研究中可发现食管的敏感性增高，而焦虑、抑郁等心理应激因素与高敏感食管又有着密切的联系。

（一）高敏感食管的定义

高敏感食管是指通过食管 pH 监测发现，生理性的胃酸反流可引起 GERD 的症状。

（二）高敏感食管的临床表现

高敏感食管可以表现为胃食管反流的症状，如反酸、胃灼热等。这类患者食管 pH 监测虽然正常，但却有显著的症状-反流相关性，并且在非糜烂性食管炎中高敏感食管更为常见。高敏感食管还可以出现在其他疾病中，如嗜酸细胞性食管炎、功能性胃灼热、功能性胸痛。

（三）应激因素与高敏感食管

有一项大型人群队列研究发现，伴有焦虑的人群患 GERD 的风险是正常人的 3.2 倍、伴抑郁者的 1.7 倍，以及同时合并焦虑及抑郁者的 2.8 倍。反流事件与症状相关性较差的 GERD 患者常伴有一定程度的焦虑和癔症。焦虑、抑郁等精神因素可导致反流症状的增加。

GERD 患者中常常可以发现食管黏膜细胞间隙增宽（DIS）的现象，从而导致有害刺激在食管黏膜间快速扩散，轻易到达疼痛感受器而引起症状。Farre 等在实验小鼠中发现急性应激可导致 DIS，导致食管黏膜对小分子的通透性增加而易受到酸暴露的影响。急性听力应激可加重 GERD 患者的胃灼热症状，失眠也可增加食管对酸的敏感性。此外，还有研究表明焦虑可增加酸诱导的食管痛觉敏感性。

（四）应激因素导致食管高敏感性的机制

1. 食管的感觉传导　主要包括迷走神经途径和脊神经途径。迷走神经途径：有害刺激作用于食管的外周感受器，信号经迷走神经传导至孤束核，从而产生内脏感觉。脊神经途径：物理、化学、热等外周刺激首先作用于食管的外周感受器，信号经初级感觉神经进入脊髓，在同侧脊髓背角交换神经元，其后神经元经前联合横至对侧脊髓索，在脊髓丘脑束中上行至丘脑，然后投射到大脑皮质区域，产生内脏感觉。传导通路中的任何一级神经元兴奋性改变都可能导致食管敏感性的增加，从而产生反酸、胃灼热、胸痛等 GERD 的相关症状。抑郁、焦虑等应激因素可对食管的传入及传出神经产生一定的影响。通过 fMRI 研究发现，精神压力可改变大脑的感觉处理过程，或调节脊髓传输痛觉信号的下行抑制及兴奋通路。急性应激反应可以影响自主神经系统及下丘脑-垂体-肾上腺轴（尤其是 CRH 介导的激素释放）。

2. 精神压力等应激　可以增加食管的疼痛敏感性，主要通过外周及中枢机制，即外周致敏和中枢致敏，而后者起主要作用。同时，在应激导致的黏膜损伤部位产生初次致敏后，在其周围的健康组织中可再次致敏。

（1）外周致敏：炎症或组织损伤作用于传入神经末梢的外周感受器受体，导致一系列炎症介质（如前列腺素、缓激肽、5-羟色胺等）的释放，这些炎症介质可以降低初级传入有髓鞘神经元（A-δ纤维）和无髓鞘神经元（C 纤维）的阳离子通道的传导阈值，从而导致外周感受器受体敏感性增加。目前已经发现的外周感受器受体包括 TRP 家族（分为 6 个亚型，主要感受物理刺激及热刺激）、ASIC 家族（主要感受胃扩张及酸刺激）、P2X 家族（主要感受胃扩张刺激）等。

（2）中枢致敏：初级神经元兴奋性增高后，可导致一系列神经传递因子（如 P 物质、谷氨酸盐、BDNF 等）在神经元突触前释放，作用于突触后 N-甲基-D-天冬氨酸（NMDA）感受器，导致 NMDA 磷酸化，使感受器动力学发生改变，从而使次级传入神经元神经传递信息发生改变，最终导致中枢致敏。中枢致敏会使得周边神经元兴奋性增高，导致再次致敏。

脑部影像学的研究发现内脏感受主要与脑岛和前扣带回皮质有关，内脏受到刺激时会伴有这些部位的影像学改变。酸刺激食管时会导致脑岛、扣带回对潜意识致敏，降低对非疼痛机械刺激的阈值。伤害感受器处理大量来自脊髓背角神经元的信号，使突触反应易于兴奋，放大了对有害或无害的刺激反应。

（五）食管低敏感性

目前关于食管低敏感性的研究相对较少，临床中经常碰到内镜下典型的反流性食管炎（RE）患者并没有典型的反流症状，这类患者称为静默型 GERD。有资料统计，30%～40% 的 RE 或 Barrett 食管患者的反流症状不明显，推测这类患者对反流症状的低敏感可能由于对反流症状的认识不够或并存的其他内脏症状掩盖了真正的反流症状。这类患者由于诊断不及时可形成严重的 RE、Barrett 食管甚至食管腺癌。

六、焦虑、抑郁与胃食管反流研究现状

33%～55%的具有典型 GERD 症状的患者，内镜检查可以发现食管炎或食管溃疡，而有些患者则无显著改变，由此把 GERD 分为 2 个亚型，糜烂性反流病（ERD）和非糜烂性反流病（NERD）。但是，有少数的内镜提示有明显糜烂或溃疡存在的糜烂性食管炎患者，并没有症状，将其定义为无症状性糜烂性食管炎。至今尚不能明确为什么同为糜烂性食管炎有的却没有症状，而精神心理因素或许是解开这些谜团的途径。

研究已经证实大脑与胃肠道间有密切联系，如紧张或各种情绪可以影响胃肠道的功能及胃肠症状和疾病的发生。反过来，胃肠器官的状况也可以影响一个人的情绪状态。心理因素可以通过脑-肠轴的活动影响疼痛感觉，从而影响功能性胃肠病的严重程度。GERD 就是一个典型的例子。另外，如果这种情况伴有心理因素，其治疗就比较困难了，治疗效果会变差。目前，对于心理因素尤其是焦虑和抑郁在 GERD 中起重要作用的研究论文较少，并且研究结果也不太一致。较多的研究报道了焦虑与 GERD 显著相关。但是在瑞典的一项随访 10 年的研究发现焦虑与 GERD 的危险性无关。甚至还有一项前瞻性的队列研究发现，焦虑水平与反流症状的频率无关。另外，一些研究不能提示抑郁与 GERD 的显著关系，更有少量研究分析了心理因素对 GERD 亚型影响的不同。但是韩国的一项大型临床研究发现，ERD 患者具有较高的焦虑和抑郁水平，NERD 具有显著的三种心理异常状态：状态焦虑、特质焦虑和抑郁，心理因素与无症状糜烂性食管炎无关。因此，在 GERD 中具有显著焦虑抑郁状态的患者以 NERD 最明显。

从基本资料情况来看，男性与无症状糜烂性食管炎有关，女性与 NERD 有关，比较符合以往的研究结果。在所有的 3 种 GERD 亚型中，体重指数（BMI）是最常见的相关因素，以往的研究报道 BMI 与 ERD 和无症状糜烂性食管炎的发生呈正相关，肥胖导致胃内压上升，提升胃食管压力梯度，导致食管裂孔疝的发生，食管裂孔疝与食管炎的发生明显相关。尽管进行了一些研究，但是 NERD 与 BMI 的关系研究尚没有得出结论。幽门螺杆菌与糜烂性食管炎（EE）有关，与反流症状无关，也与 NERD 无关，大多既往研究的观点一致。

内镜检查异常的 GERD 患者，其中 50%具有典型反流相关的食管炎却无症状。这种症状与黏膜损害程度的不一致提示还有其他因素参与 GERD 的病理生理，导致临床表现的差异，而心理因素被认为是起决定作用的。在对照组和 GERD 亚型中对状态焦虑和特质焦虑及抑郁程度进行了对比，结果提示 GERD 具有显著的焦虑和抑郁状态，对 GERD 的亚型分析发现，两种焦虑和抑郁与 NERD 显著相关，只有状态焦虑和抑郁与 ERD 有明显关系。然而，在无症状糜烂性食管炎中未观察到焦虑与抑郁水平与对照组有明显不同。

以往探索 GERD 与心理因素关系的研究发现，焦虑与 GERD 有显著关系。GERD 的临床表现与焦虑、抑郁的关系可用以下机制来解释：心理因素先于 GERD 的表现，一些心理因素如焦虑直接促进酸反流，可以通过降低食管括约肌下压力、改变食管动力或增加胃酸分泌实现。这些机制在动物模型中也得到了证实，受到精神刺激的大鼠食管黏膜上皮的紧密连接受到破坏，黏膜屏障功能减弱或降低。因此，抗反流的脆性增加。再者，焦虑和抑郁能导致疑病症，直接增加了反流的敏感性并放大了反流的症状。

研究提示，尽管反流症状的严重程度明显与 GERD 患者的焦虑程度有关，但焦虑和抑郁的程度不会显著影响酸暴露时间和反流频率。相反，反流症状可能导致焦虑和抑郁。以往的研究发现对质子泵抑制剂（PPI）治疗反应差的患者往往就有显著的焦虑和抑郁。那些对 PPI 部分反应者在 NERD 中最常见。因此，焦虑和抑郁与 GERD 的关系涉及多种机制的相互作用，理解和处理这种关系需要多学科的联合。

七、处 理 原 则

GERD 患者具有不同的临床表现，其病因、发病诱因及加重因素、内镜分型各不相同，对药物的治疗反应也千差万别，因此在 GERD 的治疗过程中，应根据每名患者的具体情况采取个体化原则，特别要注重心理应激因素的识别，这是目前认为触发 GERD 和导致难治性 GERD 的主要因素，下面简要介绍临床较常采用的处理原则。

（1）改变生活方式，对 GERD 的治疗可能有效。目前临床常用的改善生活方式的建议包括减轻体重、抬高床头、戒烟／戒酒、避免睡前进食、避免食用可能诱发反流症状的食物，如咖啡、巧克力、辛辣或酸性食物、高脂饮食。

（2）PPI 是 GERD 治疗的首选药物，单剂量 PPI 治疗无效可改用双倍剂量，一种 PPI 无效可尝试换用另一种 PPI。70%～80%的反流性食管炎患者和 60%的 NERD 患者经过 8 周 PPI 治疗后可获得完全缓解。因此 PPI 疗程至少为 8 周。对于合并食管裂孔疝的 GERD 患者及重度食管炎患者，PPI 剂量通常需要加倍。

（3）PPI 治疗有效但需长期服药的患者，可以考虑外科治疗。目前常用的抗反流手术是腹腔镜胃底折叠术。

（4）目前用于 GERD 的内镜下治疗手段主要分为射频治疗、注射或植入技术和内镜腔内胃食管成形术，但内镜治疗开展时间较短，治疗人群数量有限，其长期有效性有待进一步证实。

（5）从 GERD 的基础及临床研究来看，GERD 是一种慢性疾病，从控制症状、预防并发症的角度而言，需要维持治疗。维持治疗包括按需治疗和长期治疗。NERD 及轻度食管炎（LA A～B 级）患者可采用按需治疗，即只在症状出现时用药，持续使用至症状缓解。对于重度食管炎（LA C～D 级）患者需要 PPI 长程维持治疗。

（6）对于服用双倍剂量 PPI 治疗 8～12 周 GERD 症状无明显改善的患者（即难治性 GERD 患者），要积极寻找可能的原因，如依从性差、PPI 快代谢、解剖异常、非酸反流等。由于受生物医学的影响，许多临床工作者对伴发的精神心理因素或共病认识不足，导致难治性 GERD 患者处理效果不佳。这些患者存在抑郁、焦虑及个性特征异常等精神心理因素，大大增加症状治疗和缓解的难度。神经递质调节药物可改善患者的不良情绪和食管的敏感性，也就是临床上常用的精神类药物，主要有以下几大类：①三环类抗抑郁药物，如阿米替林；②SSRI，如氟西汀；③去甲肾上腺素（NE）再摄取抑制剂；④NE 和特异性 5-HT 再摄取抑制剂（NaSSA），如米氮平；⑤非典型抗精神病药物；⑥中药等。这些药物看起来复杂，但实际上消化科医生熟悉 2～3 种此类药物是不成问题的，针对性地应用阿米替林、氟西汀、西酞普兰等，可改善患者的 GERD 症状。因此正确识别和处理心身因素十分关键，必要时采用多学科会诊和转诊，有时及时识别比处理更重要，出现或发现以下情形要及时转诊：①严重抑郁，可能伴有自杀倾向；②慢性顽固性疼痛；③社会功能严重丧失；④不良的疾病适应行为；⑤医患沟通困难；⑥偏执的健康理念；⑦其他可识别的精神问题（躯体化障碍、创伤后应激障碍、重度焦虑）；⑧导致持续痛苦和（或）明显的痛苦受虐史。

（7）不建议对非酸反流者行手术治疗，研究显示腹腔镜下胃底折叠术能改善酸和弱酸反流，术后有较高的症状缓解率，而弱碱反流在术后反而有所增加。

（8）合并食管狭窄的患者经扩张后需 PPI 维持治疗，以改善吞咽困难的症状及减少再次扩张的需要。

（9）当怀疑 GERD 为哮喘、慢性咳嗽和喉炎的原因时，需先排除非反流因素，若有典型的反流症状，可进行 PPI 试验。对于 PPI 治疗无效的食管外症状患者需进一步评估以寻找相关原因，同时不建议对此类患者进行手术治疗。

第四节　Oddi 括约肌功能障碍

Oddi 括约肌（sphincter of Oddi，SO）位于胆管的出口处，精确调控着胆汁和胰液的周期性排放及定向流动。Oddi 括约肌功能障碍是引起腹痛的常见原因，Oddi 括约肌功能异常可引起胆源性［和（或）胰源性］疼痛、肝酶和（或）胰酶升高、胆总管扩张和反复发作的胰腺炎。近年来，随着对该括约肌解剖、调控的进一步研究及检测方法的进步，人们对脑-肠轴调节 Oddi 括约肌功能的认识也不断加深，对其功能障碍发生机制的探索、诊断及治疗方法也有了许多新的进展。

一、肝外胆管的解剖和生理

肝脏分泌的胆汁经左右肝管出发汇合形成肝总管，行走 3cm 后和右侧的胆囊管汇合成胆总管，在十二指肠肠壁和主胰管汇合形成肝胰壶腹［又称法特（Vaster）壶腹］。胆管由黏膜层、肌层和浆膜层构成，无黏膜肌层。除远端近括约肌复合体处以外，胆总管肌肉组织较少，主要是一个可扩张而无收缩的弹力纤维管道。对 Oddi 括约肌存在一定的争议，1654 年 Glisson 就曾经提出过这个环状纤维结构，1887 年意大利 Ruggero Oddi 详细描述了括约肌的解剖结构和生理功能，还提出部分原因不明的腹痛、发热或黄疸可能是由胰胆管括约肌功能性或器质性病变所致。1957 年 Boyden 发现 Oddi 括约肌主要由胆管括约肌（sphincter choledochus）、胰管括约肌（sphincter pancreaticus）、乳头括约肌（sphincter papillae）和纵肌束四部分组成。

有研究表明，胰胆合流的共同通道长度是 1～12mm，平均长度是 4.4mm。该共同通道直径为 1～4mm，平均为 2.6mm。共同通道的长度受进入十二指肠壁角度的影响。共同通道的存在及其长度与胰液反流进入胆道引起的症状密切相关。大多数学者认为，胆胰共同通道的正常长度成人应＜10mm，婴幼儿应＜4mm，然而有些学者认为应＜5mm。过长的共同通道不能完全被 Oddi 括约肌控制，会经常发生胰胆或胆胰反流。有研究认为成人共同通道长度≥15mm，儿童≥5mm，即可诊断为胆胰管合流异常。有报道表明共同通道过长造成的胰胆汇合异常与胆囊癌发生显著相关。

Oddi 括约肌的作用主要是调节胆汁排泄，其次是防止十二指肠内容物的反流，Oddi 括约肌压力变化影响胆囊充盈和胆汁流入十二指肠。Oddi 括约肌的主要功能是维持胆道内压力平衡，过高的压力（24mmHg）可使胆汁排泄停止并造成肝损害，压力过低可导致过量的胆汁流入十二指肠，甚至十二指肠内容物反流至胆道。Oddi 括约肌感知胆道和肠管压力变化调整肌张力，胆道内压力升高可通过神经反射、体液、激素调控。

二、Oddi 括约肌功能的激素和神经调控

Oddi 括约肌（SO）功能的调控是复杂的，包括激素、外在神经、内在神经和肌源性控制。深入研究人体 SO 的技术难度较大，也存在安全、可行性的问题。既往研究数据大部分来源于腹腔镜普及之前，胆囊切除术后常规放置 T 管于胆总管内，这些数据未必真实地反映生理情况。

激素调控因子有胆囊收缩素（cholecystokinin，CCK）、胃泌素、促胰泌素和促胃动素。SO 和胆囊对胆汁流动的影响主要是通过一系列胃肠道激素的控制来实现的。十二指肠黏膜的内分泌细胞释放 CCK 使胆囊收缩，SO 放松，从而将胆汁和十二指肠腔内的食物混合。激素的影响可能因不同物种而有所不同。神经调控则更为复杂，Nabae 等发现，在横膈水平行迷走神经干切断，可降低 SO 基础压和增加时相波的振幅。迷走神经干切断还消除了餐后发生的时相波振幅的增加，减少了时相波产生的频率。胃切除并迷走神经切除后胆结石的形成率较高，至少部分与 SO 运动功能发生变化有关。相反，迷走神经刺激加速 SO 收缩，类似乙酰胆碱的作用。

消化间期十二指肠移行运动复合波（migrating motor complex，MMC）与 SO 运动相关。当第三时相波在十二指肠内迁移时，促胃动素血浆浓度达到峰值并在空腹时协调胃肠运动和分泌功能，通过扩大和巩固胃第三时相波和收缩胆囊将浓缩胆汁排到十二指肠内。在第二时相，外源性促胃动素诱导早期第三时相波产生，当第三时相波通过十二指肠时，显示与十二指肠平滑肌作用同步的强大的 SO 收缩作用，在此期间，其显然依赖于十二指肠肌群。然而，在第一时相，SO 继续独立地收缩，十二指肠则是完全静止的。

餐后 SO 的压力降低，壶腹的节律性收缩消失，SO 的调控主要由激素 CCK 介导，迷走神经似乎对 SO 未起关键调控作用。十二指肠黏膜释放的 CCK 被认为可激活十二指肠和 SO 神经节之间的内在神经环路，导致抑制性运动神经元释放 NO（也可能释放 VIP）。

与消化道其他部位相同，胆道存在着类似肠神经的内源性神经支配，受自主神经系统（交感神经和副交感神经）和脊神经支配，大部分的物种存在 3 层神经节丛，与肠肌间神经丛类似的浆膜下神经丛，以及肌间神经丛控制运动，而与肠黏膜下神经丛类似的上皮下神经丛具有促分泌功能，胆管壁上尤其是血管周围有神经节的神经纤维。在近十二指肠部位，胆管神经支配变得更丰富，人类的神经丛主要分布在括约肌的环肌层。副交感（迷走）神经胆碱能节前纤维引起内在神经兴奋，而交感神经的节前纤维则是抑制性的，同时也可直接抑制平滑肌的张力。

胆道还分布有大量脊神经纤维，其可感受机械刺激及其他伤害性刺激，刺激痛觉传入通路。胆囊的感觉信息可传入全脊髓的多个背根神经节，胆道的脊神经支配是弥散的。用辣椒素或缓激肽刺激胆囊传入神经可引起心血管系统变化，提示胆道和心脏间存在神经反射环路。脊神经的作用是双向的，可通过释放降钙素基因相关肽（calcitonin gene-related peptide，CGRP）和 P 物质调节内源性肌间神经元的功能并促进神经元炎症反应。SO 神经元可表达多种神经递质，如神经型一氧化氮合酶（nNOS）和 VIP。

大量的动物研究表明胆道和 SO 之间存在内源性神经的双向交流，双向交流可能参与了扩张十二指肠或 CCK 等神经肽引起的括约肌舒张和收缩。SO 受邻近器官活动的影响，手术切除胆囊或迷走神经切断后，可破坏反射环路，从而引起括约肌功能障碍，诱发临床症状。内脏伤害性感觉纤维水平和纵向弥散地进入脊髓，导致胆源性疼痛定位模糊，并可伴有多个部位的牵涉痛。很多"胆道样"疼痛患者并未发现器质性病变，而胆囊切除或十二指肠乳头切开能改善患者症状，所以有学者提出了胆囊和 SO 功能性障碍的概念。

SO 的病理生理学是非常复杂的，因为所有上述机制均影响了 SO 的紧张性和收缩功能。

三、Oddi 括约肌功能障碍的分型

Oddi 括约肌功能障碍（SOD）通常指 SO 功能异常伴有（或可引起）胆源性（和胰源性）疼痛、肝酶和（或）胰酶升高、胆总管扩张和反复发作的胰腺炎。通常认为胆管 SOD 更易引起胆道症状，而胰管括约肌障碍易引起胰腺疾病，两者也可同时存在。有学者通过半导体技术实现了内镜下括约肌压力测定，通过内镜逆行胰胆管造影（endoscopic retrograde cholangio-pancreatography，ERCP）深入研究了 SO 结构和功能，进一步完善了 SOD 的定义和分型。根据患者的临床症状特征、生化和影像学检查结果将 SOD 分为胆管 SOD 和胰管 SOD，又根据每型的症状分为Ⅰ、Ⅱ、Ⅲ型。罗马Ⅲ和Ⅳ诊断标准，将传统上胆管 SO 病变分成两种不同类型：一类是纤维化或炎症（或同时）引起的 SO 狭窄；另一类是表现为 SO 间断痉挛的运动障碍。两种病变可以重叠。

（一）流行病学特点

胆囊切除术后患者持续性或发作性疼痛的发生率在 1%～37%，这一差异主要是由采用的诊断标准和观察对象人群不同所致。有报道胆管结石等胆道疾病可导致 SOD，更多报道肠易激综合征等胃肠功能紊乱患者及轻症胰腺炎、其他腹腔疾病或肌肉骨骼病变患者多合并 SOD，这部分患者的比例尚无确切数据。胆囊择期手术患者 SOD 发生率比急诊患者高，无胆囊结石及伴随其他非典型症状的患者比例也较高。中位年龄 40 岁女性肥胖者较为常见，在这部分患者中，60%存在括约肌压力测定异常，也有研究表明肠易激综合征患者常伴有括约肌压力异常。在 Cote 的研究中，女性 SOD 患者占 62%，尽管女性占压力测定结果正常的复发性急性胰腺炎患者的 75%，这类患者腹痛发生的间隔常是数月而非数日，通常伴有血清淀粉酶和肝酶水平的升高，少数患者在使用可待因等阿片类药物后胰腺炎发作，大部分患者属于轻症胰腺炎，需要住院，无须住院或使用镇痛药物有效的患者疼痛发作频率通常较低。胰管 SOD 和急性胰腺炎的关系尚未明确，胰管 SO 运动异常可能导致胰腺炎发作，部分原因不明的复发性胰腺炎可进展为慢性胰腺炎。

（二）病理生理学特点

SOD 的临床和病理生理特征中，最受关注的是括约肌功能异常和胆源性腹痛，括约肌功能异常主要是胆道高收缩压和（或）对 CCK 反应异常。以往研究认为括约肌功能异常导致胆管排空阻力升高，造成胆管内压力增高，引起胆源性疼痛，括约肌梗阻可引起胰腺炎，如乳头肿瘤、结石排出引起间断性梗阻、胰腺导管内乳头状黏液性肿瘤引起的黏液栓子都可以引起胰腺炎。所以推测括约肌本身过度收缩可以造成胰腺炎，这一理论曾被胆管内镜专家质疑。SOD 患者的一个显著特点是 ERCP 术后胰腺炎发生率高，这一现象虽然较少受到学术界关注，但仍是 SOD 常见的典型病理生理特征。

慢性复发性胰腺炎存在括约肌压力异常，在近期一项研究中 78%的患者存在胰管括约肌压力升高，如不治疗，反复发作的可能性将增高 3.5 倍。为研究括约肌切开是否有效缓解或治愈胰管 SOD，Wehrmann 等对 37 名患者随访 10 年，数据表明 SOD 复发率为 51%；Cote 等对 69 例 SOD 患者随访 1～10 年（平均 6 年），研究结果表明 SOD 复发率达 50%，并显示胆管、胰管括约肌同时切开并不比单纯胆管括约肌切开更有效。胰管括约肌功能异常可能只是伴随现象，或是以往发作造成的后果，甚至是其他未知原因引起的。

SOD 在胆囊切除术后的患者中发生率较高，曾被命名为胆囊切除术后综合征，动物实验显示胆囊扩张可反射性引起括约肌松弛，即胆囊-括约肌反射，胆囊和胆管及周围脏器存在神经联络，CCK 作用于神经引起抑制性反应，而神经缺失后 CCK 直接作用于平滑肌，引起反常收缩。人类胆囊切除术前和术后 SO 基础压和对 CCK 刺激的反应有变化，但这一研究较少，仍有待进一步证实。EPISOD 研究对 SOD 引起的胆源性疼痛理论提出了质疑，胆管无梗阻的情况下引起疼痛的机制是什么？其主要涉及痛觉致敏和交叉致敏两种理论。

痛觉致敏理论可能存在于多种慢性疼痛中，胆囊炎等组织炎症可引起伤害性神经元的急性激活，持续性炎症导致痛觉敏感性增加，但有一小部分患者（或者存在先天性神经敏感），即使在胆囊切除术后去除了炎症的慢性刺激，胆管内压力在正常范围的轻度升高也可诱发伤害性感受，即痛觉敏感性增高。痛觉神经系统致敏可发生在背根神经节、脊髓等。

交叉致敏理论：很多内脏器官有着共同的神经支配，如支配胰腺的感觉神经元同时支配十二指肠，这常引起患者疼痛难以定位于某一器官，一个器官的持续痛觉可引起邻近器官的致敏。括约肌压力增高或运动异常也可能是 SOD 的表现之一，而非引起症状的原因。临床治疗策略应以患者为中心，SOD 不能解释患者疼痛时并不能排除其他病因引起疼痛的可能性，疼痛的普通神经生理机制和胆源性疼痛的特异性机制仍需要进行大量研究。

SOD 引起胆源性疼痛尚存在大量的争议，虽然原因未明确，但 SOD 患者 ERCP 术后胰腺炎的风险较高，这一公认的普遍现象可能与异常的神经生理改变有关，脊髓感觉神经不仅将周围信号传入中枢神经系统，同时也通过周围神经末梢释放递质参与环境调节，部分神经源性炎症递质（如 P 物质、CGRP）能加重伤害性刺激造成的损伤。SOD 存在周围神经致敏，可将传入信号放大引起疼痛，外周释放的促炎症介质也将增多，十二指肠与胰腺的共同神经支配、SOD 周围的十二指肠的刺激可引起由局部轴突短反射造成的神经源性胰腺炎。实际上已有研究证明十二指肠与胰腺存在交互作用，并且十二指肠的伤害性刺激可造成胰腺炎。

四、Oddi 括约肌功能障碍的临床表现和诊断标准

Oddi 括约肌功能障碍（SOD）的主要症状是胆源性或胰源性疼痛，胆源性疼痛的特征是间断的反复发作的右上或中上腹痛，发作持续时间超过半小时，疼痛逐渐加重至稳定水平，改变体位、服用抑酸剂、排便后疼痛不能缓解，发作间期不等，不是每日发作，患者在半夜可被痛醒，常影响患者日常生活；疼痛程度可能影响日常活动或迫使患者到急诊就诊，疼痛可伴有恶心呕吐，可放射至背部和右肩胛下区，与排便相关性不明显。体征：腹部查体多无阳性发现，如发作可有上腹部或右上腹部轻压痛，Murphy 征可阳性，排胆汁不畅时可有不同程度巩膜黄染。

诊断胆管 SOD，首先必须排除可以解释的有症状的其他器质性疾病。诊断思路：患者的疼痛是否由胆囊结石或胆囊疾病引起，因为无症状的胆囊结石很普遍。胆囊切除术后的疼痛可由胆道器质性病变（如残余胆囊或结石、胆漏和胆管狭窄等手术并发症）引起，也可能由腹腔器官疾病引起，如胰腺炎、脂肪肝、胃十二指肠溃疡、功能性消化不良、肠易激综合征、神经肌肉病和其他少见疾病。诊断的首要步骤是详细询问病史和体格检查，超声和 CT 检查、磁共振胰胆管成像（MRCP）和超声内镜能提供更全面的信息，麻醉药物可引起胆管扩张，超声内镜可以帮助排除胆管结石和乳头病变。

诊断标准的演变：1998 年美国 Milwaukee 认为胆管 SOD 为胆管扩张＞12mm，ERCP 下胆管引流时间延迟，至少 2 次肝功能检查中转氨酶或碱性磷酸酶超过正常上限 2 倍；1999 年美国印第安纳研究组对此进行了修正，胆管扩张＞10mm 和转氨酶或碱性磷酸酶超过 1.1 倍即认为异常。在罗马Ⅲ标准中，Behar 建议将 9mm 作为胆管扩张标准，至少 2 次以上转氨酶或碱性磷酸酶升高大于正常上限 2 倍。内镜下或外科括约肌切开对 90% 以上的Ⅰ型 SOD 患者有效，疗效与压力测定的结果无关，由此提示纤维化可能是其病因。因此对本组患者不建议行 SO 压力测定。EPISOD 针对Ⅲ型 SOD 患者的随机对照研究发现括约肌切开术对无客观异常的患者无效。尽管存在这一类患者，同时伴有可疑的腹痛，但这些患者并不存在括约肌功能障碍，因此罗马Ⅳ标准建议不宜继续使用Ⅲ型 SOD，Ⅲ型 SOD 患者的腹痛归为发作性功能性腹痛之列。剔除了Ⅲ型 SOD，很多Ⅰ型 SOD 并非"功能性"障碍，罗马Ⅳ建议对胆囊切除术后腹痛伴有一些客观异常的患者使用"可疑 SOD"这一术语（即以往的Ⅱ型 SOD）。SOD 分型标准见表 3-1。

1. 罗马Ⅳ诊断标准　诊断胆管 SOD 包括以下条件：①符合胆源性疼痛特点；②肝酶升高或胆管扩张，但非同时存在；③无胆管结石或其他结构性异常。支持标准：①淀粉酶/脂肪酶正常；②Oddi 括约肌压力测定异常；③肝胆核素显像异常。

胰管 SOD 临床表现为胰源性腹痛而不伴有胰腺炎证据，血淀粉酶或脂肪酶高于正常上限的 3 倍和（或）影像学依据。Ⅰ型胰管 SOD 有典型的胰源性疼痛，血清淀粉酶或脂肪酶至少一次超过正常上限 1.1 倍，伴有胰管扩张（胰头部＞6mm，胰体部＞5mm）；Ⅱ型胰管 SOD 有典型的胰源性疼痛同时血清淀粉酶或脂肪酶中至少 1 项异常；Ⅲ型胰管 SOD 仅有典型的胰源性疼痛。胰管扩张也可见于慢性胰腺炎和胰腺导管内乳头状黏液瘤（intraductal papillary mucinous neoplasm of the pancreas，IPMN）。

2. 诊断胰管 SOD 必须包括以下条件　①有记录的反复发作的胰腺炎［典型疼痛伴淀粉酶或脂肪酶升高＞正常值 3 倍和（或）急性胰腺炎的影像学证据］；②排除了其他病因的胰腺炎；③超声内镜检查阴性；④括约肌压力测定异常。

根据临床表现和实验室检查，罗马Ⅲ标准将胆管和胰管 SOD 细分为Ⅰ、Ⅱ、Ⅲ型，这种细分法是在 Hogan 和 Geenen 修订的 Milwaukee 分型标准基础上提出的，该标准删除了原有 ERCP 等对 SO 有损伤的检查，推荐临床医生尽量采用无创性方法，避免了大多数患者由 ERCP 检查引起的胰腺炎、出血、穿孔等并发症。只有那些症状不典型、诊断不明确的Ⅱ、Ⅲ型患者在有需要和自愿的情况下才允许 ERCP 和内镜下 Oddi 括约肌压力测定（sphincter of Oddi manometry，SOM）检查。

表 3-1　SOD 的具体分型标准

分型	胆管 SOD	胰管 SOD
Ⅰ型	患者有中重度胆源性疼痛	患者有中重度胰源性疼痛
	有一过性的丙氨酸转氨酶（ALT）、天冬氨酸转氨酶（AST）、碱性磷酸酶升高 2 倍以上	有反复的血淀粉酶、脂肪酶升高 3 倍以上
	超声或其他非侵入性检查显示胆总管直径超过 8mm	超声或其他非侵入性检查显示胰头部胰管直径超过 6mm，胰体部直径超过 5mm
Ⅱ型	患者有胆源性疼痛，同时伴有上述异常 1~2 项	具有胰源性腹痛，同时伴有上述异常 1~2 项
Ⅲ型	患者仅有胆源性腹痛，无其他指标异常	患者仅有胰源性腹痛，无其他指标异常

五、Oddi 括约肌功能的检测方法

目前尚无诊断金标准,有研究发现 ERCP 介入治疗的安慰剂效应很强且持续时间很长,有学者认为括约肌切开术后较长的时间内(如 2 年)患者症状持续缓解才能证明括约肌功能障碍是致病原因。伴随腹痛发作的肝酶升高常被认为是痉挛引起的间断性梗阻的良好证据,但尚缺少可靠的证明,大部分患者疼痛是间断性的,无痛状态下(尤其是镇静后行压力测定)检测的数据存在争议,此间设计了激发试验,注射吗啡-新斯的明激发疼痛发作后的检测(Nardi 试验)曾被用于诊断 SOD,但结果并不可靠,目前已很少使用。

有研究通过腹部超声或超声内镜测定脂肪餐或 CCK 注射后胆管的变化和扩张情况。针对胆囊切除术后患者,与 Oddi 括约肌压力测定相比,脂肪餐后超声检查 SOD 的敏感度为 21%,特异度为 97%。这些检查尚未被普遍采用,但值得进一步研究和评价。同样,采用 MRCP 或 CT,借助造影剂研究胆管的动态参数也可能有价值。

ERCP 和压力测定 ERCP 过去曾被用于排除胆管结石,测量胆管直径和 45min 胆管排空率。随着 MRCP 影像检查技术和超声内镜检查成像的应用且无 ERCP 检查的风险,目前不再测定胆管引流时间,ERCP 仅适合需要括约肌压力测定或内镜下治疗的患者。压力测定通常在 ERCP 时实施,可直接测定胆管和胰管压力,避免使用引起括约肌松弛或收缩的药物,有 2 种导管可用于 SO 压力测定:水灌注导管和固态导管。SO 压力测定参数包括基础压力、时相性收缩波幅度、时程、频率和传导特征。目前只有基础压力被认为有临床价值,胆管括约肌基础压力的正常上限是 35~40mmHg,胰管括约肌压力上限值一般认为与胆管括约肌类似,但相关研究较少。有研究表明:对可疑胆源性Ⅲ型 SOD 患者和不明原因复发性胰腺炎患者,采用内镜下括约肌切开术(endoscopic sphincterotomy,EST)将胆胰管双管括约肌切开并不比采用胆管括约肌切开更有效。

ERCP 术后胰腺炎是压力测定后最主要的并发症,无预防措施时胰腺炎发生率为 25%~30%,这与患者本身,或可能的 SOD 指征相关,而非压力测定本身相关。预防性放置胰管支架可以显著降低术后胰腺炎的发生率,并基本消除重症胰腺炎的发生。对拟诊 SOD 的患者,无论是否进行了压力测定,术后留置临时的胰管支架是有效的。另一项研究表明 ERCP 术后立即给予吲哚美辛塞肛并放置胰管支架比仅放置胰管支架有更好的预防作用,并能将高风险人群胰腺炎的发生率降低约 10%。

对于有胆管梗阻证据的患者(Ⅰ型 SOD),应该直接行内镜下括约肌切开术而不必行压力测定,括约肌切开对这部分患者临床有效率高达 90%,而行压力测定的假阴性率也较高(13%~35%),对无明显梗阻证据的患者(Ⅱ型 SOD)行胆管括约肌切开也是一种较为经济的方案,对不伴有影像学或实验室检测异常的胆源性疼痛不推荐行 ERCP,其临床风险大。

六、Oddi 括约肌功能障碍治疗措施的选择

目前的治疗推荐主要基于专家共识,并没有确切的依据。SOD 治疗包括一般治疗、药物治疗、内镜治疗和手术治疗。患者病情的轻重和具体分型不同,治疗手段也有所不同。

EST 对胆管 I 型 SOD 疗效较好，能降低 SO 基础压力，利于胆汁排出。但 EST 并发症较多，包括胆道感染、结石再发、乳头狭窄、胰腺炎等。对胆管或胰管 II 型 SOD，首选药物治疗，EST 效果并不理想，其他治疗如球囊扩张、内镜下支架引流或局部注射肉毒毒素及手术治疗也均不理想，术后症状缓解率不高。考虑到这部分患者发病机制中社会心理因素占主要地位，故应考虑多方面的综合治疗。

（一）一般治疗

各型 SOD 都与精神、心理因素等密切关系，调整心态、缓解压力，生活、饮食规律，睡眠充足，适当的体育锻炼，可减少 SOD 的发生。

（二）药物治疗

药物治疗可减轻胆汁和胰液排出阻力，尤其对于胆管 SOD 患者，能明显降低其括约肌基础压力，缓解腹痛症状。例如，硝苯地平、曲美布汀、丁溴东莨菪碱、奥曲肽和一氧化氮能降低 SOD 患者括约肌基础压力，但对于那些存在明显 SO 狭窄的患者起不到治疗效果。组胺 H_2 受体拮抗剂、甲磺酸加贝酯、乌司他丁和胃动力药物也能抑制 SO 运动。目前有学者认为，使用阿片类药物镇痛可能影响对 SOD 分型的判断，因此合理使用麻醉镇痛药物非常重要。神经调节药物阿米替林可与镇痛药物联合使用，度洛西汀的临床试验结果也令人鼓舞。

（三）内镜治疗：括约肌切开术

内镜下括约肌切开术（EST）广泛用于可疑的括约肌动力障碍和狭窄患者，共识意见中推荐对有明确 SO 梗阻证据的患者（I 型 SOD）行 EST 而无须行压力测定。

对 II 型 SOD 患者，括约肌切开证据不强，在目前的临床工作中，该类患者很多未经压力测定直接行括约肌切开术，有研究表明对胆管括约肌基础压力增高的患者，行 EST 比行假手术有效，但这仍待进一步临床证实。

EPISOD 研究表明，对于实验室检查和影像学检查正常患者（III 型 SOD），不必要进行压力测定，行 EST 与行假手术临床疗效无差异。

对可疑 SOD 患者行括约肌切开后症状持续或复发的患者，再次行 ERCP 和测压验证以前 EST 的效果，或对未行胰管 EST 的患者追加手术，重复 ERCP 未能获益。

（四）外科治疗

内镜下括约肌切开术失败的 SOD 患者可以行外科括约肌成形术，内镜下括约肌切开术后症状复发是外科括约肌成形术的指征。

病例 1

一、病史摘要

1. 现病史　患者，女性，74 岁。因"反复上腹痛伴尿黄 4 年余，加重 5 天"入院。4 年前，不明原因（无饮酒、油腻饮食、暴饮暴食等诱发因素）出现上腹胀痛，不剧烈，可忍受，偶有尿黄，伴恶心呕吐，非喷射性少量胃液，大便不成形，有时有腹痛伴腹泻，1～4 次/天。无明显的畏寒、发热，在当地卫生院进行检查，血、尿、大便常规正常。诊断为

"急性胃炎"，用解痉止痛药后逐渐好转出院。3 年前又以同样症状第二次住院（郑州大学第一附属医院），腹部持续性胀痛，阵发性加重，弯曲位缓解，伴有恶心呕吐，非喷射性，呕吐少量胃液，呕吐后腹痛无明显缓解，伴有尿黄，呈茶水样，无畏寒、发热。来院检查，血、尿淀粉酶增高（>2 倍正常上限，具体数值不详），ALT、AST 轻度升高，碱性磷酸酶（AKP）128 U/L。影像学检查未发现胆囊炎、胆石症等胆源性诱发因素，诊断"急性胰腺炎"，给予禁食、抑酸及对症治疗后好转。此后上腹痛仍反复发作（每半年发作一次），腹痛性质同前，伴有尿黄，血、尿淀粉酶及转氨酶轻度升高，多次在几家医院住院均以"急性胰腺炎"治疗，5 天前上腹疼痛再次发作，弯曲位稍缓解，伴有尿黄，呈淡茶叶水样，入院查体：体温（T）37℃，脉搏（P）90 次/分，呼吸（R）22 次/分，血压（BP）128/89mmHg，神志清，检查合作，呈痛苦病容。巩膜轻度黄染，心肺正常，肝脾未触及，腹软，上腹有中度深压痛，无反跳痛。思维正常，无幻觉及妄想。自知力正常。

2. 检验结果 ①血常规、尿常规、大便常规正常。②肿瘤全套（-）。③肝炎病毒标志物（-），抗核抗体全套+ACNA 抗体（-）。④PPD+T-SPOT（-）。⑤血常规：白细胞（WBC）11.2×10^9/L。⑥肝功能：ALT 82U/L，AST 102U/L，AKP 128U/L，总胆红素 49μmol//L，血淀粉酶 1200U（Somogyi 法）。⑦甲状腺功能：T_3、T_4、促甲状腺激素（TSH）正常。特殊检查：①上腹部 B 超示胆囊慢性炎症性改变；②MRCP 提示胆总管直径 10mm，未见明显结石，壶腹部未见肿块，上腹部 CT 示胰腺炎，胆总管扩张，亦未见占位性病变；③心电图示窦性心律；④电子胃镜示慢性非萎缩性胃炎；⑤肠镜未见明显异常。

二、社会心理因素评估

（1）伴有失眠、烦躁、多汗，有多处不定位、不定时疼痛，考虑"复发性急性胰腺炎"多次住院治疗。身边有亲友患重症胰腺炎入住重症监护治疗病房，担心自己也会发展成重症患者或发生癌变。患者比较担心再次发作及不治之症存在，情绪较差，饮食欠佳，小便同上描述，大便不成形，睡眠欠佳，体重无明显变化。

（2）有"2 型糖尿病"史，血糖 6～15mmol/L，饮食控制，口服"二甲双胍"，血糖控制尚可。血压不稳定，血压（120～140）/（80～95）mmHg，未服用降压药物。

（3）患者母亲有糖尿病及高血压。妹妹患神经官能症。

（4）心理量表：躯体化症状自评量表（SSS）评分 50 分（中度）；PHQ-9 评分 15 分（中重度）；7 项广泛性焦虑障碍量表（GAD-7）评分 9 分（轻度）。

三、诊断

（1）复发性急性胰腺炎。

（2）胆管扩张伴肝功能异常原因待查。

（3）2 型糖尿病。

（4）抑郁/焦虑状态。

四、治疗

（1）营养支持治疗：禁食、补液，胃肠减压，应用抗生素、PPI、生长抑素。

（2）追问患者病史发现，每次腹痛发作均与生气、担心、害怕、家庭生活事件相关。考虑患者存在"心理障碍"，给予心理疏导，同时加"氟哌噻吨美利曲辛片 1 片，一日 2 次，以及艾司唑仑"等抗焦虑、抗抑郁药治疗 7 天后腹痛缓解，睡眠改善，焦虑情绪明显好转，多处疼痛消失。

（3）进一步随访和诊治建议：此患者进一步行超声内镜及 ERCP 等。

五、转归

出院后继续随访，发病后仍有大便不成形，有时有腹痛伴腹泻，1~4 次/日，排便后好转（无脓血便、无里急后重），"匹维溴铵、曲美布汀、十六角蒙脱石"等治疗效果不佳，再次于门诊就诊，结合肠镜：慢性结肠炎，多次大便常规及培养未见异常，腹部 CT 未见器质性病变。考虑"肠易激综合征"，给予"抗抑郁+益生菌（布拉氏酵母菌）"治疗后 2 周有明显好转，随访过程中服抗抑郁药治疗半年来多种症状消失，继续进行抗抑郁治疗 1 年，腹痛未曾复发，黄疸消失，肩背及颈部疼痛消失，睡眠及情绪改善，ALT 及血、尿淀粉酶正常，超声显示胆总管直径 8mm。一直服用抗焦虑、抗抑郁药，可从事家务劳动，参加健身及老年文体活动。

六、讨论

1. 病史特点

（1）核心症状：反复上腹痛伴尿黄、恶心、呕吐 4 年余。

（2）伴随心理症状群：焦虑，易怒，以自我为中心，过分关注自身。

（3）躯体症状：上腹及左下腹痛，肩背及腰部等多处不定位疼痛或不适，腹泻［腹泻型肠易激综合征（IBS-D）］，口苦、口干等转换症状。

（4）患者感受或对患者的感性描述（患者发病后的日常生活变化、个体感受医患沟通中所面临的困难或障碍、医生对患者的直观感受）：有明显应激及生活事件，担心不治之症，不愿面对焦虑、抑郁诊断，经过详细医患沟通后表示接受抗焦虑治疗。

2. 治疗总结及心得　Hogan 等按患者临床表现及实验室检查将 SOD 分为胆管 SOD 和胰管 SOD，每类根据症状轻重又分为 Ⅰ、Ⅱ、Ⅲ型。其中 Ⅰ 型除临床症状外，还包括酶学异常和胆管或胰管排空障碍：①胆源性腹痛或胰源性腹痛；②1 次以上血清转氨酶或碱性磷酸酶升高 2 倍以上，或 1 次以上血淀粉酶或脂肪酶升高 2 倍以上；③ERCP 示胆总管扩张＞12mm，或 ERCP 示胰管扩张（头部＞6mm，体部＞5mm）；④ERCP 示胆总管排空时间延长（＞45min），或胰管排空时间延长（＞9min）。Ⅲ型仅有临床表现：单纯的胆源性腹痛或胰源性腹痛。Ⅱ 型介于两者之间，胆源性腹痛或胰源性腹痛加上述异常中的 1 项或 2 项。近年来，罗马Ⅲ专家委员又对 Hogan 分型标准进行了修订，主要区别在于诊断 SO 功能紊乱不再强调胆道、胰管引流时间，这样减少了对患者的有创 ERCP 检查。新的临床分型标准规定 Ⅰ 型患者应具备：胆源性腹痛；至少 2 次 ALT、AST、胆红素升高至大于正常值 2 倍；腹部 B 超检查发现胆道扩张，直径＞8mm。

本病例提示，应激-焦虑会导致胆总管下段 Oddi 括约肌痉挛收缩，导致胆道压力增加，使胆汁向胰管反流，激活胰腺相关酶，胰腺淀粉酶升高，同时，胆道压力升高也可引起肝损害和黄疸出现。这种心理应激因素往往不被医者重视，造成该例患者反复发作，也是重生物医学模式、轻生物-心理-社会医学模式的具体体现。该患者在心身同治的原则下用抗抑郁、抗焦虑药使疼痛好转，最终达到临床治愈。其机制可能是通过抗焦虑作用松弛了 Oddi 括约肌，减少了胆道的压力，使胆总管直径由原来的 10mm 减少为 8mm。该患者同时患有 IBS-D，也达到临床症状的基本缓解，可能与抗焦虑药氟哌噻吨美利曲辛带来的肠道敏感度降低、轻度的抗胆碱能作用有关。所以，本病例另一个提示是还应重视 IBS 的肠外表现，并给予抗抑郁、抗焦虑及心理疏导等综合治疗，其疗效远远高于单纯的生物医学模式的治疗。

七、总结

这是一例反复出现上腹痛伴胃肠道表现、肝转氨酶及血、尿淀粉酶升高的患者，因患者自身对疾病的认知不足及多次反复就医，导致反复发作，在诊治过程中关注患者的心理情绪变化，不仅可改善腹痛、胃肠道症状、睡眠状态，而且可有效改善胆管括约肌功能，取得了较好的整体疗效。

病例 2

一、病史摘要

患者，女性，71 岁。因"反复右中上腹痛 6 年余，再发 1 天"就诊。6 年前劳累后出现上腹痛，以右上腹为主，持续性隐痛，伴有尿黄，无畏寒、发热，无尿急尿频，无皮肤瘙痒，无恶心呕吐。医院检查肝功能示 ALT、AST 轻度升高，影像学检查提示胆囊泥沙样结石，考虑"胆囊结石伴胆囊炎"，给予解痉、禁食、抑酸及对症治疗后好转。5 年半前行"胆囊腹腔镜切除术"，此后上腹痛仍反复发作（每半年发作一次），腹痛性质同前，伴有尿黄，血、尿淀粉酶及转氨酶轻度升高，肿瘤指标在正常范围。MRCP 提示胆总管下段狭窄伴上段扩张，上腹部 CT 未见明显占位性病变，多次在几家医院住院，1 天前患者再次出现上腹痛，性质同前，查体：T 36.7℃，P 67 次/分，R 18 次/分，BP 112/70mmHg，身高 160cm，体重 45kg。神志清，检查合作，呈焦虑病容。巩膜轻度黄染，心肺正常，肝脾未触及，腹软，中上腹可见陈旧性手术瘢痕，愈合良好，无反跳痛。门诊拟以"腹痛待查，胆总管下段狭窄，胆囊切除术后"收入科室。

辅助检查：入院时 WBC $10.8×10^9$/L，中性粒细胞百分比（N%）83%。肝功能：ALT 69U/L，AST 99U/L，γ-谷氨酰转移酶（GGT）261U/L，总胆红素 30μmol/L；血淀粉酶 600U（Somogyi 法）；肿瘤指标正常，甲状腺功能 T_3、T_4、TSH 正常。影像学检查：MRCP 提示胆囊切除术后，胆总管下段狭窄伴胆总管上段扩张，未见明显结石，壶腹部未见肿块，上腹部 CT 示胆总管中上段扩张。胃镜、肠镜检查未发现异常，心电图正常。肝炎病毒标志物（-），自身免疫性肝病检查（-）。

二、社会心理因素评估

（1）发病以来，患者精神较差，饮食欠佳，小便同上描述，大便正常，失眠多梦，体重减轻 4kg。

（2）有一子一女，一女成年后车祸早逝，一子定居美国。丈夫身体欠佳："原发性高血压""冠状动脉粥样硬化性心脏病，经皮冠脉介入术后"。家庭关系尚和睦，父母已故。

（3）患者觉得自己胃肠道功能不好，胰腺炎会引起血、尿淀粉酶升高，可能会出现重症化、癌变等，医生多次告诫清淡饮食，生活痛苦。患者曾不停地在多家医院就医，胆囊切除后，腹痛仍反复发作，治疗后病情均未得到改善，感觉生活没有意义。此外，患者性格内向，不愿意、也不懂得与他人交流，加上对疾病本身的错误认识，让其开始出现"生不如死"的念头。

（4）心理量表：SSS 评分 56 分（中度）；PHQ-9 评分 14 分（中重度）；GAD-7 评分 9 分（轻度）。

三、诊断

腹痛待查：胆管下段狭窄？胆囊切除术后。

四、治疗

（1）药物和内镜检查治疗：给予抑酸、护肝、抗炎等对症治疗，并行 ERCP，造影提示胆总管下段狭窄（呈线性）伴上段扩张，胆总管最大直径11cm，胆管造影剂排空延长，Oddi 括约肌测压为 41mmHg，考虑患者"胆囊切除术后 I 型 SOD"，内镜下先后给予狭窄处球囊扩张，但术后 3 个月左右再次出现上腹痛伴肝酶升高，随行 EST+胆管内放置支架，3 个月左右患者再发上腹痛伴有肝功能轻度异常、轻度黄疸，MRCP、ERCP 提示胆管下段狭窄未缓解、胆管造影延长，定期更换胆管内支架及多根支架同时放置（最多时 5 根支架），先后共行 7 次 ERCP 诊治。口服药物"匹维溴铵""胆宁片""熊去氧胆酸""胰酶胶囊"等。

（2）经过多支架及消化内科常规药物治疗 4 年余，效果不佳，考虑患者睡眠不佳，除了上腹痛常伴有头痛、腰背痛等多处不定位疼痛，转诊于神经科、骨科等科室就诊，未见明显器质性病变。

（3）多学科会诊，心理评估提示抑郁、焦虑状态，给予抗抑郁药物治疗、心理疏导、健康宣教。

五、转归

继续随访（2 年），患者一般情况尚可，2 年内上腹痛偶有发作，但属于III型 SOD，其他部位疼痛定期进行门诊治疗。

六、讨论

病史的特点如下。

（1）核心症状：反复右中上腹痛 6 年余，经过内镜及药物治疗 4 年效果不佳。

（2）伴随心理症状群：焦虑，睡眠差。

（3）躯体症状：患者有上腹及左下腹痛、肩背及腰部等多处不定位疼痛或不适。伴病痛 10 余年，先后行胆囊切除、ERCP+EST+胆管支架放置。效果不佳，提示医生需转化思维模式。

七、总结

如同病例 1 所述，给予抗抑郁抗焦虑及心理疏导等综合治疗，其疗效远远高于单纯的生物医学模式的治疗。

第五节 胆囊切除术后综合征

一、概　述

胆囊切除术指因胆囊良性疾病行单纯胆囊切除术（达·芬奇机器人手术、腹腔镜及开腹手术），不包括因其他肝胆胰等疾病联合行胆囊切除术。1950 年 Pribram 首次提出胆囊切除术后综合征（post-cholecystectomy syndrome，PCS）的概念。胆囊切除术后数周或数月内出现或再次出现腹痛、消化不良、腹胀、腹泻、胆道感染、黄疸等临床症状，即称为 PCS。国外学者报道 PCS 发生率在 5%~40.8%，国内学者报道发生率在 11.5%~50%。女性多于男性，开腹手术 PCS 发病率略高于腹腔镜手术，术前评估胆囊功能较好的患者，术后更易出现 PCS。症状可由精神刺激、酒精、油腻性食物等因素所诱发，多数 PCS 患者症状较轻，但部分病例诊断困难，治疗棘手。

PCS 广义上是指所有因素（包括胆管、非胆管及功能性因素）引起的 PCS，狭义上仅指功能性因素引起的 PCS，又称胆囊切除术后胆管运动功能障碍。多数学者认为狭义的 PCS 才是真正意义的 PCS。

二、病 因

（一）胆系原因

1. 胆囊管残留过长 建议胆囊切除术中胆囊管残留的长度为 0.3～0.5cm，若胆囊管残留过长，超过 1cm，并出现炎症、结石甚至逐渐扩张，形成"小胆囊"时，即可引起疼痛等症状。残余小胆囊内黏膜仍具有分泌功能，是胆囊继发感染及结石复发的基础。

2. 胆总管结石 是 PCS 最常见的原因，其发生率为 1.2%～14%。多为手术前漏诊合并胆总管结石；也可由术中胆囊小结石掉入胆总管所致；也可以是新发的结石。可以出现胆绞痛、胆道梗阻甚至化脓性胆管炎的症状。有人认为 2 年以上出现症状者，可定为再发结石，而 2 年以内者多为残余结石。

3. Oddi 括约肌功能障碍（见本章第四节） 主要由 Oddi 括约肌狭窄或相对狭窄所致，包括器质性狭窄和功能性狭窄（也称功能性紊乱）两类。器质性狭窄是指 Oddi 括约肌纤维化，形成瘢痕和炎性狭窄；功能性狭窄是指 Oddi 括约肌功能异常伴有（或可引起）胆源性腹痛、肝酶升高、胆总管扩张等。Oddi 括约肌功能性狭窄是真正意义上 PCS 的病因。

胆囊切除术后腹痛大多为胆源性腹痛，而胆管 Oddi 括约肌功能障碍是造成胆源性腹痛的主要原因。黄志强院士曾指出：胆囊切除术后，胆囊与 Oddi 括约肌之间原有的协调作用受到破坏，括约肌呈痉挛状态，胆汁不易排出，胆总管扩张，管壁张力增高，出现右季肋区痛，其中胆总管壁的张力在疼痛发生中起"扳机"作用。胆源性腹痛诊断标准：疼痛位于腹上区和（或）右季肋区，并符合以下所有条件：①疼痛逐渐加重至稳定水平，持续 30min 或更长时间；②发作间歇期不等（不是每日发作）；③疼痛程度影响患者日常活动或迫使患者急诊就医；④与排便相关性不明显（<20%）；⑤改变体位或抑酸治疗后疼痛无明显减轻（<20%）。支持条件：①伴恶心和呕吐；②疼痛放射至背部和（或）右肩胛下区；③夜间剧烈腹痛。排除胆总管残余结石、残余胆囊结石、胰腺炎及其他腹腔器质性疾病。

国外学者的研究发现，29%的 PCS 是由 SOD 引起的。国内鲁蓓等也发现，胆囊切除术后可存在 SOD，导致胆总管压力增高，胆总管代偿性扩张。目前国际上通用罗马Ⅳ标准，诊断必须包括以下所有条件：①符合胆源性疼痛的诊断标准；②肝酶升高或胆管扩张，但非同时存在；③无胆管结石或其他结构异常。支持标准：①淀粉酶或脂肪酶正常；②Oddi括约肌压力测定异常；③肝胆核素显像异常。

4. 十二指肠乳头狭窄 手术损伤、结石刺激或反复感染均会造成局部炎症、水肿、增生，若长期发展，则乳头部组织发生纤维化，最终形成良性器质性狭窄。有报道在 PCS 患者中十二指肠乳头狭窄的发生率可达 13.5%。

5. 十二指肠乳头憩室及乳头旁憩室 是一种先天性畸形，普通人群发病率约为 10%，而 PCS 患者的发生率达 38.5%。当憩室内出现感染时，可出现上腹部疼痛，甚至呈典型胆绞痛，临床上酷似胆石症症状。

（二）非胆系原因

1. 十二指肠-胃反流 胆囊切除术后胆汁持续排入十二指肠，为十二指肠-胃反流提供基础。孙丹莉等研究发现，与正常人群相比，胆囊切除患者促胃动素水平明显降低（$P<0.05$），极易出现反流现象。反流可引起腹胀、上腹痛、恶心、食欲减退等不适。

2. 胆系外症状 部分 PCS 患者的胆系外症状在胆囊切除术前已存在，只是由于胆系病变的症状较严重或突出，掩盖了这些类似胆道疾病的症状，也可能由于临床医生忽视了伴随的胆系外疾病，如肠易激综合征、冠心病、食管裂孔疝、溃疡病、胰腺炎、胃肠道肿瘤、阑尾炎、缺血性肠病、术后肠粘连、慢性肝炎等，症状不因切除胆囊而缓解。

3. 矿物质的缺乏 微量元素镁的缺乏也是 PCS 的原因之一。一些与胆道生理密切相关的消化道多肽类激素，如胆囊收缩素、促胰液素等的合成需要镁参与。镁缺乏或镁自稳态破坏将导致胆道及胃肠道功能障碍。文献中已报道对 52 例 PCS 合并镁缺乏患者进行补充镁剂治疗，6 周后 96.2%（50/52）的患者症状消失。

4. 精神心理因素 目前越来越多的学者认为 PCS 与精神心理因素有关。Parkman 等发现胆囊切除患者较未切除者具有更明显的焦虑抑郁情绪。Bennett 等研究推测，PCS 可能与心理因素相关，陈海等也发现，对于部分症状明显的非器质性年轻女性 PCS 患者，心理辅导治疗更为适合。冯其贞等发现焦虑、有术前症状均为 PCS 发生的危险因素。焦虑患者常发生内分泌紊乱，胃肠激素调节机制异常，影响正常的胃肠功能。此类患者切除胆囊后，机体正常的神经、体液等调节机制被破坏，引起血管活性肠肽（VIP）、5-羟色胺（5-HT）及胆囊收缩素（CCK）等内源性激素分泌紊乱，影响胃肠道蠕动及胆囊收缩，产生腹痛、腹胀、腹泻及便秘等 PCS 症状。精神因素还可影响 Oddi 括约肌舒缩状态，焦虑患者在切除胆囊后，常因 Oddi 括约肌功能紊乱而引起消化液反流入胆总管，使胆管内压力升高或引起不同程度的炎症反应，产生腹部胀痛等症状。

另外，罗马Ⅳ中提到，对于胆囊切除术后没有 SOD 的患者，腹痛发生的机制如何解释？痛觉致敏的理论可能解释这一现象，即胆管内压力在正常范围内的轻微增高也可诱发伤害性感受并引起疼痛感。交叉致敏也与疼痛发生相关，因为许多内脏器官由共同的神经支配，一个器官的持续致敏可引起邻近器官的致敏，导致一个区域对非痛觉刺激的普遍高敏，如餐后十二指肠收缩可引起腹痛。

罗马Ⅳ标准认为，功能性胃肠病腹痛与脑-肠互动异常有关，脑-肠轴在内脏性疼痛的调节中起关键作用，只是肠道症状表现不一。胆囊切除术后腹痛与中枢介导的痛觉过敏、脑-肠轴异常有关。

三、诊　　断

目前，PCS 尚无统一诊断标准，应首先排除胆道残余结石及胆系外疾病等，若胆囊切除术后再次出现术前相关症状，胃镜、肝胆彩超、ERCP 或 MRCP 等检查未见异常，经对症治疗症状无好转，则应考虑 PCS 可能。临床医生诊断 PCS 应慎重，需仔细询问病史，完善影像学等相关检查，尽可能地明确病因，给予正确治疗。

（一）实验室检查

血常规、血清酶谱、肝功能、肿瘤标志物（AFP、CA199、CEA）等检查，对肝胆胰疾病有一定的诊断价值。

（二）影像学检查

1. 腹部超声　操作简便、无创，可发现胆管结石、胆管扩张、过长的残余胆囊管、残余胆囊、胰腺疾病等，缺点是易受肠道气体的干扰，诊断价值有限，可作为普查方法。

2. 腹部 CT　可发现肝胆肿瘤、肝内外胆管扩张、结石、胰腺疾病等，与超声互补，可作为基础检查。

3. 消化道钡剂造影和内镜检查　消化道钡剂造影（包括上消化道钡剂造影和钡剂灌肠造影）和内镜（包括胃镜、十二指肠镜及结肠镜）检查，主要用来排除消化道疾病，对非胆道原因的 PCS 患者更为重要。

4. 超声内镜　可发现胆总管远端结石及壶腹部、胰腺病变，诊断胆道和胰腺疾病的敏感度和特异度分别达 96.2% 和 88.9%。该检查不受肠道气体干扰，成功率高，并发症少，并能进行穿刺活检，因此具有明显的优越性。缺点是需要对患者进行麻醉，不能对胆总管结石进行治疗，对肝门部及肝内胆管结石诊断的准确率较低。

5. 内镜逆行胰胆管造影（ERCP）　目前认为 ERCP 是诊断胆道和胰腺疾病的"金标准"，能发现胆胰管的结石、狭窄、扩张、占位等病变及观察病变的形态、大小、位置和数量，还可观察到胆囊管残端的长度、残余胆囊及合并的结石，是目前最有效的检查手段，造影同时可行镜下活检、刷片及支架置入等相关诊疗。但 ERCP 为有创操作，可能诱发急性胰腺炎、胆管炎等并发症，对操作者的技能要求也较高。

6. 磁共振胰胆管成像（MRCP）　作为一种无创的诊断性检查，目前临床应用已较普遍，对胆总管结石的诊断有较高的敏感度和特异度，可显示三级胆管，但影像的准确性较 ERCP 稍差。目前 MRCP 检查是诊断胆总管残余结石最为有效的影像学手段。

7. 放射性核素 ^{99m}Tc-HDA 肝胆扫描　适用于黄疸的鉴别，可了解胆管的功能，对胆管狭窄、扩张、结石及 SOD 等有一定的诊断价值。

8. Oddi 括约肌压力测定（SOM）　被认为是目前诊断 SOD 最可靠的检查方法，被称为金标准。Oddi 括约肌内压≥40mmHg 为阳性。这项检查对明确 PCS 病因非常重要，阳性结果是进一步行括约肌切开术（EST）的指征。但 SOM 存在一定的假阴性结果，部分患者需要进行多次测压。测压需要专业的设备和人员，许多医院由于患者数量及设备所限，没有开展这项技术。

9.吗啡-新斯的明激发试验 对疑有 SOD 者，可注射吗啡和新斯的明，并检测注药前后血清淀粉酶等酶谱的水平，若注药后出现典型的腹部绞痛、血清淀粉酶水平升高（正常上限 3 倍以上），则基本可诊断为 SOD。与 SOM 相结合，更有助于 SOD 诊断。

上述检查措施，医生可采用递进式检查，可以先做 B 超或 CT、内镜初步筛查，如怀疑胆总管结石或狭窄及 Oddi 括约肌功能异常等，进一步行 ERCP、MRCP 或 SOM 等检查。

四、治　疗

有明确器质性病因的 PCS 属广义 PCS，多是可独立诊断的疾病而非真正 PCS，针对病因治疗多能够消除症状。

（一）基础治疗

基础治疗包括清淡饮食、避免紧张及情绪激动、注意休息等生活管理，这对 PCS 的治疗非常重要。

（二）药物治疗

药物治疗主要包括抑酸、促进胃动力、应用抗生素、利胆和解痉止痛、维持水和电解质及酸碱平衡、保护肝功能、中药治疗等对症支持治疗。

（1）胆囊切除术后消化功能紊乱相关性腹胀、腹泻，可通过促进胆汁分泌和补充消化酶治疗。常用药物有复方阿嗪米特肠溶片等。如果胆囊切除术后腹泻明显，可给予解痉剂（如匹维溴铵等）对症治疗。

（2）SOD 轻型患者可临床观察或药物治疗。常用药物包括钙拮抗剂、胃肠动力调节药物、硝酸酯类药物、抗抑郁药及中药等。匹维溴铵是作用于消化道局部的高选择性钙拮抗剂，研究显示其能有效抑制 Oddi 括约肌痉挛，可降低胆囊切除术后患者的胆总管压力。

（3）中药治疗：国内学者研究发现，中医药治疗对 PCS 合并慢性腹痛患者具有显著的疗效。中医认为，本病病变部位主要在肝胆脾胃，病理性质有虚有实，以实证多见。治疗需辨证论治或经验方加减，如疏肝理气汤、柴胡疏肝利胆汤、疏肝健脾汤等。

钱明平等观察，术前应用胆宁片能显著减少 PCS 的发生，胆宁片中所含大黄、青皮可不同程度地降低 Oddi 括约肌张力。西医治疗联合中医调理的方案应是治疗 PCS 的新方向。

（三）心理治疗

不管是开腹手术还是腹腔镜胆囊切除术，对患者都是一种应激刺激，使患者产生不同程度的心理障碍（如精神紧张、恐惧、焦虑甚至抑郁等），可加重患者自主神经功能及体内激素水平的紊乱；许多患者也可能术前即存在相关心理问题，术后躯体不适加重了心理症状或者被掩盖的心理问题显示出来，因此对患者进行适当心理疏导及治疗，在一定程度上能够减少甚至避免 PCS 的发生。如紧张焦虑明显，可以加用镇静催眠药艾司唑仑、阿普唑仑等，疗效不好可配合氟哌噻吨美利曲辛及 SSRI 类抗抑郁药。研究证实，抗抑郁药如阿米替林、度洛西汀等，可有效缓解患者的腹痛症状。

（四）内镜及手术处理

（1）对胆管结石者，一般首选 ERCP 下 Oddi 括约肌切开术或球囊扩张术扩张乳头部，用网篮取石或碎石取石。ERCP 取石失败者，考虑腹腔镜取石术。

（2）对胆管狭窄者，可经 ERCP 途径放置金属支架或行球囊扩张术扩张狭窄段。

（3）对胆囊管残端过长、残余胆囊者，首选腹腔镜下切除，并取尽结石，也可行开腹手术。

（4）对十二指肠乳头旁憩室压迫造成胆汁和胰液排出不畅者，可行球囊扩张术解除梗阻，或行 Oddi 括约肌切开术，合并结石一并取出，对憩室炎者可行憩室切除术、憩室内翻或旷置术等。

（5）对保守治疗无效的 SOD 者，首选 Oddi 括约肌切开术处理，必要时可放置临时支架支撑。对反复括约肌狭窄者，可行 Oddi 括约肌成形术或胆肠吻合术等。

五、总　　结

（1）胆囊未切除患者，是否存在 SOD？这个问题在罗马Ⅳ中提到，因为研究数据有限，很多专家认为不存在这种病例。不建议对胆囊未切除且无胆囊结石的患者行 ERCP、SOM 和切开术。

（2）目前也有学者认为，PCS 不是一个独立的疾病诊断，笼统而又模糊，缺乏科学性，曾有很多学者建议放弃使用这一名称。随着临床检查、检验技术的发展，越来越多被称为 PCS 患者的病因被发现和诊断，患者能够得到精准规范的治疗，PCS 所包含疾病、所占比例也会越来越少。但仍有一部分患者在胆囊切除术后出现难以解释的症状，目前实验室检查及影像学检查未见明显的器质性病变，这类患者即为狭义的 PCS，大多可能为 SOD 等功能性病变引起。随着对 SOD 发病机制的研究越来越深入及相关药物的研发、外科手术方式的改变、一些特异性检查的普及，PCS 的病因最终都会被找到，这一诊断将来可能会被摒弃。

第六节　虚恭与呃逆

一、虚 恭 概 述

正如甄承恩教授对"虚恭"（排气）一词所述，虚恭为屁之雅称，我国从明朝即开始使用虚恭一词。然而，虚恭往往被人们鄙视，被视为贬义词，登不上大雅之堂。其实它有很多生理意义，甚至与人们的心理健康息息相关，但很少被人关注。本节将从其定义、发生机制、病理生理及相关心理状态谈起，深入浅出地讨论，使人们了解、重视它，纠正对它的偏见，并讨论如何处理与排气相关的心理障碍。

最初，门诊患者中有一两人谈到与排气相关的问题，并未引起笔者的注意，因为排气是人类的生理现象之一。但后来，因排气而来就诊的人几乎每天都有，更有甚者不远万里就诊于国外。这些患者中部分患者还与呃逆、嗳气同时存在，严重者甚至有轻生的想法，这才引起了笔者的重视。排气的相关文献虽然有，但很少与心理问题相联系，且都是以笑料和科普形式出现，精神病学的诊断标准中也很难查到和提及，只是在 20 年前《心理与健康》中有两篇报道，为上海专家所写。1981 年江绍基教授报道过家族性多屁症，提到排气与心理问题。在消化内科门诊，不乏以排气、呃逆为主诉，甚至因此而影响到日常生活和工作的患者，笔者在门诊 560 例的统计中发现，以排气为主诉就诊者占消化心身疾病患者的 3%～5.5%，主动问诊者可达 6.2%，排气常常和呃逆共存，其共存率可达 15%。嗳气是从胃内经食管、经口排出气体，带有"嗝"的声音，也是正常的生理现象，以排出进餐中吞咽的气体。但因排气就诊的呃逆患者或单纯过度呃逆的患者多伴有明显的焦虑和其他躯体症状，患者苦不堪言，甚至可以和其他疾病合并，影响到患者的生活功能和社会功能，必须引起足够的重视。这里重点讨论排气的生物医学特点和生物-心理-社会医学模式下的排气特点，也会联系到呃逆，一并进行讨论。

二、排气的生物医学模式思维

（一）胃肠气体是排气的来源

正如前述，按照生物医学模式，胃肠道是有气体的，有外来的和内生的两种来源。气体主要集中在脾曲和胃底，小肠内有少量气体，其成分为氧、氮、二氧化碳、氢、甲烷，它们共占气体的 99%，这些气体并无臭味。此外，还有少量有气味的气体，如氨、硫化氢、粪臭素、吲哚、挥发胺及短链脂肪酸，均为细菌代谢产物，即使很少量也能被嗅出来。气体中的含氮量与排气次数成反比。正常人排气量为 17～60ml/h，24h 排气量为 400～1500ml。每天分 15～20 次排出。

（二）胃肠气体的去向

胃肠气体可以经胃腔从口排出，称嗳气，或下行经肛门排出，称为排气（break wind），但也可不自觉地少量排出，有的患者群称其为"漏气"，其无声无息，肛门无震感，但有气味。

正常胃泡积气 20～80ml，一次嗳气可全部排出。所有胃肠气体都能经肠壁弥散入血流，然后经肺呼出。这些气体都是无味的。

三、排气的生物-心理-社会医学模式思维

（一）与心身因素相关的排气特点

1. 确实有气体要排　患者不断地排出大量的气体，同时有较响的声音，一般无疼痛，个别严重患者甚至感到大量气体冲出时肛门有撕裂感的疼痛。每天排气可为百次，患者会因此而异常痛苦，也因此而出现失眠、烦躁、情绪不佳等精神/心理症状和躯体症状、

核心症状群。有的患者生活功能和社会功能受到直接影响。究其原因，除上述心理因素外还可能有饮食因素及菌群失调等生物学因素存在，也可能有肠易激综合征的肠外一系列表现。

2. 有排气感实际上并无那么多气体可排或当时就未排气 是认知障碍的感知觉异常，内脏敏感度增高所致。家人可在他说排气时告知"从来没听到响声，没有嗅到臭味"（属于认知性症状）。

3. 推测自己已经排气且臭度浓烈 曾有患者因此而求医，问其怎么知道远处的人嗅到，患者回答："我看到 15 米以外的人都捂鼻子，戴口罩了"。患者不敢到公共场合，社交受影响，甚至有轻生想法（属于想象性症状）。

4. 自认为排气太少引起腹胀 为了缓解腹胀采取各种体位，甚至用手按摩腹部等强迫行为达到排气的目的，其实客观检查并无明显腹胀，却不得不插上胃肠引流管以缓解腹胀。个案患者为了排气，不得不每天沿着铁路（自称必须沿铁路，其他路不行）每小时走 5km 才能排气，其目的不是为了锻炼，而是为了排气，这也是一种强迫行为。排气障碍的患者可同时合并排便强迫，某些患者常常自我设定每日应该的排便次数，必须按自我要求的次数排便，否则便耿耿于怀、焦虑不安，其实患者此刻已经达到强迫观念的程度。

5. 排气障碍的心理学原因与人格 排气多或少的人格特点多为完美型，工作认真细致，不甘落后等，成功者较多，是社会的中坚力量，但也给自己带来压力，引起心身疾病，而且以年轻人特别是女性患者更为常见。往往由于自身或他人的暗示，如别人说他身上有臭味（久而久之也认为自己确实在排气，甚至换个地方别人也可嗅到气味），但并无自我感觉。

（二）排气的治疗

1. 生物学治疗 如减少易产气的饮食，应用微生态制剂，臭味较重者注意减少油腻饮食，如肥肉等。

2. 抗焦虑/抑郁药 是有效的，三环类、三环类合剂如氟哌噻吨美利曲辛片（黛力新）起效更快（3～7 天），SSRI、5-HT$_{1A}$ 受体部分激动剂坦度螺酮（律康、希德）也有效，都通过抗焦虑减少内脏敏感度。其中与 σ 受体相关的舍曲林、氟伏沙明也可首选应用，其有改善认知的功能。

3. 心理认知等治疗 有一定疗效。心理治疗、转移注意力、暗示、针灸及中草药舒肝解郁胶囊、解郁丸、舒肝颗粒、气滞胃痛颗粒、枳术宽中胶囊、乌灵胶囊等对轻中度患者有效。对伴有重度强迫的难治性患者建议转诊至精神科治疗。

4. 音乐疗法、体育锻炼 西部精神医学年会上，来自安娜玛利亚学院（Anna Maria College）的 Lisa Summer 教授围绕 "Music Therapy for Emotional Regulation" 与第十四届西部精神医学论坛参会人员一同分享了音乐治疗的发展历史及其应用。五段十几秒的音乐，让参会人员在互动中体验如何通过音乐觉察和分析自身情绪。理论与实践的结合，让参会人员感受音乐对情绪的调节。

5. 呃逆的治疗与排气治疗大同小异 一般治疗包括对因治疗，防止受凉，饮用开水，应用药物，转移注意力（包括诱发生气、精神刺激或专注某一目标等）。合并嗳气与排气时抗焦虑/抑郁治疗也同时有效。

6. 早治疗及转诊 对于上述症状的治疗，发现越早，越快改善上述症状的负性情绪，疗效越好、越彻底，对伴有强迫行为或强迫观念的难治者应转至精神科治疗。

（张华斌 李子俊 胡义亭 甄承恩 魏良洲 苏少慧 陈珊珊 王 霞
尚 杰 陈玉龙）

第四章

临床常见消化系统疾病和症状的心身医学观

第一节　慢性胃炎与功能性消化不良的心身医学观

慢性胃炎（chronic gastritis，CG）是消化系统中最常见的一类疾病，主要是由幽门螺杆菌（Hp）感染所引起的胃黏膜慢性炎症，多数是以胃窦为主的全胃炎，胃黏膜层以淋巴细胞和浆细胞浸润为主，部分患者在后期出现胃黏膜固有腺体萎缩和化生。虽然早在 18 世纪就提出慢性胃炎的诊断标准，但长期以来一直没有客观而又易于执行的诊断标准，给临床带来很多困惑。正如吕农华所指出的，必须"规范慢性胃炎的诊断与治疗""给慢性胃炎患者以最经济有效的治疗"。柯美云在中华医学会消化病学分会胃肠动力学组一项多中心调研中，对慢性胃炎的症状谱、胃功能、Hp 感染、胃黏膜是否糜烂与症状的关系做了详细研究和有益探讨，特别在文章最后指出，"如伴有心理障碍则需加强心理治疗，必要时应用抗焦虑、抗抑郁治疗"。目前国外从悉尼诊断标准到新悉尼系统，国内也有许多关于慢性胃炎的诊治共识和指南，为什么还不能规范慢性胃炎的诊断和治疗？是诊断标准的可操作性出了问题，还是医生没有按照共识去诊断？本节将从另一侧面，即从心身医学的观点重点介绍慢性胃炎的相关问题，也会涉及功能性消化不良（functional dyspepsia，FD）的问题。

一、慢性应激与慢性胃炎

（一）慢性胃炎及胃功能异常与慢性应激

蒋蔚茹等研究发现，慢性应激与慢性胃炎关系密切。在应激环境下，大鼠应激组的胃黏膜斑片状充血和点片状糜烂及光镜下淋巴细胞浸润明显高于对照组（$P<0.001$）。时俊还发现，慢性应激与胃动力关系密切，应激组酚红排泄试验的残存率明显高于对照组（$P=0.005$）。研究还对慢性应激与有关血中激素变化进行了探讨，发现胆囊收缩素（CCK）在应激组明显高于对照组（$P=0.015$），而促胃动素（motilin）在应激组明显低于对照组（$P=0.021$）。这说明慢性应激与慢性胃炎发生和胃功能是有密切关系的。但资料所示，慢性应激引起的慢性胃炎与胃动力减退之间仅为一种并存关系，而不是一种因果关系。慢性应激因素引起慢性胃炎的消化不良症状在临床实践中常常会遇到，但处于同样的应激因素下，由于每个患者的情况不同，有些患者发病，有些患者不发病。这些现象往往和人的性格有关。

（二）慢性胃炎患者的人格与慢性应激的影响

1. 人格特点　人格是指个体的心理特征和个性倾向。慢性胃炎合并心理问题的人群有一定的人格特点，其特征为性格内向（但不绝对，外向患者也并不少见），完美主义，敏感多疑，争强好胜，急躁或压力感重，过分关注自身，情绪易波动，特别容易自我暗示或被他人所暗示，胆小，易紧张，依赖性强，心理可逆性差等。在同样的应激因素作用下，心理正常者不一定发病，甚至应对良好，表现为对应激因素的适应性。但上述特定人格的个体就会产生过度应激、情绪障碍，难治慢性胃炎患者症状的产生往往都有这种特定的人格基础。已经发现情绪障碍患者血内皮素、糖皮质激素、去甲肾上腺素（NE）等增加，这些激素会引起胃供血障碍而导致胃保护屏障的减弱和胃黏膜修复功能减退。

2. 常见的应激因素　有内源性应激和外源性应激。这里为了叙述方便，只做如下划分。

（1）生活应激：受到恐吓，天灾人祸，晋升、提干、分房、升学、就业受阻，乙型肝炎歧视，角色转换，人际关系紧张，经济损失，过度劳累，任务繁重，超负荷运转，家庭有危重患者或家庭、单位、社会有重大事件发生等。

（2）医源性应激：与医疗行为相关的应激，如对某些病因导致的风险，医生不能客观地、恰如其分地向患者解释，过分夸大其风险性，引起特定性格的人群担心、害怕，甚至有大难临头之感。例如，某患者在胃镜检查后被诊断为慢性浅表性胃炎，伴 *Hp* 感染，看到医疗宣传广告得知与癌变、维生素 B_{12} 缺乏、原发性血小板减少性紫癜、口臭、牙周病、儿童生长发育迟缓等的发病相关，且会传染家人，以至于不敢与家人共餐，不敢与家人亲密接触等，每天处于惶惶不可终日的应激中，更有甚者，几个月后就发生了典型的抑郁、焦虑状态甚至轻生等。这种应激因素，特别是慢性应激带给患者的风险远大于癌变的风险和危害。据调查，在 *Hp* 阳性特定个性的就诊者中大约 33.2%（93/280）的人有不同程度的焦虑和抑郁。另外，还有过分担心乙型肝炎和乳腺小叶增生、前列腺炎、甲状腺良性结节会导致癌肿等不良后果，担心因高脂血症患冠心病、心肌梗死等而惶恐不安者。很多医源性过度慢性应激因素导致抑郁或焦虑并非罕见。

人的性格特点与疾病的关系虽然不是绝对的，但人的性格对心理障碍的发生、发展、复发、预后等各个阶段都有着重要的影响，绝对不能忽视。性格又与遗传相关，所以这类疾病往往具有家族聚集现象。

3. 慢性胃炎的诊治现状　慢性胃炎是以内镜下表现和组织病理学变化为诊断依据的，可分为慢性浅表性胃炎和慢性萎缩性胃炎。而 FD 是以反复发作的上腹不适的症状群为特点，排除器质性病变后才能做出诊断，但是，要讨论慢性胃炎，*Hp* 感染是一个绕不过的问题。有以下几种困惑。

（1）关于慢性胃炎伴 *Hp* 感染的问题：一直以来，国内外研究者多认为根除 *Hp*，胃炎就会治愈，所以，目前在我国存在着"逢幽必杀"的现象，既导致医疗资源的浪费，也会因抗生素的反复应用而带来某些药物的不良反应及药物间的相互作用。而耐药和再感染后 *Hp* 重新转为阳性，会给患者再次带来新一次应激，造成抑郁或焦虑的复发。

另外，*Hp* 阴性的患者，或者经根治 *Hp* 已经转阴的一些患者，上腹不适症状并未消失，而另一些 *Hp* 阳性的患者并无任何临床症状，说明这些慢性胃炎患者的症状与 *Hp* 感染无关。至于 *Hp* 感染是否引起癌变，在国内外都存在着争议，2005 年 Blaser 曾公布一项 1900～

2000 年的流行病学资料，发现随着抗生素的应用出现了两项指标下降，即 *Hp* 感染率下降，胃癌发病率下降。同时出现了三项指标升高，即胃食管反流病发病率升高，Barrett 食管发病率升高，食管下段腺癌每年以 7%～9%的比例升高。因为 *Hp* 基因型为 CagA 时致癌致病的毒性强，但又有抗食管反流的强大作用。2005 年 Whiteman 等报道，*Hp* 感染可以减少食管癌的发生。这就给医患带来了困惑，根除 *Hp* 可以减少胃癌的发生，但又引起食管癌的发病率升高，到底对 *Hp* 感染是根治还是不根治？胡伏莲强调"从医学哲学角度看幽门螺杆菌问题的争鸣"。我们从实践中认为，慢性胃炎症状的有无，与人格慢性应激相关性较高，与根除 *Hp* 无因果关系。如果能够正确看待此问题，规范治疗慢性胃炎，减少医源性应激，无疑是患者的福音。

（2）用胃镜并不能判定根除 *Hp* 后胃黏膜慢性炎症的真实改变，这是由于对根除前的活检部位和根除后的部位定位困难，病理活检这一定性金标准在此很难具有代表性。

（3）胃黏膜更新与根除 *Hp* 的判定发生矛盾：*Hp* 寄生在胃窦黏膜小凹处及其邻近上皮表面，贴附于上皮细胞膜上。人的胃黏膜每 2～4 天更新一次，提示胃黏膜强大的修复能力。*Hp* 根治疗程至少 7 天，此时胃黏膜自我更新已达 2 次以上，根治前后胃黏膜的情况并不具有可比性。很难确定慢性胃炎与 *Hp* 之间的因果关系。

4. 难治慢性胃炎与难治性 FD 的症状学　大部分慢性胃炎没有症状，有症状的慢性胃炎主要表现为消化不良，且为非特异性，消化不良症状的有无和严重程度，与内镜所见及病理组织学分级无明显相关性，与 FD 的症状相同，二者无法区分。但难治性慢性胃炎与 FD 之所以"难治"是单纯生物医学思维模式，只注意到慢性胃炎和 *Hp* 感染及 FD 的上腹部症状群，如上腹痛、上腹胀、早饱、嗳气、食欲缺乏、恶心、呕吐等不适等躯体症状，没有从生物-心理-社会医学思维模式去认识慢性胃炎，忽略了对以下三大症状群的关注。

（1）心理症状群：焦虑、自责自罪、精神疾病症状、认知症状、自杀观念与行为。

（2）躯体症状群：睡眠紊乱、食欲紊乱、性功能减退、精力丧失、晨重夜轻、精神运动性迟滞、自知力差。

（3）核心症状群：情绪低落（绝望、无助、无用）；兴趣缺乏、乐趣丧失、疲乏。

以上这些症状用 DSM-V 的躯体症状障碍 300.82（F45.1）的标准，或用 GAD-7、PHQ-9、PHQ-15 等自评筛查量表（见精神科相关症状量表），可将抑郁/焦虑及躯体症状障碍等分为轻、中、重度。其效度与信度都很高，内容少，评定快，非常实用，几分钟即可得出结果。结合罗马Ⅲ标准对难治性 FD（罗马Ⅲ不包括慢性胃炎）进行抗抑郁、抗焦虑治疗及心理支持治疗即可获得理想的效果。对轻度症状的慢性胃炎或 FD 仅用促动力药、胃黏膜保护剂、PPI+心理支持，如疗效不佳，可用中草药（舒肝颗粒、舒肝解郁胶囊、圣约翰草制剂）等抗焦虑、抗抑郁药，轻中度者可选用氟哌噻吨美利曲辛片、坦度螺酮、SSRI、SNRI、NaSSA 类等。

不少的抗抑郁、焦虑药都在用药后的前 10 天内有不同程度的不良反应，减少用量、逐渐加量、餐后服用可以减少不良反应，但也有一些停药反应及运动障碍，笔者查了近期药物说明书发现 SSRI、SNRI 等不少抗抑郁药均存在不同程度的不良反应。必须指出，不少抗抑郁药都要慢慢撤药，否则会出现抗抑郁药停药综合征（见 DSM-Ⅴ）。抗抑郁药锥体外系反应和停药反应发生比例详见表 4-1。

表 4-1　抗抑郁药锥体外系反应发生比例及停药反应

	药品名（商品名）	说明书版本（年/月/日）	锥体外系反应发生情况	停药反应（有：+；无：-）	适应证
SSRI	氟西汀（百优解）	2013/5/9	罕见	+	抑郁症
	帕罗西汀（赛乐特）	2014/7/31	不常见：0.1%~1%	+	抑郁症（包括伴焦虑）
	舍曲林（左洛复）	2017/6/23	少见：0.1%~1%	+	抑郁症（包括伴焦虑）
	西酞普兰（喜普妙）	2017/8/30	罕见：0.01%~0.1%	+	抑郁症
	氟伏沙明（兰释）	2009/9/21	偶见：0.1%~1%	+	抑郁症
	草酸艾司西酞普兰（来士普）	2015/12/24	未知：不能通过已有的数据估计	+	抑郁症
SNRI	文拉法辛（怡诺思）	2018/12/3	常见：1%~10%	+	抑郁症+广泛性焦虑障碍
	度洛西汀（欣百达）	2013/1/21	0.1%~1%	+	抑郁症+广泛性焦虑障碍
NaSSA	米氮平（瑞美隆）	2016/11/29	偶见：0.1%~1%	+	抑郁症
	坦度螺酮（律康）	2013/7/17	<0.1%	-	焦虑状态
	氟哌噻吨美利曲辛（黛力新）	2017/8/25	非常罕见：<0.01%	+	轻、中度焦虑和抑郁

二、慢性胃炎和功能性消化不良伴抑郁焦虑的转诊

PHQ-9 第 9 条提出：重度有自杀倾向者，有精神病史或怀疑有精神病性症状者，双相情感障碍或躁狂症状者，用药有不良反应、持续不耐受者，两个足疗程仍无效者，复杂共病、影响药物选择者，存在精神病共病或物质依赖者，必须转至精神科治疗。

三、展望与注意事项

必须指出，心理障碍的真正机制还未明确，分类也较复杂，加上心身疾病本身就是器质性疾病和功能性疾病伴有各种心理障碍，所以治疗慢性胃炎时特别注意可能存在的重大器质性病变，即便查出癌肿等并伴有焦虑抑郁时，给予心身同治也是必要的。也要客观告知患者，用心身同治的整体医学治疗模式，可以解决很多常规方法治疗无效的疾病（如难治的慢性胃炎、FD 等），但心理障碍是复发率较高的疾病，机制尚不明确，目前的所有治疗都是对症的。因此，正规长期用药非常重要，即便如此，大约仍有 30%的患者会无效或反复发作，可通过神经递质调节剂的加量、换药、联合用药、心理支持等获得更好的疗效。

最后还必须强调，慢性胃炎伴焦虑、抑郁为心身疾病，可能和许多疾病共病，抗抑郁药的应用也面临着挑战，临床指南是针对特定一种疾病，因此可能难以解决多种疾病共存患者的临床问题。严格执行不同慢性疾病的临床指南并不等于理想的治疗，应考虑同时应用的多种药物间的相互作用可能产生的多种不良反应，如能改善一种慢性疾病的药物却可

能使另一种疾病加重,用药之前必须慎重考虑同时患有多种疾病时用药的轻、重、缓、急,最大限度地保护患者。对于这类心身疾病,必须多学科、多领域协作才能最后攻破。

第二节 精神心理因素相关性消化不良

一、消化不良命名的变化

消化不良(dyspepsia)是临床常见的一组以上腹疼痛或不适为主要症状的综合征。1932年 Schindler 发明可曲式胃镜,实现了对人体胃黏膜的直接观察。1958 年纤维胃镜问世,扩大了观察视野,减少了盲区,胃黏膜图像更加清晰。胃镜检查能够准确检出胃黏膜溃疡性病变,在有上腹症状的消化不良患者中很容易分辨出溃疡病,因此出现了"非溃疡性消化不良"(non-ulcer dyspepsia,NUD)这一诊断名词。由于纤维胃镜的日渐普及,世界各地积累了大量 NUD 病例和诊治经验,1987 年美国消化病学会芝加哥国际会议上提出了 NUD 的定义和分型。

随着医学检测技术的发展和提高,研究发现大约 50%消化不良患者不能检测到消化性溃疡、胃食管反流病、胃癌等常见上消化道疾病,没有发现肝、胆、胰疾病,也没有发现全身有关疾病和药物影响。未发现上述器质性疾病或病因等的这部分消化不良被称为功能性消化不良(functional dyspepsia,FD),而有上述器质性疾病的消化不良被称为器质性消化不良(organic dyspepsia,OD)。

1994 年发表《功能性胃肠病:诊断、病理生理学和治疗》,即罗马Ⅰ标准,第一次提出了功能性胃肠病(functional gastrointestinal disease,FGID)的概念。就此成立的"罗马委员会"制定的罗马Ⅱ标准与罗马Ⅲ标准分别于 2000 年和 2006 年相继问世,提出 FGID 诊断标准,FD 属于 FGID 范畴,但 NUD 这一名称并未消失,国外期刊仍将 FD 与 NUD 视为同义词使用。

2015 年发表的《幽门螺杆菌胃炎京都全球共识报告》(以下简称《京都共识》),提出 Hp 相关性消化不良(Hp-associated dyspepsia,Hp-AD)。将 Hp 胃炎定义为一种感染性疾病,Hp 胃炎伴消化不良症状者根除 Hp 后消化不良症状得到长期缓解的,应属于 Hp-AD,Hp 胃炎可以解释其消化不良症状,因此不应再属于罗马Ⅲ标准定义的 FD,把消化不良病因中的感染因素单独列出,命名为 Hp-AD,作为消化不良新的分型。

2016 年罗马Ⅳ问世,它强调了脑和内脏的联系是症状形成的基础,提出了从动力紊乱到更具包容性的神经胃肠病学和脑-肠互动,认为 FGID 是脑-肠互动障碍,当然,FD 属于 FGID 范畴,也是脑-肠互动障碍性疾病。

目前,国际上一般将罗马标准作为 FD 诊治指南,但罗马标准的症状标准过于严格苛刻,病程要求过长,亚型分型的病理生理学依据欠充分。虽然强调重视心理社会因素,但其标准中无精神心理障碍症状评估,因此罗马标准适合用于科研,不完全适用于临床。"功能性消化不良"命名不能反映生物-心理-社会新医学模式和整体医学观念、缺乏特异性等而有诸多局限。根据精神心理因素与 FD 发病、症状、治疗、预后等密切相关,笔者首次提出精神心理因素相关性消化不良(psycho-associated dyspepsia,PAD)的命名及其症状诊断标准、精神心理障碍症状评估和四项关注等一套完整的 PAD 诊断标准,使新医学模式和整体医学观念转变成临床诊疗实践中可具体操作的项目，PAD 诊断标准更适用于临床。

二、精神心理因素与功能性消化不良

精神心理因素与功能性消化不良（FD）发病密切相关，FD 患者常合并精神心理异常，并可加重患者临床症状。有半数以上 FD 患者存在精神心理障碍，FD 症状的严重程度与抑郁、焦虑和恐惧等有关，因此，精神心理是 FD 发病的主要因素。与健康人相比，FD 患者焦虑、抑郁评分更高，经历的应激生活事件也更多、更严重。在体重下降的 FD 患者中，焦虑、抑郁的比例更高。马来西亚一项前瞻性横断面研究显示，839 例消化不良患者中，472 例为 FD，367 例为 OD，两组消化不良症状与焦虑相关；FD 患者健康相关生命质量得分较 OD 患者更低。抗焦虑、抑郁治疗对部分 FD 患者的症状有显著缓解作用。精神心理因素影响 FD 患者的就医行为，精神心理状态与 FD 症状频率、严重程度和就医模式有一定相关性。姚学敏等研究发现，FD 患者常合并精神心理异常，这可能加重患者的临床症状。上海一项多中心、开放、随机、对照、前瞻性研究涉及 8 家医院 209 例病例，对照组 105 例应用多潘立酮 10mg，3 次/日，实验组 104 例应用多潘立酮 10mg，3 次/日，另加氟哌噻吨美利曲辛片 1 片，2 次/日，治疗 4 周，HAD、HAMA 和 HAMD 评分下降，实验组评分明显高于对照组，51.9% 伴抑郁状态 FD 患者转归为正常者。一项荟萃分析显示抗焦虑、抑郁药对 FD 有一定疗效，对抑酸剂和促动力剂治疗无效且伴有明显精神心理障碍患者，可选择三环类抗抑郁药或 5-HT$_4$ 再摄取抑制剂（SSRI）。除药物治疗外，行为治疗、认知治疗和心理干预等，可能对这类患者也有益。精神心理治疗不但可缓解症状，还可提高患者的生活质量。这些证据均提示精神心理因素与 FD 密切相关。

精神心理因素影响 FD 的机制研究资料较少，目前尚不完全明确。有研究显示，FD 患者中焦虑、抑郁与胃容受性舒张功能受损显著相关。应激生活事件的严重程度与异常胃电活动相关。新近研究发现，FD 患者伴或不伴焦虑抑郁的脑区糖代谢显著不同，提示脑区糖代谢在二者之间的联系作用。抗焦虑、抑郁药治疗 FD 有效，特别是重症 FD 患者，其作用机制如下：①改善或消除导致或加重 FGID 发病的精神因素，抗焦虑、抑郁药改变大脑皮质的功能状态，使中枢神经系统对肠神经系统（enteric nervous system，ENS）的干扰程度降低，使原本紊乱的胃肠功能趋向恢复；②通过中枢神经系统和外周神经系统途径参与调控神经对胃肠内脏感觉反应敏感度，改善内脏高敏感状态；③调节神经递质浓度，直接参与胃肠运动、分泌和感觉功能的调节。

消化不良的病因是复杂的、多因素的。新近研究资料认为，除动力紊乱、内脏高敏感、Hp 感染、黏膜和免疫功能改变、肠道菌群改变和中枢神经系统处理过程改变等生物因素之外，还有应激、认知和情感障碍、应对和适应障碍、人格障碍等心理-社会因素参与。这些因素在不同时期、不同水平上相互作用，产生了具有个人特质的、纷繁复杂的消化不良症状。

三、生物–心理–社会医学模式和整体医学观念
对功能性消化不良的认识

在公元 2 世纪，医师克劳迪斯·盖伦首先提出情绪可能引起疾病，并且到 21 世纪一直被医学家们所认可。整体论的概念来自希腊，其认为精神和躯体是一个整体，是不可分割的，医学与疾病的研究必须要从人的整体去研究，而不是仅仅考虑病变局部。整体论强调精神与躯体统一，局部与全身统一，人与自然、社会统一。1977 年 Engel 在他的论著中提出了一个整体（现在称为系统）理论，指出疾病是生物、心理和社会各子系统在多水平上相互作用的产物；一个确定的疾病是这些相互作用子系统的结合体，摒弃了探寻特异的、潜在的生物学病因的束缚，转而构建一个完整的生物–心理–社会医学模式。

生物–心理–社会医学模式对 FGID 的认识是遗传、社会文化、环境因素都可以影响一个人的心理社会发展，包括人格特征、对生活压力的感受程度、心理状态、认知和应对能力。这些因素也影响胃肠道功能紊乱的敏感性，包括动力和敏感性异常、黏膜免疫功能紊乱或炎症、肠道微生态失衡，以及影响饮食和营养状况。此外，这些脑–肠变量与 CNS 的表达相互影响。FIGD 是心理社会因素和经脑–肠轴的胃肠生理学变化互动的产物。

功能性消化不良（FD）取代非溃疡性消化不良（NUD）时就有学者提出，何谓"功能性消化不良"？功能性消化不良中的"功能"是指哪些功能？认为该词含义不明确。罗马Ⅳ也认识到这一缺陷，在全文中多次提及。"如有可能，放弃'功能性'这一术语"；"对于保留还是改变'功能性'这一术语的争论已存在数十年，但是由于'功能性'一词已经深深植入我们的分类体系，以致在此时它不能被轻易改变"；"'功能性'一词因其缺乏特异性等而有诸多局限"。

四、罗马Ⅳ功能性消化不良诊断标准的局限

FGID 的罗马分类主要依据症状，而非生理学标准。生理学紊乱如动力障碍可部分解释患者的症状，也正是这些症状促使患者就医。罗马标准重视精神心理因素在疾病发生发展、症状表现、就医行为及疗效、预后中的作用，促进了 FGID 基础理论研究和临床实践的进展，但罗马Ⅳ功能性消化不良（FD）标准仍然存在局限与欠缺。

（一）诊断标准过于严格苛刻

（1）FD 症状标准：必须符合以下至少一点，如餐后饱胀不适、早饱、上腹痛、上腹部烧灼感。罗马Ⅳ FD 标准与罗马Ⅲ完全相同，未包括上腹胀、嗳气、恶心、呕吐等常见症状，也未包括患者难以名状的一些上腹不适症状。患者可能还伴有胃灼热、反酸、腹泻等中 2 个或更多的 FGID 症状，如胃食管反流病（GERD）、肠易激综合征（IBS）等，这类重叠的共症患者也必须排除在外。这样，临床诊断的 FD 患者按罗马Ⅳ标准要求，大部分患者不符合诊断标准。高晓阳等报道临床诊断 FD 患者 554 例，符合罗马Ⅲ标准 158 例，占 28.52%，有 71.48%排除在外。罗马Ⅳ标准制定者也承认此标准在临床应用中的局限，"以症状为基础的罗马分类标准，对临床研究和药物实验具有特殊价值，但在临床实践中

仍存在局限性,一个明确的诊断可以排除那些不完全满足这些标准的患者,但仍可用相似方法治疗"。问题是"不完全满足这些标准的患者"数量高于70%。

(2)FD病程标准:诊断前症状出现至少6个月,近3个月症状符合以上标准。观察病程过长,致使部分患者不能早期确诊。

(二)PDS与EPS亚型分型的病理生理学依据不足

(1)诊断:罗马Ⅱ标准以"突出症状"鉴别、区分亚型,分为溃疡样型、运动障碍型和非特异型。"突出"一词无公认定义,有患者表现出的症状为非痛非胀。鉴于此,罗马委员会在罗马Ⅲ标准中以进餐诱发症状和进餐无关症状分为上腹痛综合征(EPS)和餐后不适综合征(PDS)2个亚型,认为符合病理生理学,方便临床应用。但PDS、EPS两个亚型区分困难,罗马Ⅲ标准原文就指出EPS与PDS可同时存在;《中国消化不良的诊治指南(2007大连)》强调临床上两个亚型常有重叠,有时可能难以区分。国内刘晓波等报道FD组中47.7%的患者症状与进食无关,13.8%的FD患者随访1年,出现FD亚型转换(罗马Ⅱ型标准)。说明这两个亚型的病理生理依据尚不充分。

(2)处理:《中国消化不良的诊治指南(2007大连)》建议"PDS首选促动力剂或合用抑酸剂,EPS可选用抑酸剂或合用促动力剂",临床处理症状较明显患者,医生通常首诊即把抑酸剂与促动力剂合用,在处理上两型也无明显不同。

(3)预后:两型无明显区别。所以,PDS、EPS两个亚型不必要区分,建议取消。

(三)诊断标准中未包括精神心理障碍评估

遗传因素、既往经历、社会环境影响、当前应激事件等均在FD发病及症状表现中起重要作用。精神心理障碍可能是FD的表现,或与FD共病,或为精神心理障碍的躯体表现,或为FD致病因素。精神心理障碍评估内容不仅仅指精神心理障碍,而且包括在生物-心理-社会医学模式下系统地对患者和症状的全面分析与评价,是整体的和系统的分析与评价,不可或缺,它直接影响医生的诊疗思维与处理决定。罗马Ⅳ重视了心理因素,提出了脑-肠互动概念,但在标准制定和疾病处理上,在整体、系统地理解和践行生物-心理-社会医学模式上,表述并不充分。

总之,症状标准要求过于严格,提高了确诊患者均质性,适用于科研,但不完全适用于临床;病程标准要求不少于6个月,观察期足够长,有助于排除器质性疾病,但不利于早期诊断治疗;EPS与PDS亚型区分病理生理学依据不足,其症状、处理、预后无明显区别;缺乏系统、完整的精神心理障碍评估,落实生物-心理-社会医学模式的举措不足。

五、精神心理因素相关性消化不良诊断标准

用新的医学模式和整体医学观念理论体系重新观察和认识消化不良,自然就产生了"精神心理因素相关性消化不良"(PAD)一词,简称为"心因性消化不良"(PD)。虽称之为"心因性",但PAD不只是包括了心理因素,实际是贯彻了新的医学模式下整体、系统医学理念和临床可操作的具体项目。

（一）PAD 诊断标准

（1）消化不良症状：上腹疼痛、上腹烧灼感、餐后胀饱感及早饱、上腹胀气、上腹不适、嗳气、恶心、呕吐等。

（2）病程至少 3 个月。

（3）发病与应激、精神心理因素相关，或伴有精神心理障碍症状。

（4）具有上述消化不良症状，但不能用器质性、系统性或代谢性疾病等来解释产生症状的原因。

同时具备上列四项诊断标准。

（二）精神心理障碍症状评估

精神/心理障碍症状评估见表 4-2。

表 4-2　精神症状评估表

评估指标	症状评估程度			
	无	轻度	中度	重度
1. 认知情感等心理障碍（焦虑、抑郁等）	−	+	++	+++
2. 社会功能减退（上班、学习、家务、社交）	−	+	++	+++
3. 生理指标减损（进食、睡眠、性、体重）	−	+	++	+++
4. 就医行为（因本病近 3 个月就医次数）	1～2 次	3～5 次	6～8 次	9 次及以上

注：对各项指标进行综合评估，不计分，评估结果分为无、轻度、中度、重度；就医行为项适用于躯体症状障碍患者。

（三）关注四项因素

进行诊断时应关注四项因素：①应激（生活事件、受挫等）；②人格；③遗传因素（家族史）；④环境因素（自然和社会环境、营养保健等）。

综合起来，PAD 标准如下：①四项诊断标准（何种疾病）；②四项评估指标（精神心理障碍症状严重程度）；③四项关注因素（可能有关的发病因素）。

六、解释及说明

PAD 发病因素较为明确，为应激、精神心理因素等；PAD 临床表现独特，伴精神心理障碍症状，就医行为特殊；PAD 医疗花费巨大，健康相关性生命质量更差；PAD 患者应用抑酸、促动力等药物疗效不佳，抗焦虑、抑郁药物及心理治疗疗效明显；从病因、发病机制、症状、治疗和预后等因素考虑，PAD 已经完全具备独立疾病特征。PAD 不是取代 FD，是 FGID 范畴内与 FD 并列的一个新诊断名词。临床实践中，FD 中的半数左右可能属于 PAD，重症 FD 或难治性 FD 多属于 PAD。

PAD 症状标准较罗马Ⅳ FD 标准宽泛，相当于 NUD 诊断标准。PAD 病程要求缩短为 3 个月，与亚太地区 FD 诊治共识意见病程标准相同。PAD 发病与应激或精神心理因素相关，多同时伴有不同程度的精神心理障碍症状。有些患者发病时没有明确的应激或相关精神心理因素但伴有精神心理障碍症状者，也应做出 PAD 诊断。精神心理障碍症状评估不计分，综合评估较为简单、粗糙，花费精力和时间较少，适合临床应用。症状严重程度为中重/重度者，以及伴有幻觉、妄想、自杀倾向者，应转诊至精神科。四项关注并不要求每名患者必问必查，只是提醒医生要关心和留意，如果发现线索，应予探究。不涉及 *Hp* 检测结果，无论结果阴性或阳性，只要符合 PAD 诊断标准即可确诊。PAD 诊断过程与 FD 相同，需排除 OD；PAD 可与 GERD、IBS 等共病；PAD 可与精神心理障碍共病，对其做初步评估，不诊断，但应容许做出 "××状态" 的诊断表述。

PAD 疾病名称与诊断标准的建立，顺应了新的医学模式和整体医学观念，顺应了疾病诊断标准建立应删繁就简、回归临床、服务临床的呼吁。PAD 标准简单易学，便于医生掌握和易被患者接受，有利于早期诊断，提高疗效。

第三节　炎症性肠病的心身医学观—— 从 "黏膜愈合" 到 "心理愈合"

精神心理因素在消化系统疾病的发生和发展过程中起着重要的作用，如焦虑、抑郁、应激、负性事件等通过 "脑-肠轴" 影响体内激素、神经递质、细胞因子等水平，并影响内脏感觉及运动功能，从而引起或加重患者的腹痛、腹泻、便秘、血便等不适症状。

炎症性肠病（inflammatory bowel disease，IBD）包括溃疡性结肠炎（ulcerative colitis，UC）和克罗恩病（Crohn's disease，CD），是一组慢性非特异性肠道炎症疾病，是一种心身疾病。IBD 目前病因未明，病程长、易反复，需要长期治疗，疾病控制不佳时可能会发生出血、穿孔、瘘管、梗阻等并发症，严重影响患者生活质量和心身健康。

一、从临床医学看炎症性肠病

（一）病因及发病机制

1. 环境　饮食、吸烟、卫生条件、生活方式、暴露因素（如射线、化学剂、烟尘等）都可能是 IBD 的发病因素。IBD 发病逐渐年轻化，幼年期卫生条件与 IBD 之间的关系受到很多学者的重视，国外有研究显示幼年期居住在城市、兄弟姐妹少、父母学历和社会经济地位高等因素为 UC 的危险因素，而幼年期有寄生虫感染史、进食生肉、共用卧室等是 UC 的保护因素。

2. 遗传　IBD 发病具有遗传倾向，表现为种族聚集、家族聚集、双胞同胞共患率。在 IBD 风险基因的生物学研究领域，不断发现重要的基因位点，*NOD/CARD15* 是第一个被发现的 CD 易感基因，*MICA-A6*、*HLA-B7*、*HLA-DR2*、*12q13* 等基因可能为 UC 的易感基因。

3. 感染　IBD 患者的肠道菌群成分、分布与普通人群不同，但迄今为止尚未发现 IBD 特异的肠道菌群构成。IBD 患者肠道菌群多样性减低，CD 患者肠普氏菌属、双歧杆菌属、韦荣球菌科菌群减少，而梭菌属、大肠埃希菌属、奈瑟球菌属、瘤胃球菌属菌群增多，UC 患者大肠埃希菌属、瘤胃球菌属、芽单胞菌属、放线杆菌属和肠球菌属菌群增多，而粪球菌属、普氏菌属及罗氏菌属菌群减少。肠道菌群在 IBD 的发病中起着重要的作用，关于这方面的研究很多，但目前尚无充分证据证明哪一种或哪一类菌群起主要作用，可能的发病机制如下：①肠道菌群失调，致病菌增多，肠毒素分泌增多，诱导肠道炎症反应；②正常肠道菌群数量和功能异常；③肠道黏膜屏障功能缺陷。口服益生菌、粪菌移植（fecal microbiota transplantation，FMT）通过改变肠道微生物之间的平衡而起到有益的作用，这也进一步证实了肠道菌群在 IBD 中的作用。

4. 免疫　免疫调节紊乱是 IBD 发病的关键因素，肠道菌群失调是导致免疫损伤和免疫失调的重要始动因素。IL-1、IL-2、IL-6、IL-8、IL-12 等为常见的促炎细胞因子，IL-4、IL-5、IL-10、IL-13 等为抗炎细胞因子，IBD 患者体内两类细胞因子存在异常表达。肿瘤坏死因子（tumor necrosis factor，TNF）由 IBD 患者肠道炎症部位的各种免疫和非免疫细胞产生，在肠壁中可诱导新血管生成，激活巨噬细胞产生促炎细胞因子，通过坏死性凋亡通路促进帕内特细胞死亡，增加肠上皮细胞凋亡，调节 T 细胞凋亡。新型的生物制剂、肿瘤坏死因子单克隆抗体被广泛用于 IBD 治疗，包括英夫利西单抗、阿达木单抗、戈利木单抗和赛妥珠单抗。IBD 肠外表现如结节性红斑、系统性红斑狼疮、虹膜炎等均为免疫相关性疾病，随着 IBD 病情缓解，这些肠外并发症也会好转。

（二）临床表现

1. UC　可发生于任何年龄，多见于青壮年期，表现为持续或反复发作的腹泻、黏液脓血便、腹痛和不同程度的全身症状，病程多在 4～6 周以上，可有皮肤黏膜、关节、眼和肝胆等肠外表现。

2. CD　最常发生于青年期，临床表现多样，包括消化道表现、全身性表现、肠外表现及并发症。消化道表现主要有腹泻和腹痛，可有血便；全身性表现主要有体重减轻、发热、食欲缺乏、疲劳、贫血等；常见并发症有瘘管、腹腔脓肿、肠道狭窄和梗阻、肛周病变（肛周脓肿、肛周瘘管、皮赘、肛裂等）、消化道大出血、急性穿孔甚至癌变。

（三）诊断标准

我国自 1956 年开始认识 IBD 这一疾病，此后相继于 1978 年、1993 年、2001 年、2007 年、2012 年和 2018 年分别发表了中国 IBD 诊断及治疗共识，这些共识中对 IBD 诊断标准的阐述一直为"缺乏诊断的金标准，主要结合临床、实验室检查、影像学检查、内镜和组织病理学表现进行综合分析，在排除感染性和其他非感染性结肠炎的基础上做出诊断"。

（四）治疗原则及目标

目前尚无治愈 IBD 的方法，临床上主要为药物治疗和外科治疗两方面，前者包括经典的 5-氨基水杨酸类、糖皮质激素、免疫抑制剂和生物制剂，当出现严重的并发症时，需要行外科手术，近年来粪菌移植、干细胞移植也是热门治疗方式，并且已逐步应用于临床，有一定疗效。对于 IBD 患者，需要建立个体化治疗方案，在对病情进行全面评估基础上，主要根据病情活动性的严重程度、病变累及范围和疾病类型（复发频率、既往对治疗药物的反应、肠外表现等）制订治疗方案。

部分患者对现有的药物缺乏应答，随着对 IBD 发病机制的不断探索，不断出现了新兴的治疗方式和药物。①抗 TNF-α 抑制剂：英夫利西单抗、阿达木单抗、赛妥珠单抗、戈利木单抗。②控制 T 细胞迁徙的抗整合素药物（那他珠单抗、维多珠单抗）、鞘氨醇-1-磷酸受体激动剂（ozanimod，APD334，MT-1303）。③白介素抑制剂优特克单抗。④参与细胞外基质重塑的 MMP-9 抑制剂、STNM01。⑤下游信号分子阻滞剂：JAK1/JAK3 抑制剂托法替尼、Smad7 抑制剂 Mongersen。⑥粪菌移植：改善黏膜屏障。⑦干细胞疗法：治疗瘘管性 CD。

随着对疾病的深入了解及治疗方法的逐步改进，IBD 的治疗目标也发生了变化，"临床缓解""黏膜愈合""组织学愈合"这些概念在相关指南及文献中均有提及，但是很多达到临床缓解的患者内镜下表现并未达到"缓解"，也有部分达到黏膜愈合的患者仍有临床症状。在 2009 年 Rutgeerts 等提出 CD 治疗新目标："深度缓解"，即"临床缓解"＋"黏膜愈合"。在 2018 年我国《炎症性肠病诊断与治疗的共识意见（2018 年·北京）》中明确提出了 IBD 的最新治疗目标：诱导并维持临床缓解及黏膜愈合，防治并发症，改善生活质量，加强对患者的长期管理。越来越多的学者关注 IBD 患者的心理健康问题，IBD 治疗目标不会止步于"深度缓解"，"心理愈合"是医患双方希望达到的更高层次。

二、从心身医学看炎症性肠病

（一）病因及发病机制

IBD 发病机制未明，目前仍处于探索阶段，大多数学者认为"精神心理-神经-内分泌-免疫紊乱"是 IBD 发病的核心机制，涉及中枢神经系统、自主神经系统、应激系统（HPA 轴）、胃肠道促肾上腺皮质激素释放因子系统、肠道炎症反应系统。

1. 应激 本质上是一种保护机制，但是当患者长期处于慢性应激状态时，造成机体的防御反应处于持续激活状态，会导致胃肠道运动、分泌和感觉功能障碍，诱发或加重胃肠道炎症，有文献总结应激参与 IBD 的发病机制，称之为"八重机制"：①交感神经系统兴奋促进肥大细胞脱颗粒；②迷走神经抑制炎症反应发生；③额叶杏仁核复合体和免疫系统紊乱；④下丘脑功能下调；⑤外周促肾上腺皮质激素释放因子系统在炎症中的作用；⑥应激导致微生态脑-肠轴紊乱；⑦早期负性生活事件影响 HPA 轴的发育及对免疫的调控功能；⑧抑郁增加结肠炎的发病。IBD 患者的心理应激主要来源于家庭、工作、社交、疾病本身。

（1）家庭：IBD 患者需要长期服药，定期前往医院复诊，抽血化验、内镜检查、影像学检查（CT、MRI、B 超）、定期购买药物等是 IBD 患者就医过程中不可避免的，有的需要接受手术治疗，这些成为患者的固定经济支出，同时部分患者丧失劳动能力，没有经济来源，长此以往，给整个家庭造成严重的经济负担。患者在漫长就医过程中会出现"不敢看病""不想看病""没钱看病"等想法，这些是许多 IBD 患者复发、迁延不愈、初诊即为重症、合并症多的部分原因。

（2）工作及社交：IBD临床表现多样，包括腹痛、腹泻、黏液脓血便、发热、消化道出血、肠梗阻等，给患者造成很多困扰，影响正常工作及社交。CD患者以青少年居多，大多数为学生，需要兼顾学习及疾病管理，缓解期需要定期至医院复诊，当出现一些严重情况如肠瘘、肠道狭窄、肠梗阻、消化道大出血等时，需要住院接受治疗，无法正常上学，即使重返校园后也需要定期离校复查，这些在学业、师生关系、同学关系方面均会造成负性影响。中年人为社会的主力军，需要赡养老人、抚养子女、参与社会工作、处理人际关系。IBD患者尤其是处于活动期的患者会受到时间、精力、金钱困扰。老年患者以患UC多见，长期慢性的肠道症状导致患者奔波于家和医院，老年人平均住院时间、年住院次数、住院花费均高于中青年IBD患者。

（3）疾病本身：给患者带来的心理应激是最大的，IBD患者关注自己的肠道症状、全身症状、检查结果，一旦发现"异常"情况就开始担忧，如"大便次数增加1~2次""大便不成形""小腹有点痛""CRP高了一点""身上起了皮疹""感冒"等，患者会把身体的所有不适都与IBD关联到一起，过度紧张，反复就医问诊进行确认。部分IBD患者会关注病友的情况，与自己进行对比，发现不同则会开始质疑诊断、治疗方案，甚至自行调整药物，殊不知每个患者都是不同的。鼓励IBD患者关注自己的疾病，但是物极必反，过度关注会使患者长期处于心理应激状态，影响病情、生活和工作。

2. IBS 属于功能性胃肠病，是一种心身疾病，患者有焦虑障碍、抑郁障碍、社交恐惧、性格内向等特点。IBD与IBS有相似之处，表现为慢性病，病情易反复，可见腹痛、腹胀、大便异常，导致患者生活质量降低。IBD病程中约有39%的患者出现IBS症状，处于临床缓解期IBD患者合并IBS比例比普通人群高出2~3倍，在活动期IBD患者中比例更高。若临床上遇到一名缓解期IBD患者，当他出现腹痛、腹胀、大便异常等IBS样症状时，如何判断是合并了IBS还是提示活动期IBD呢？关于IBD与IBS的关系目前没有统一定论，有学者认为IBS可能是IBD发病的前期表现，有学者认为IBD与IBS相互独立，也有学者认为IBS可能是IBD的一个亚型。伴有IBS症状的IBD患者的生活质量下降不仅表现在躯体症状方面，而且在精力、社会功能、精神心理等各方面均受到不同程度的影响。

3. 内脏高敏感 IBD患者的肠道炎症反应可引起内脏传入神经的敏感性增加、疼痛相关的神经通路反射异常、多种炎性介质释放，导致内脏高敏感。其发病机制复杂，主要与以下几方面有关：①肥大细胞在IBD发病中起着重要作用，研究显示缓解期UC患者直肠敏感性高于普通人群，这些患者乙状结肠组织活检黏膜肥大细胞总数及活化肥大细胞比例高于普通人群；②瞬时受体电位辣椒素亚型-1（TRPV1）介导炎症反应引起的痛觉过敏，可被辣椒素、高温等激活而产生痛觉，研究发现表达TRPV-1的感觉纤维增多可能与IBD患者内脏敏感性增高和持续腹痛有关；③5-HT是一种神经递质和旁分泌信号分子，可改变肠道感觉功能和分泌功能，导致内脏组织敏感性增加，参与IBD患者IBS样症状的产生。

4. 肠道渗透性增加 心理压力可以影响肠道上皮屏障功能，通过促进促肾上腺皮质激素释放激素分泌激活肥大细胞，肥大细胞分泌IL-1、IL-2、IL-3、IL-5、IL-8、TNF-α，导致肠道渗透性增加，细菌抗原及毒素深入肠道黏膜下层引起或加重肠道炎症。

5. 女性患者心身健康　　女性患抑郁症及焦虑症的风险约为男性的 2 倍，相比男性 IBD 患者，女性更容易感到焦虑及抑郁。研究显示女性患者生活质量下降，抑郁和焦虑程度更高，且存在更多的情绪障碍。性健康情况也会影响女性患者心身健康，疾病处于活动期、盆底肌肉松弛、药物尤其是糖皮质激素和免疫抑制剂、手术瘢痕等会使性愉悦度评分减低，易产生情绪障碍，同时抑郁、焦虑也会降低性满意度，二者互相影响。在国内，因国情影响，性健康问题常被临床忽视，对于女性 IBD 患者，需要消化科、外科、妇产科、康复科、心理科等多学科共同参与制订治疗策略，实现全面评估。

6. 肠道菌群　　肠道微生物菌群失调可对消化系统、呼吸系统、循环系统、内分泌系统、中枢神经系统等全身多系统产生影响，参与 IBD、IBS、肥胖、衰老、代谢综合征、心血管病、糖尿病甚至癌症等的发生和发展；其可通过"肠道菌群-肠-脑轴"作用于中枢神经系统，引起抑郁、焦虑、躁狂，严重者可引起精神分裂症。抑郁、焦虑、慢性疲劳患者的肠道菌群发生明显变化，如大肠埃希菌和双歧杆菌数量减少，肠球菌和需氧菌数量增多。临床研究表明服用益生菌可以显著改善疲劳症状、焦虑和抑郁程度。动物实验证实无菌条件饲养的所有动物，其肠道内缺乏共生菌群，无论是具有 IBD 基因背景还是用其他致炎方法均不足以导致这些动物发生 IBD，有"无菌无炎症"之说，同时这也是菌群失衡促发 IBD 发生的有力证据。

（二）临床表现

1. 消化道症状

（1）腹痛：根据病变部位、病变范围、肠腔狭窄程度、疾病活动度不同，疼痛性质不同，表现为持续性或间断性隐痛、绞痛、胀痛。有些食物如烈酒、辛辣刺激饮食、粗纤维果蔬菜等可诱发腹痛。情绪波动时上述症状可能加重。

（2）腹泻：CD 多为黏液性腹泻或水样腹泻，可有便血；UC 患者黏液脓血便多见。情绪波动时上述症状可能加重。

2. 消化道外症状　　烦躁、焦虑、抑郁、失眠、多梦、早醒、孤独、惧怕手术、癌变、激素和免疫抑制剂不良反应。

（三）临床分型

国内外研究均显示 IBD 人群抑郁、焦虑发生率高于普通人群，抑郁发生率为 20%～35%，焦虑发生率为 10%～40%，CD 患者抑郁、焦虑发生率高于 UC 患者。可能是因为 CD 患者多为年轻人，早期发病、病情易反复、病程长等对其生活、学习、工作、社交等都有影响。青少年 IBD 患者抑郁发病率为 25%，明显高于正常人。因近年来关于 IBD 心理学的研究逐渐深入，有学者将"人格"这一心理学概念引入 IBD，但关于这方面的具体研究甚少。人格是指一个人与社会环境相互作用所表现出的一种独特的行为模式、思维模式和情绪反应的特征，是一个人区别于他人的特征之一，人格的五大因素包括经验开放性（O）、认真性（C）、外倾性（E）、宜人性（A）、神经质（N），因首字母相连组成 OCEAN，亦称为人格海洋。结合人格学说，可将 IBD 患者的精神心理表现进行分类。

1. 敏感型　　对应人格海洋中的神经质（N），特点为抑郁、焦虑、敏感、脆弱、冲动、固执。这类患者对自己的疾病过度关注，急于求成，有自己的见解，喜欢从各个方面（如网络、报纸、他人口中等）搜集 IBD 相关信息，反复琢磨，不轻易相信医生的话，认为自己很了解自身情况，不遵医嘱，凭自己所思所想自行更改治疗方案，尤其是当短时间疗效不明显时，负性情感爆发，自暴自弃，导致病情加重。

病例 1

患者，男性，45 岁。反复腹痛、黏液脓血便 2 年，既往曾不正规应用美沙拉嗪（口服缓释颗粒、栓剂、灌肠）进行治疗，近半年黏液脓血便 2～3 次/天，阵发性下腹疼痛。

诊断：溃疡性结肠炎（慢性复发型，左半结肠型，轻度活动期）。

治疗：美沙拉嗪颗粒+栓剂。

就医表现：患者接受治疗方案 3 天后，症状无明显改善，再次就医，要求更换方案，理由为"网上查询到激素、生物制剂应用效果好"。医生建议继续正规治疗，坚持应用 5 天后再次就医，诉"大便脓减少，仍有血丝，次数未减少"，再次要求更改方案，医生建议继续服药。半个月后患者再次复诊，自诉现已停用药物，应用自诊所购买的"肠炎药"进行治疗，黏液脓血便 5～6 次/天，要求住院全面检查。

2. 外向型 这类患者主要特点为热情、乐观、积极向上、配合治疗、信任。外向型 IBD 患者遇事会以成熟的方式解决问题，在疾病诊治过程中会学习、理解疾病，没有抵触心理，配合医护人员工作，积极接受检查和治疗，病程中出现问题会主动寻求医生帮助。也有部分患者做得更好，会帮助病友答疑解惑，分享经验。

病例 2

患者，女性，22 岁。腹痛、大便不成形 2 年。

诊断：克罗恩病（回结肠型，非狭窄非穿透型，中度活动期），肛周病变。

治疗：生物制剂（英夫利西单抗）+免疫抑制剂（硫唑嘌呤）。

就医表现：患者住院期间向医生详细叙述临床表现，咨询治疗方案选择，配合检查及治疗，出院后定期门诊复诊，抽血检验，并且能在 IBD 微信群及 QQ 群中热心回答病友问题，分享疾病情况、饮食习惯、治疗体会等。

3. 抑郁型 这类患者特点为消极、孤僻、封闭、不信任、不自信。患者长期处于负性情绪压抑状态，可能会降低疼痛阈值，轻微的腹痛、腹泻会觉得难以忍受，生活质量下降，但这类患者多不会主动就医，与家属、朋友、医生护士关系疏远。

病例 3

患者，男性，45 岁。腹痛、大便不成形 2 年。

诊断：克罗恩病（回结肠型，狭窄非穿透型，中度活动期），肛瘘术后。

治疗：免疫抑制剂（硫唑嘌呤）。

就医表现：患者住院期间反复向医生确认"有没有误诊"，当得知此病无法治愈后，不能接受现实，低头不语，拒绝进一步详细检查及治疗。与患者耐心沟通后开始检查，确立治疗方案后出院。出院后未定期门诊复诊，经常拒绝接听回访电话，家属诉现不上班、不出门，情绪低落，常诉腹痛不适，服药不规律，易听信"小广告"治疗。

（四）治疗

1. 综合管理 每一名 IBD 患者都需要个体化、综合化管理。确诊 IBD 后，除了评估患者的病情严重程度外，还需要全面评估精神心理状况，做到有量化指标，记录入档案，以便后期对比。目前临床常用的评分系统为抑郁自评量表（SDS）、焦虑自评量表（SAS）、健康调查量表 36（SF-36）和 IBD 生活质量问卷（IBDQ）。IBD 患者确定治疗方案开始接受治疗后，每次复诊均应该评估精神心理情况，进行对比。作为医护人员，需要与患者建立长期信任关系，鼓励患者倾诉、适当发泄，主动随访患者，患者也要参与到其中，做到共同决策。

2. 家庭方面 家庭支持治疗可以使 IBD 患者意识到自己"被爱""被需要"，有积极接受治疗的动力，对于不同年龄段患者，动力来源不同，青年患者需要父母陪伴，中年患者需要来自配偶的支持和理解，老年患者需要子女的陪伴、照料和关心。及时有效的沟通能够疏导不良情绪，鼓励患者正面应对疾病。家庭成员可以监督患者正规服药、定期复诊，如有不适及时就诊。优秀的疾病管理有助于患者病情好转。

3. 医患方面 人们都知道高血压、糖尿病、冠心病，但对炎症性肠病（溃疡性结肠炎、克罗恩病）可能不甚了解，IBD 患者，尤其是初诊的患者及家属对 IBD 的认识主要来源于医护工作者。当医生介绍此病为"慢性复发性疾病，病因不明，无法治愈"时，患者及家属肯定会难以接受，因为在他们的认知里，IBD 很陌生，"慢性""无法治愈"这些词甚至可以等同"癌症"。CD 患者以年轻人居多，初诊、复诊的过程中，一般都有父母陪伴，对患者及父母而言，最担忧的就是此病是否影响寿命、影响生育。对于中年 IBD 患者，作为家庭的主要劳动力，他们的关注点着重于疾病严重度、治疗花费。作为医护人员，在向患者介绍 IBD 疾病的同时，也要注重心理建设，加强宣教，给患者及家属信心，介绍成功的病例，共同面对疾病。当患者有抵触情绪、自暴自弃时，让其适当宣泄，并解释精神心理因素和疾病发生发展的关系，强调心情平和对稳定病情有益。

4. 心身疗法和心理干预

（1）催眠疗法：可以减轻心理压力，缓解不良的心理应激，IBD 会因疾病困扰，睡眠质量下降，疲乏程度加重，良好的睡眠质量对病情稳定具有重要作用，分析其机制可能为催眠可调节内脏敏感性，改善精神心理-神经-内分泌-免疫紊乱等。

（2）认知行为治疗：主要目的是让患者接纳症状，学会解决问题，而不是逃避。Schoultz 的多中心临床试验证实认知行为治疗可以改善和提高 IBD 临床疗效，改善抑郁、焦虑状况，提高生活质量。

（3）瑜伽、运动可能有助于改善生活质量。

（4）正念和冥想：可以改善患者生活质量，并可能降低 IBD 炎症活动。

5. 药物治疗 主要是抗抑郁、焦虑药，临床上常用药物包括以下 5 类：三环类抗抑郁药（TCA）；单胺抗氧化酶抑制剂（MAOI）；去甲肾上腺素和特异性 5-羟色胺再摄取抑制剂（NaSSA）；选择性 5-羟色胺再摄取抑制剂（SSRI）；选择性 5-羟色胺和去甲肾上腺素再摄取抑制剂（SNRI）。对于抑郁、焦虑情绪和人格类型较为明显的 IBD 患者，可以适当使用上述药物，对于消化科医生，使用氟哌噻吨美利曲辛、帕罗西汀、阿普唑仑、文拉法辛较为安全，若患者出现严重精神心理问题，还需要进一步至精神专科就诊。中药制剂也可用于焦虑伴轻中度抑郁或睡眠障碍的辅助治疗。

病例

患者，女性，55 岁。系"反复腹痛、黏液脓血便 10 年，加重 1 个月"入院。患者解黏液脓血便 8～10 次/天，全腹部隐痛，体温 38.0℃。既往曾激素治疗有效，后长期口服美沙拉嗪，病情控制可，近1个月来受凉、劳累后症状加重。

个人情况：离异，独自抚养一子一女，工作压力大，收入低。

诊断：溃疡性结肠炎（慢性复发型，全结肠型，重度活动期）。

初步治疗方案：静脉激素+美沙拉嗪口服、灌肠。

1周后患者症状明显改善，黏液脓血便次数2~3次/天，无发热，饮食睡眠可，但仍有全腹部隐痛，腹部查体无明显阳性体征，未予以特殊处理。半个月后病情趋于平稳，激素逐渐减量，改口服后出院，出院后半个月内频繁至门诊复诊，自觉"疾病要复发""全身不适""全腹部隐痛"，复查炎症指标正常，黏液脓血便1~2次/天，量少。

精神评估：SAS评分提示焦虑状态，诉"睡眠差、多梦、早醒，恐惧病情复发，离异后经济压力大，生活负担重，无人分担"。

补充治疗：嘱患者放松心情，调整生活方式，听舒缓音乐，氟哌噻吨美利曲辛片1片/天。

1个月后复诊，诉睡眠质量提高，无腹痛。

IBD不是单一的躯体疾病，患者更容易合并精神心理问题。应关注IBD患者心身健康，对疾病本身、精神心理、营养状况等各方面全面评估，给予全面性、规范化、个体化治疗，在临床缓解、黏膜愈合的基础上，追求"心理愈合"这一更高层次的治疗目标。

第四节 便秘与情绪障碍

一、便秘的定义

尽管便秘是一个常见症状和（或）疾病，但便秘的定义至今未明。根据构成要素的不同，便秘的定义大致如下。

（一）三要素的便秘定义

从文字学定义来说，便秘是指粪便干燥坚硬，不能按正常情况排便的症状；在诊断学和临床教科书中的定义，便秘明确包含3个要素，即排便频次减少、粪便干结和排便困难。其中，粪便干结为功能性便秘的重要组成部分。罗马标准似乎也支持三要素定义，它指出，便秘的传统定义是每周排便少于3次，然而许多符合定义的患者并不认为自己便秘。目前的证据表明排便的难易和大便的性状对于诊断便秘的意义更大。因此，罗马Ⅲ对于便秘的诊断包括了大便性状阈值、排便频率和排便用力程度。

（二）两要素和（或）一要素的便秘定义

近30年来，胃肠病学界对于便秘的定义有了转变，从三要素逐渐转变成两要素，甚至一要素。两要素者，即排便次数减少+粪便干硬；或者排便次数减少+排便困难；一要素者，即持续性排便困难或排便不尽感和（或）排便次数减少（3~4天1次或更少）。

二、便秘的流行病学

便秘是一种常见的胃肠道症状或疾病，可发生在各年龄段，但随着年龄的增长，便秘发病率也会增加，在便秘患者中，65 岁以上的老年人约占 35%，在美国，每年因便秘而就诊者达 2.5×10^6 人次以上。便秘定义的多样化，使得全球统计的便秘发病率差别很大。两项美国的流行病学调查显示，普通人群中约 20% 的人有便秘症状。Suares 等报道，普通人群中便秘的发病率为 14%。便秘的患病率受多种因素影响，Lindberg 等指出，受诊断性定义、人口统计因素和样本量等不同因素的影响，西方人群中便秘的患病率在 1%～2%，有些地区甚至超过 20%。

三、引起便秘的肠道功能紊乱部位的定位

由于便秘定义不统一，引起便秘的肠道功能紊乱部位的定位也出现争议。

（一）定位于结直肠功能紊乱

不少文献（包括教科书、专著）均将便秘定位于结直肠功能紊乱，认为结肠通过时间（colonic transit time，CTT）延长使得粪便在结肠内通过缓慢，肠内容物中水分被过度重吸收而导致粪便量减少和粪便坚硬。CTT 延长与结肠活力减退和结肠非协调性活动（如结肠痉挛）增加有关；另外，结肠传输可以正常，但粪便从直肠排出不充分或困难导致排便障碍。因此，便秘与结直肠功能紊乱有关。

（二）定位于结肠功能紊乱

从"罗马Ⅲ"的编排来看，"功能性便秘"被排在"功能性肠病"项下。

四、国内外胃肠病学界对功能性便秘的表述

（一）世界胃肠病学组织关于便秘的全球指南

在世界胃肠病学组织关于便秘的全球指南中，"功能性便秘"和"慢性便秘"是混用的。该指南提到，功能性便秘通常被认为以持续性排便困难，或排便不尽感和（或）排便次数减少（3～4 天 1 次或更少）为特征的紊乱。按照上述说法，其功能性便秘所含要素可为 1～3 个。根据病理生理学异常，功能性便秘分型如表 4-3 所示。

表 4-3　功能性便秘的病理生理学类型

病理生理学类型	主要特征（不伴报警症状和继发性原因）
传输型便秘	粪便的结肠慢传输起因于
结肠无力	结肠活力减退
结肠过度活跃	结肠非协调性活动增加
排便障碍	结肠传输可以正常或延长，但粪便从直肠排出不充分或困难
IBS-C	腹痛、腹胀、排便习惯改变等

世界胃肠病学组织关于便秘的全球指南并未对"功能性便秘"功能紊乱部位进行定义，从其对功能性便秘的病理生理学分类来看，功能性便秘是结肠和直肠肛门功能紊乱。其"功

能性便秘"的诊断标准依照罗马Ⅲ标准。

（二）中国慢性便秘诊治指南

中国慢性便秘诊治指南中慢性便秘的定义明确为"便秘表现为排便次数减少、粪便干硬和（或）排便困难"，其要素可为 2 个（排便次数减少+粪便干硬；排便次数减少+排便困难）、可为 3 个（排便频次减少、粪便干硬、排便困难）。《中国慢性便秘诊治指南（2013年，武汉）》指出："慢性便秘可由多种疾病引起，包括功能性疾病和器质性疾病，不少药物也可引起便秘。在慢性便秘的病因中，大部分为功能性疾病，包括功能性便秘、功能性排便障碍和便秘型肠易激综合征（IBS-C）"。中国版的"慢性便秘"中"功能性便秘"的诊断标准也是参照罗马Ⅲ制定的，在该指南中，"慢性便秘"患者的肠道功能紊乱部位未指明。

（三）罗马标准

自从有了罗马标准后，国内外胃肠病学界在"功能性便秘"的标准上基本均参照罗马标准，因此厘清罗马标准对"便秘"的描述至关重要。其中一定要明确该标准中涉及的 2个基本定义："便秘"的定义和便秘患者的功能紊乱部位。罗马标准对胃肠道功能紊乱的部位做了分类，涉及食管疾病、胃十二指肠疾病、肠道疾病、肛门直肠疾病，在这个排列中，必须弄清"肠道（bowel）"这个词的含义。根据《新英汉词典》和《英汉医学词汇》的表述，"bowel"通常意义上是指包括十二指肠到直肠在内的整个肠道，但是从罗马标准的排列来看，这里"bowel"的含义似乎只是空肠、回肠和结肠，由于空回肠在功能性便秘的发病中并无大的作用，因此，"bowel"在这里主要指结肠。如果罗马标准中的"bowel"确实是只涉及结肠，那么罗马标准如罗马Ⅲ就存在一些不合逻辑的地方。例如，罗马Ⅲ将"功能性便秘"放在功能性肠病项下，但在"功能性肛门直肠疾病"项下"功能性排便障碍"的诊断标准第 1 条就是"患者必须满足功能性便秘的诊断标准"。从这条标准来看，功能性便秘与直肠功能紊乱又建立了关联，也就是说按照罗马Ⅲ，功能性排便障碍患者必须同时又是功能性便秘患者。另外，在"功能性肠病"项下"功能性便秘"的诊断标准中提到必须满足以下 2 条或多条：①至少 25%的排便过程感到费力；②至少 25%的排便为块状或硬便；③至少 25%的排便有排便不尽感；④至少 25%的排便有肛门直肠梗阻和（或）堵塞感；⑤至少 25%的排便需要用手（如手指辅助排便、盆底支撑排便）以促进排便；⑥排便少于每周 3 次。这 6 条标准基本上可分为粪便性状改变（如②）、排便频次减少（如⑥）、排便困难（如①③④⑤）三类，其内容上与传统便秘三要素定义相似，两者最大的区别在于，传统的便秘定义要求三要素齐备，而罗马Ⅲ只要求有 2 条，甚至 1 条即可。在上述 6 条标准中，与结肠功能有关的只有 2 条，即"②至少 25%的排便为块状或硬便"，"⑥排便少于每周 3 次"，其他 4 条均与直肠肛门功能有关，将直肠肛门功能紊乱作为标准去诊断结肠功能紊乱应该是不合适的。另外，在上述 6 项标准中，有 5 项提到了"至少 25%"，而且还要坚持观察"至少 6 个月"，而且"近 3 个月符合以上诊断标准"。一个患者在至少 6个月的时间内，很难做到天天关注 5 项"至少 25%"。因此，罗马Ⅲ中，"功能性便秘"的诊断标准无论在理论上还是在临床实践中均存在很大的不合理性。

五、结肠和直肠、肛管、肛门在粪便形成、粪便排出中的作用

便秘患者的主要症状是粪便性状的变化、排便频次减少和排便困难等三大症状。结肠和直肠、肛管、肛门在粪便形成和粪便排出中的作用是不同的。

（一）结肠在便秘形成中的作用

肠内容物通过结肠的过程中，结肠黏膜对水分进行重吸收而使粪便逐渐成形，因此，CTT 与粪便的成形关系密切。排便过程的促发，需要足够的粪便量，而 CTT 延长，水分吸收过多，粪便干结，会使粪便量不足而排便次数减少；另外，干结的粪便常因润滑不足而排出困难，患者常对后者更为在意。CTT 延长大致有结肠无力和结肠动力紊乱和（或）痉挛两大原因，结肠无力常见于年老体弱者，结肠动力紊乱有结肠痉挛和结肠肛向运动紊乱，这种紊乱可见于各年龄段。排粪试验常用来测定 CTT，但不能鉴别是结肠无力还是结肠动力紊乱和（或）痉挛。可以行经典的钡剂灌肠造影，其中，结肠无力结果如图 4-1 所示，结肠痉挛结果如图 4-2 所示。CTT 延长引起的粪便干结与排便频次减少、排便困难有关。

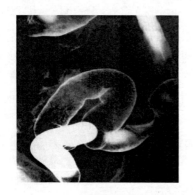

图 4-1　结肠无力
结肠袋消失

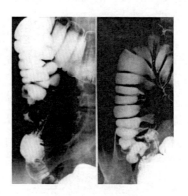

图 4-2　结肠痉挛
结肠袋加深、密集

（二）直肠、肛管、肛门在便秘中的作用

直肠的主要功能是在粪便排出人体前暂时储存粪便；肛管的主要功能如下。①控制排便：通过肛管肌肉和肛门括约肌的收缩将粪便控制在直肠内。②感知直肠内容物，辨别直肠内容物的性质。足够的直肠内容物达到直肠的排便阈值时，经大脑判断，肠神经系统（ENS）可以启动排便过程，此时耻骨直肠肌松弛，肛管直肠角（肛直角）消失，直肠肌肉收缩，肛管缩短，肛门舒张（此过程即为直肠肛门抑制反射），粪便经由肛门排出体外。

1.排便费力　排便过程需要膈肌、腹肌和盆底肌等多个肌肉群协同配合完成。在年老体弱者、肺气肿患者中，这些肌肉团块体积减小，使得相关肌肉的收缩能力下降、功能减退而造成排便困难。

2. 直肠肛门抑制反射功能紊乱　盆底肌功能（含耻骨直肠肌）和直肠肛门抑制反射的正常与否与排便过程是否能正常进行关系密切。此反射功能紊乱的患者排便时，直肠收缩可不伴有肛门的同步舒张，此时，患者会出现排便费力现象，同时因为肛门舒张不良，患者排出的粪便往往呈细条状，这些均可使直肠内储存的粪便不能顺利排出；另外，直肠内大粪团和（或）直肠内粪便排空障碍，使得直肠内压力不能降至排便阈值以下而产生排便不尽感。

六、换一个思路看便秘

由于便秘的定义和便秘患者的肠道功能紊乱部位判定的不一致，人们对便秘发病机制的理解也很不一致，以致很难对便秘的发病机制做出大家公认的叙述，这给功能性便秘患者的治疗带来麻烦。基于结肠和直肠、肛管、肛门在粪便形成和排出中的不同作用，不妨换一个思路来讨论便秘的发病机制、功能紊乱部位及其相应的治疗。

结肠功能障碍和直肠肛门功能障碍可以分别发生，也可合并发生。结肠功能障碍患者常有粪便干结、排便频次减少和排便困难，这就是功能性便秘；直肠肛门功能障碍患者不一定有粪便干结和排便频次减少，直肠肛门抑制反射异常时，肛门舒张不良可使患者出现纤细或扁平的成形粪便、排便费力、排便不尽感等，这就是功能性排便障碍，也就是功能性出口梗阻；如患者同时有两种障碍，则可以出现以上所说的多种症状，其痛苦是不言而喻的。

排便的目的就是要将肠内储存的粪便完全、顺利地排出体外，这里不妨引入"功能性排空障碍"（FED）的概念。按此思路，"功能性便秘"是以 CTT 延长导致粪便干结、粪便排出障碍为主要内容的粪便排空障碍；"功能性出口梗阻"是以盆底肌功能紊乱和直肠肛门反射异常致粪便排出障碍为主要内容的粪便排空障碍。这样就可以将"功能性便秘"和"功能性出口梗阻"均归类于"功能性排空障碍"。有"功能性排空障碍"的患者，可以只有功能性便秘的症状，也可以只有功能性出口梗阻的症状，还可以兼有两大类症状。这个归类不仅简单，而且合理，同时对临床的治疗也有指导意义。

七、要重视功能性排空障碍与情绪障碍的关系

在临床实践中，人们发现，无论是"功能性便秘"还是"功能性出口梗阻"，均与情绪障碍有密切联系。由于国内外均将"功能性出口梗阻"归于"功能性便秘"，因此，国内外文献讨论的大多是"便秘"与情绪障碍的关系。

国内学者侯晓华已经注意到：严重的便秘患者存在程度不同的精神心理异常，后者对心身健康的影响较器质性疾病更为突出，长期难愈，已成为了临床十分棘手的问题。其实，便秘患者与情绪障碍之间的关系早就引起不少人的关注。

1989 年，Devroede 等报道，他们用明尼苏达多相人格调查表（Minnesota multiphasic personality inventory，MMPI）作为心理检测工具，对 38 例女性便秘患者进行了性格特征的测定，38 例患者中 19 例由 CTT 延长引起，另外 19 例由结肠无力引起，检测结果分别与两组关节炎患者的资料比较，结果显示，便秘患者中疑病症（HS）和癔症（HY）的计

分均超过了正常上限（70分）。研究还发现，在CTT延长的便秘患者中，焦虑水平与平均CTT高度相关（$r=0.90$，$P<0.001$），焦虑计分＞抑郁计分时，患者的平均CTT为83h，而焦虑计分＜抑郁计分时，患者的平均CTT为44h；在结肠无力型便秘患者中，平均CTT与偏执狂样症状（Pa）呈正相关（$r=0.54$，$P<0.02$）。1993年，Merkel等用Hopkin的症状自评量表（symptom checklist）作为工具，对18例老年便秘患者进行了检测。结果提示，18例便秘患者中6例有"不爽"（distress）增加，而17例一般情况相似的非便秘老人中仅1例有"不爽"增加，在6例"不爽"增加的便秘患者中，躯体化症状、摆脱不了的强迫行为、人际关系感受、抑郁和焦虑的计分均较高。国内学者匡荣光等曾对老年功能性便秘患者的肛管直肠压力与心理因素进行了研究，结果发现，功能性便秘患者的SAS和SDS评分均显著高于对照组（$P<0.05$），SAS和SDS评分均与直肠肛管压差呈负相关（$P<0.01$），而直肠肛管压差正是反映直肠肛门抑制反射的一个指标。有些研究认为，IBS-C与慢性功能性便秘并无区别，这两类疾病有很多方面是重叠的。最近，Kibune-Nagasako等用综合医院焦虑抑郁量表HAD对113例IBS患者中的90例进行测定，结果发现，有64.3%的IBS-C患者有焦虑和（或）抑郁评分升高。

通常认为，情绪障碍可以引起内脏功能紊乱等躯体症状，如美国的DSM-IV有躯体形式障碍（SFD），DSM-V有躯体症状障碍（SSD）等，均认为情绪障碍可以经由躯体症状表现出来，即躯体化表现（psychosomatization）。在消化系统则有功能性胃肠病（FGID），FED也是FGID的一种。

CNS可以通过下丘脑-垂体-肾上腺（HPA）轴、下丘脑-垂体-甲状腺（HPT）轴和下丘脑-垂体-性腺（HPG）轴，经由自主神经系统影响内脏功能。在消化系统即所谓脑-肠轴。

胃肠道功能可以由ENS直接调控，也可以通过脑-肠轴，由CNS通过ENS间接调控。

有资料提示，在某些人群中，情绪波动可引起与平滑肌收缩有关的自主神经系统出现过度反应，尤其是情绪波动明显时，过度反应可使平滑肌张力增加而引起血管性紧张性头痛或躯体其他部位的疼痛。这些资料提示情绪障碍可以通过CNS对平滑肌进行调节，这种调节不仅涉及血管平滑肌，同时也可涉及胃肠道平滑肌。Emmanuel等曾用激光多普勒直肠黏膜血流测定技术（一种可靠的直接测定胃肠道外来自主神经支配活性的技术）对34例便秘时间＞5年的女性患者进行测定，同时对患者进行GHQ-28（general health questionnaire-28，该问卷用于患者心理社会能力的测定）和BSRI（Bem sex role inventory，该问卷用于女性对其本人的女性魅力方面的心理社会感受的测定）的调查，将其结果与19例健康女性进行对照后发现，便秘患者的总GHQ-28总分和躯体化亚组（$P<0.05$）及焦虑亚组（$P<0.05$）计分均明显高于对照组；直肠黏膜血流与GHQ-28躯体化亚组（$P<0.005$）、焦虑亚组（$P<0.05$）、抑郁亚组（$P<0.01$）计分均呈负相关。CNS还能对随意肌进行调节。流行病学资料显示，在盆底肌功能失调的慢性便秘者中，焦虑的计分比较高，而焦虑水平的增高常常与随意肌，如盆底肌的紧张度增加有关。

除此之外，情绪障碍还可以通过精神内分泌系统来调节胃肠道运动。有研究提示，情绪障碍可以激活内分泌系统。Jonsson等对25例功能性消化不良（FD）研究对象进行了一项定时的激怒和实验性刺激（如友好接触、刺激性谈话和食物刺激）且同时观察其血浆胃泌素、胆囊收缩素（CCK）和生长抑素（SS）变化的研究，结果发现FD患者的血浆平均

CCK 水平从 7.2pmol/L 升至 9.8pmol/L，而对照组无变化（$P<0.04$）；同时，FD 患者的血浆 SS 水平的增加也明显高于对照组。据此，研究者认为 FD 患者的病理生理学变化与血浆 CCK 和 SS 变化之间存在一种连锁的心因性反应。CCK 和 SS 均由胃肠道内分泌系统分泌。CCK 对胃排空有明显影响，SS 则能通过对 VIP 和 NO 释放的调节而明显延长 CTT。降钙素基因相关肽（CGRP）在结肠运动的调节中也有重要作用，而压力、精神紧张和炎症介质均能激活、伤害感受器，引起 CGRP 的合成和释放增加。

八、伴有情绪障碍的"功能性排空障碍"的诊断和治疗

情绪障碍可以通过脑-肠轴引起功能性排空障碍（FED），FED 又可反过来加重情绪障碍。已经发现，伴有情绪障碍患者对单纯的抗便秘治疗反应较差。

在对 FED 进行诊断时，一定要对患者可能具有的情绪障碍做出判断。根据笔者的临床经验，诊断这类疾病要包含 3 个要素：第一，要尽可能排除与症状有关的器质性疾病，尤其是恶性疾病，以保护医患双方的合法权益；第二，要仔细询问患者与情绪障碍有关的一些症状，如睡眠、精神、精力状况及有无眩晕、体痛、心悸、胸闷等，以判断患者有无情绪障碍的存在；第三，要挖掘患者长期（可达几十年以上）以来的负性工作、生活经历，以便于解释患者存在情绪障碍的原因及患者对治疗方案的依从性。

有情绪障碍背景的 FED 的诊断应该包含消化系统和情绪障碍两方面内容。对此类患者进行治疗时，要注意对两方面症状同时处理。

对功能性便秘和功能性出口梗阻的"功能性排空障碍"的治疗，则要视具体情况而定。功能性便秘患者的症状与粪便性状、结肠动力有关。粪便干结可以应用通便药物，如聚乙二醇电解质散剂；可以通过开塞露润滑干结粪便；用手法或灌肠等手段协助排便等。前面已经讲过，通过钡剂灌肠摄片可以大致判断患者动力紊乱的类型。对于结肠无力型者，可以给予促动力药物，如莫沙必利、伊托必利、普芦卡必利等；对于结肠动力紊乱型者，可以使用肠动力调节药物，如马来酸曲美布汀、匹维溴铵等。

在综合性医院，最多见的情绪障碍是抑郁、焦虑障碍。有情绪障碍史的 FED 患者的治疗，除了胃肠道症状对症治疗外，必须要对患者进行抗抑郁治疗，单一的胃肠道症状对症治疗效果多是不理想的。资料显示，抗抑郁治疗加常规对症治疗的效果要优于单一对症药物治疗。意大利学者对 41 例便秘患者进行了 18 个月的随访，结果提示经常规对症治疗后，36 例（88%）患者的便秘症状已解决（尽管其中有几例尚需使用轻泻剂），而余下的 5 例对常规治疗无明显反应者均来自有极大心理问题的家庭。联合治疗通常有两种形式，一种是联络会诊，即情绪障碍由精神专科医师解决，胃肠道症状由消化科医师治疗；另一种是整合治疗，由具有一定抗抑郁药物使用能力的消化科医师对两种症状一并治疗。在国内，整合治疗方法似乎更易为患者接受。

综合性医院中非精神科医师最常用的抗抑郁药物为 SSRI（如氟西汀、帕罗西汀等）和 SNRI（如度洛西汀、文拉法辛）类药物，以及一些增效剂，如奥氮平、阿立哌唑等。已有大量文献报道联合治疗对包括 FED 在内的有情绪障碍背景的 FGID 的疗效。

另外，还应提及一点，目前功能性便秘的诊断是依据罗马III标准，该标准将患者自诉的便秘时间定为 3 个月或 6 个月，其实便秘的形成和发展是一个渐进过程，要让患者记得

便秘的病史是 2 个月还是 5 个月，或者是 3 个月还是 6 个月，并非易事，我国患者绝大多数无记录疾病日志的习惯，对于粪便性状等不大可能有符合标准要求的数据。因此，不妨参照"不明原因发热"（或称发热待查）的定义，即"发热持续 3 周以上，体温多次 > 38.3℃，经过至少 1 周深入细致检查仍不能确诊的一组疾病"，将此移植过来，叙述为"有便秘症状的患者，经过××（时间）深入细致检查，未发现存在与便秘症状具有因果关系的器质性疾病"，此种便秘即为功能性便秘。以就诊检查时间作为病程参照，在临床上具有极大的可操作性。

第五节　口臭与口腔异味的心身医学观

一、口臭的生物医学模式观点

口臭是指从口腔或其他充满空气的空腔（如鼻、鼻窦、咽）中所散发出的臭气，它严重影响人们的社会交往和心理健康，WHO 已将口臭作为一种疾病进行报道。调查显示，在中国口臭患病率约为 27.5%，西方国家则约为 50%。全球有 10%～65% 的人曾患有口臭。口腔局部疾患是导致口臭的主要原因，但不容忽视的是，口臭也常是某些严重系统性疾病的口腔表现，一些器质性疾病也会导致口臭。

1. 病理性口臭

（1）口源性口臭：据统计，80%～90% 的口臭来源于口腔。口腔中有未治疗的龋齿、残根、残冠、不良修复体、不正常解剖结构或牙龈炎、牙周炎及口腔黏膜病等都可以引起口臭。其中龋齿和牙周疾病又是最常见的相关疾病。深龋窝洞内、不良修复体悬突下常残存食物残渣和菌斑，细菌经过发酵分解，产生臭味。牙髓坏死或化脓性牙髓炎，未经治疗也可发出臭味；牙周病患者常伴有大量的牙石、菌斑，牙周袋内细菌发酵产生硫化氢、吲哚和氨类，因而产生臭味。另外，牙周脓肿和牙周袋溢脓，多为金黄色葡萄球菌合并牙周致病菌感染，也会发出臭味。唾液的质和量也起到重要作用，包括唾液量的减少、蛋白质等有机成分的增多。

有机成分的增多降低了唾液的冲刷作用和缓冲作用，使细菌大量繁殖，分解唾液、龈沟液及食物残渣中的有机成分，产生大量的挥发性硫化物、吲哚等物质，引起口臭。有些戴义齿的人不注意义齿的清洁，口腔内也会有气味。

（2）非口源性口臭：口腔邻近组织疾病如化脓性扁桃体炎、慢性上颌窦炎、萎缩性鼻炎等，可产生脓性分泌物而发出臭味；临床上常见的内科疾病如急慢性胃炎、消化性溃疡出现酸臭味；幽门梗阻、晚期胃癌常出现臭鸭蛋性口臭；糖尿病酮症酸中毒患者可呼出丙酮味气体，尿毒症患者呼出烂苹果味气体。化脓性支气管炎、肺脓肿等都会经呼吸道排出臭气，表现为口臭。另外，白血病、维生素缺乏、重金属中毒等疾病均可引起口臭。

（3）幽门螺杆菌性口臭：有人报道，幽门螺杆菌（*Hp*）感染可以引起口臭。根除 *Hp* 后口臭即可消失。但据陈玉龙的一项研究发现，在排除器质性病变的 60 例口臭患者中 40 例为 *Hp*（+），20 例 *Hp*（-），*Hp*（+）患者分为 A、B 组，每组 20 例，C 组 *Hp*（-）20 例。A 组用根除 *Hp* 治疗，B 组用根除 *Hp*+心理治疗+抗抑郁治疗，C 组采用认知心理治疗。结果 A 组有效率为 40%，B、C 两组有效率达 68% 以上。因此，不支持单纯根除 *Hp* 可以治愈口臭的理论。

2. 心理性口臭　心理性口臭是心理因素导致的主观口臭，客观上不存在口臭（见下文）。

二、生物-心理-社会医学模式下口臭的临床特点

1. 口臭患者的人格特点　除口臭感这一明显症状外，患者还表现出特殊的个性：认真、细致、过分关注口臭。

2. 躯体症状　分别出现以下单个症状或多个症状，如舌苔厚腻、口干、口苦、口腔味觉异常、失眠、烦躁、气短、胸闷、肠胃不适、腹胀、尿频、便秘、便溏、腰膝酸软、肢体麻痛、容易上火（女性则经期易上火）、手足心易出汗、身体常发热、易于疲劳、易感冒、烦躁、头昏、头发干枯、耳鸣等躯体症状。

3. 心理症状（见本书相关章节）和行为异常（就诊时用手遮着口或远离医生）

（1）想象性症状：推测对方表情不佳是自己的口腔异味引起的。

（2）认知性症状（感知觉障碍）：口苦、口臭等口腔异味只是自我感受，实际上并不存在，只是一种口苦感、口臭感。

（3）转移注意力，口苦、口臭等口腔异味自动消失。

（4）往往有病前和近期压力、生活事件等应激历史。

三、治　　疗

（1）心理认知治疗和行为治疗+抗焦虑/抑郁药物有效。

（2）其他疗法：音乐疗法、体育锻炼疗法可转移患者对口臭的过分关注。

（3）治疗口腔器质性疾病。

（4）重症或伴强迫障碍者转诊至精神科。

第六节　胆囊切除术后综合征的心身医学观

一、胆囊切除术后综合征的概念

胆囊切除术后综合征（postcholecystectomy syndrom，PCS）指的是胆囊因结石、炎症等原因被切除以后，依然会出现右上腹疼痛、恶心、呕吐，尤其是进食油腻食物时会出现上述症状。从发病机制上既往认为是切除胆囊时胆囊管留得比较长，或者胆囊管中有结石等导致，常规治疗效果不佳。

二、对胆囊切除术后综合征一词的质疑和处理

笔者早在 2002 年前的临床实践中已经发现，所谓的胆囊切除术后综合征实际上是对

伴有焦虑/抑郁的漏诊引起，并与尚杰等发表了研究论文。值得注意的是，笔者从 2005 年 10 月～2017 年 7 月对郑州大学第一附属医院消化科门诊 110 例胆囊切除术后综合征患者进行的回顾性焦虑/抑郁调查问卷发现，其中25%的患者术前3～5年已存在中度焦虑/抑郁，31%的患者已有轻度焦虑/抑郁症状，说明胆囊切除术后综合征患者术前已有焦虑/抑郁，并引起上腹或右上腹疼痛。而这些患者并未被识别出焦虑和抑郁导致的疼痛，被误认为腹痛与胆石、胆囊炎等疾病有关。当然，此时的手术并非绝对不能做，但要考虑胆石是否为引起疼痛的原因，如果是，术后腹痛等症状应该消失，如果没有改善，又无其他可查的相关原因，就应同时关注是否存在焦虑/抑郁，进行抗焦虑/抑郁治疗往往使疼痛缓解，就不会有胆囊术后综合征的出现。除胆囊切除术后仍旧存在上腹疼痛外，患者还有心理症状群、躯体症状群及核心症状群时都应考虑是否存在抑郁/焦虑。但是，目前大多数消化科、肝胆外科及各类介入微创科室很少关注，更谈不上关注过去已经存在多年的抑郁/焦虑，才导致过度的诊治和误诊、误治。这些患者经过抗抑郁/焦虑，74%的患者疼痛等症状得以缓解。因此，胆囊切除术后综合征这一名词是不完美的，因为术前的许多年患者的腹痛已经与焦虑/抑郁同时存在，所以认为其是心理障碍的躯体化表现更为确切，同时手术切除胆囊时胆囊颈留下残端过长的说法不成立，因为抗焦虑治疗对此症有效。建议外科、内镜及微创手术医生加强对与心因性相关腹痛的识别，以防过度诊治带给患者躯体、心理和经济上的损失，同时郑重向统编教材相关编辑委员会建议，医学教科书编写和再版时应该关注心身医学，对涉及心身问题的诸如胆囊切除术后综合征等类似内容进行修改，避免对新一代的医学生进行单纯生物医学模式理论的灌输。

三、对肝胆外科、消化科及微创、内镜等手术医生的期待

心身疾病出现在临床各科，随着心身医学的普及，人们对生物-心理-社会医学模式的认知度也有了不同程度的提高。心身医学必将引领大医学整合医学概念的普及与提高。随着科技的进步，各种先进的检测手段不断出现，大大改善了生物医学模式下的诊治技术，然而，从全国看还有很多医学领域有待普及，不仅要研究操作技巧，关注所治疾病，更要关注患有疾病的人，关注心理社会因素对疾病症状的影响。譬如，抑郁、焦虑合并疼痛者达 60%左右，许多因疼痛多次接受各种手术，但术后疼痛并未缓解的人群中术前已经患有抑郁/焦虑而未被识别，这些现象说明外科等手术相关科室（包括微创手术）仍是生物-心理-社会医学模式未开垦的处女地。这一点必须引起临床各科和新闻媒体的重视，与时俱进地做好医学模式这方面的转化工作，真正使整合医学的理念得以贯彻。

第七节　消化科常见以躯体化障碍为表现的心理疾病

躯体化障碍（somatization disorder）就是这样一种现象：患者自觉有很严重的躯体症状，如头痛、胸闷、食欲缺乏、腹痛、腹泻、月经不调及各种各样的身体不适、工作效率下降等表现，但在相应的医学检查中并没有发现明显的病理改变，或者临床检查中发现的病理改变，不足以解释患者自觉症状的严重程度，这种现象曾被称作"医学难以解释的症

状"。近年来随着精神医学、心身医学的快速发展，经过大量的临床研究表明：这些所谓"医学难以解释的症状"的深层次原因与患者的情绪和社会心理因素密切相关。也可以说：抑郁症患者、焦虑症患者和神经症患者，可表现出各种各样的躯体症状，而这些躯体症状的真正病因是抑郁、焦虑和社会心理因素。由于其痛苦的躯体症状掩盖了情绪症状和心理问题，绝大多数焦虑、抑郁障碍、神经症患者均由于躯体不适症状在综合医院就诊。然而，临床各科医师不能正确识别和处理，常常导致漏诊、误诊，延误治疗时机和浪费大量的医疗资源。如何正确识别焦虑、抑郁障碍和神经症患者的躯体化症状，并运用有效手段进行干预，成为综合医院临床各科医生必须面对和迫切需要解决的问题。

一、抑　郁　症

抑郁症是一种情绪障碍，主要临床表现为以持久的情绪低落，伴有相应的认知、行为改变和躯体症状为主要特征的一组心理疾病。多在青壮年发病，大多数患者有反复发作的倾向，部分可有残留症状或转为慢性。

近年来许多研究已证明抑郁症是高患病率、高复发率、高疾病负担及高自杀率的精神疾病，但过去常局限于精神病学范畴，习惯强调患者的情绪、精神症状，即"三低症状"——情感低落、思维迟缓和意志活动减退。然而，相当一部分的抑郁症患者就诊的主诉并非情感或精神症状，而是躯体方面的症状，对这样的以躯体症状为表现的抑郁症患者，近半数以上会被临床医师漏诊或误诊。

（一）病因与发病机制

抑郁症的病因到目前为止尚不清楚，大量的研究资料显示可能与遗传因素、神经生化因素和社会心理因素等多种因素有关。

1. 遗传因素　家系研究发现亲属同病率远高于一般人群，血缘关系越近，发病一致率越高，父母、兄弟、子女发病一致率为12%～14%，单卵双生同病率远高于双卵双生（69%～95% vs. 12%～38%）。在抑郁症患者的调查中发现有50%左右的患者有抑郁症家族史。近年来，分子遗传学研究提示抑郁症的发生可能与多个基因的异常有关，多倾向于多基因遗传病。

2. 神经生化因素

（1）5-羟色胺（5-HT）假说：认为抑郁症发生与5-HT水平降低有关。研究发现自杀者和抑郁症患者脑脊液中5-HT代谢产物5-羟吲哚乙酸含量降低，并且该物质的浓度与抑郁严重程度有关，浓度越低，抑郁程度越重。

（2）去甲肾上腺素（NE）假说：认为抑郁症患者突触间隙内NE含量不足。临床研究发现抑郁症患者尿中NE的代谢产物3-甲氧基-4-羟基苯乙二醇（MHPG）浓度降低，并且随着抑郁症状的好转，该物质浓度逐渐恢复。

（3）多巴胺（DA）假说：近年有人提出抑郁症与DA相关联的两种学说，一是认为抑郁症患者存在中脑边缘系统DA功能失调，一是认为抑郁症患者存在DA功能低下。有研究发现，抑郁症患者尿中DA的主要代谢产物高香草酸（HVA）含量下降，而能提高DA功能的药物如安非他酮可以缓解抑郁症状。

3. 神经内分泌因素　近来有大量研究表明抑郁症的发病与神经内分泌改变有关，涉及HPA 轴、HPT 轴、下丘脑-垂体-生长激素（HPGH）轴。许多研究结果发现抑郁症患者地塞米松抑制试验阳性、血浆 TSH 水平显著降低、游离 T_4 增加等现象。

4. 脑电生理变化　许多睡眠脑电研究发现，抑郁症患者睡眠有一些改变，主要表现在觉醒次数增多，总睡眠时间减少；快速眼动睡眠（REM）潜伏期缩短，抑郁程度越重，REM潜伏期越短。30%左右的心境障碍患者存在脑电图（EEG）异常，抑郁发作时多倾向于低α频率波。

5. 神经影像学变化

（1）结构性影像学研究：近年来多数 CT 研究发现心境障碍患者脑室较正常对照组大。MRI 发现抑郁发作患者海马、额叶皮质、杏仁核、腹侧纹状体等脑区萎缩。

（2）功能影像学研究：发现抑郁发作患者左侧额叶及左前扣带回局部脑血流量（rCBF）降低。伴有认知功能缺损的抑郁症患者较不伴认知功能的患者 rCBF 的下降更严重。

6. 社会心理因素　虽然生物学因素是抑郁症发病的重要基础，但是社会心理因素在抑郁症的发病当中所起的作用不容忽视。首次发病的患者常常有明显的社会心理因素，而一些负性生活事件往往会增加抑郁症复发的风险，如低收入水平、低教育水平、婚姻状况不佳等均可以作为抑郁症发病的直接因素。有调查发现抑郁症发病前 92%有促发的生活事件。生活事件中负性生活事件如丧偶、婚姻不和谐、离婚、失业、严重躯体疾病、家庭成员患重病或突然死亡等均可诱发抑郁症。

（二）临床表现

抑郁发作在临床上以情绪低落、思维迟缓、意志活动减退和躯体症状为主。核心症状包括情绪低落、兴趣缺乏、快乐缺失。部分可以伴有精神病性症状，有的伴有焦虑及激越行为，严重者会出现自杀。

1. 情绪低落　主要表现为显著而持久的情绪低落，患者自我感觉高兴不起来，终日忧心忡忡，愁眉苦脸，郁郁寡欢。无用、无助、无望感明显，自我评价降低，认为自己一无是处，拖累了家人，活着就是别人的累赘，常有度日如年、生不如死的想法，出现自杀观念或自杀行为。

2. 思维迟缓　患者由于情绪低落，思维联想受到抑制，思维活动减慢，自诉"脑子一片空白""脑子好像生了锈的机器"。感觉自己变笨，判断能力下降，做事犹豫不决。重者出现自责自罪。

3. 意志活动减退　表现为患者意志活动显著持久的抑制。临床表现为行为缓慢，言语明显减少，语音低、语速慢。生活被动、不想做事，常闭门独居，疏远亲友，回避社会交往。

4. 躯体症状　抑郁症患者的躯体症状很常见，表现各种各样，并且许多患者在到精神科就诊前一直在其他科室治疗这些躯体症状。症状可涉及全身各个系统，最常见的症状如下。

（1）消化系统症状：消化不良很常见，主要表现为食欲缺乏、腹胀、腹痛、嗳气、便秘、恶心、呕吐、体重减轻等。

（2）心血管、呼吸系统症状：心悸、胸闷、胸痛、气短和呼吸困难等。

（3）神经系统症状：头痛、头晕、疲劳或乏力；四肢麻木和多部位的疼痛；自主神经功能紊乱等。

（4）生殖、泌尿系统症状：尿急、尿频、月经失调、性欲和性功能障碍等。

（5）睡眠障碍：常见的有入睡困难、早醒、多梦，其中早醒最为明显，个别患者会出现睡眠过多。

（三）诊断标准

ICD-10 中，抑郁发作包括首次发作抑郁症和复发性抑郁症。

1. 抑郁发作的一般标准

（1）抑郁发作需持续至少 2 周。

（2）在患者既往生活中，不存在符合轻躁狂或躁狂（F30）标准的轻躁狂或躁狂发作。

（3）不由精神活性物质或器质性精神障碍所致。

抑郁发作的症状分为两大类，可以粗略地分别称之为核心症状和附加症状。

2. 抑郁发作的核心症状

（1）抑郁心境：对个体来讲存在于一天中大多数时间，且几乎每天如此，基本不受环境影响，持续至少 2 周。

（2）对平日感兴趣的活动丧失兴趣或愉快感。

（3）精力不足或过度疲劳。

3. 抑郁发作的附加症状

（1）自信心丧失和自卑感。

（2）无理由的任何自责或不适当的罪恶感。

（3）反复出现死或自杀想法，或任何一种自杀行为。

（4）主诉或有证据表明存在思维或注意力降低，如犹豫不决或踌躇。

（5）精神运动性活动改变，表现为激越或迟滞（主观感受或客观证据均可）。

（6）任何类型的睡眠障碍。

（7）食欲改变（减少或增加），伴有相应的体重变化。

4. 抑郁发作的亚型　根据是否伴有"躯体综合征"将抑郁发作分为伴有和不伴躯体综合征两个亚型。要符合躯体综合征的条件，必须具备以下中的 4 条症状。

（1）对平日感兴趣的活动丧失兴趣或失去乐趣。

（2）对正常时能产生情感反应的事件或活动缺乏反应。

（3）比通常早醒 2h 以上。

（4）早晨抑郁加重。

（5）具有明显的精神运动性迟滞或激越的客观证据（他人的观察或报告）。

（6）食欲明显丧失。

（7）体重减轻（比上个月体重减少 5%以上）。

（8）性欲明显丧失。

（四）鉴别诊断

1. 继发性心境障碍　脑器质性疾病、躯体疾病和精神活性物质等均可引起继发性心境障碍。与原发性心境障碍的鉴别要点如下。

（1）继发性心境障碍可出现意识障碍、遗忘综合征及智力障碍，后者除谵妄性躁狂发作外，一般无意识障碍、记忆障碍及智力障碍。

（2）继发性心境障碍有明确的器质性疾病、药物或精神活性物质使用史，体格检查会有阳性体征，实验室及器械检查有相应的阳性发现。

（3）继发性心境障碍的症状随原发疾病病情的变化而波动，原发疾病好转，情感症状相应好转或消失。

（4）继发性心境障碍既往无心境障碍发作史，而原发性心境障碍可有类似发作史。

2. 心因性精神障碍　在明显的社会心理因素下发病的抑郁症需要与心因性精神障碍相鉴别。创伤性事件是心因性精神障碍诊断的必要条件，临床表现具有如下特征：存在与创伤性事件相关联的闯入性回忆与梦境，有针对特定场景的回避，同时存在持续的警觉性增高。但是抑郁症有时会与心因性精神障碍并存，此时要做出共病诊断。

3. 神经症　是一组主要表现为焦虑、抑郁、恐惧、强迫、疑病症状或神经衰弱症状的精神障碍。患者病前多有一定的易感素质基础和个性特征；疾病的发生与发展常受心理社会（环境）因素的影响；症状没有可以证实的器质性病变作为基础，与患者的现实处境不相称；患者对存在的症状感到痛苦和无能为力，自知力完整或基本完整，有求治要求；病程大多持续迁延。

（五）抑郁症的治疗

抑郁症的治疗目标包括情绪改善、消除症状、提高治愈率、恢复社会功能、减少复发。治疗方法包括药物治疗、心理治疗及其他治疗等。

1. 药物治疗

（1）治疗原则：药物治疗分为急性期治疗、恢复期治疗及维持期治疗三个阶段。①急性期治疗6~8周，主要是改善情绪、控制症状，尽量达到临床治愈，药物要足量应用，如4~6周效果不佳，可换用其他同类药物或作用机制不同的药物。②恢复期治疗至少4~6个月，目的是巩固疗效，原则上继续使用原治疗有效的药物，并且剂量不变，如果在此期间，药物剂量减小，有可能引起复燃。在恢复期治疗结束后，就进入维持期。③关于维持期持续时间专家观点不一，大多数专家认为首次发作维持治疗6~8个月，复发患者至少2~3年，多次复发者建议长期维持治疗；至于维持期药物剂量，有研究表明应用治疗剂量维持的患者复发率低。

（2）常用抗抑郁药

1）SSRI：是目前临床上应用最广的一线抗抑郁药，包括氟西汀、帕罗西汀、舍曲林、西酞普兰、艾司西酞普兰、氟伏沙明等，它们通过选择性抑制5-HT的再摄取，从而增加突触间隙内的5-HT浓度，发挥抗抑郁作用。

2）SNRI：如文拉法辛、度洛西汀、米那普伦等，主要是通过同时增加5-HT能和NE能神经传导活性，从而达到抗抑郁效果，这些药物能同时抗焦虑，对抑郁症患者的疼痛、乏力等及伴有躯体症状的患者疗效也较好。

3）NaSSA：通过增强NE、5-HT能的传递及特异阻滞$5-HT_2$、$5-HT_3$受体，拮抗中枢NE能神经元突触前α_2自身受体及异质受体，发挥抗抑郁作用，如米氮平，此药亦有镇静和增加食欲的作用。

4）5-羟色胺受体拮抗和再摄取抑制剂（serotonin receptor antagonist/reuptake inhibitor，SARI）：通过拮抗 5-HT$_2$ 受体，兴奋其他受体特别是 5-HT$_{1A}$ 受体而发挥作用，如曲唑酮，此药亦有改善睡眠的作用。

5）褪黑素受体激动剂和 5-HT$_{2C}$ 受体拮抗剂：如阿戈美拉汀，其有抗抑郁和改善睡眠的作用。

6）其他抗抑郁药：氟哌噻吨美利曲辛、圣约翰草提取物、解郁丸、舒肝解郁胶囊、舒肝颗粒等，对轻中度焦虑、抑郁和躯体化障碍也有较好的疗效。

2. 心理治疗

（1）一般性心理治疗：如倾听、解释、支持性心理治疗，可以缓解患者的焦虑、抑郁情绪，增加治疗的依从性与信心，配合治疗。

（2）认知行为治疗：可以改变患者歪曲的负性认知，促进疾病的康复，预防复发。

3. 其他治疗

（1）电抽搐治疗（electro-convulsive therapy，ECT）或改良电抽搐治疗（MECT）：对于严重的抑郁，如抑郁性木僵、有强烈自杀观念的患者，可采用 ECT 或 MECT 治疗，能迅速控制病情，减少风险。另外，药物治疗效果不佳、年老体弱不能耐受药物副作用者可采用 MECT。

（2）重复经颅磁刺激（repetitive transcranial magnetic stimulation，rTMS）：在一定频率（通常为 10Hz）下给予相同密度的刺激串，作用于头颅特定部位。这是一种非侵入性治疗方法，无痛，无明显副作用。近些年的循证医学的证据表明，rTMS 可以有效治疗抑郁症。

除以上治疗方式外，健康教育、康复治疗（包括家庭康复、社会康复、职业康复等）都有助于抑郁患者全面康复，恢复社会功能，增加治疗依从性，减少疾病复发。

特别强调：加强护理以防意外！虽然以躯体化障碍为表现的抑郁，没有述说情绪的问题，但经过反复检查未查到器质性病变，对症治疗无效者，自杀的风险亦很高。在临床工作中遇到重性抑郁症、难治性躯体化障碍时，应及时转诊到精神医学科就诊。

二、焦　虑　症

焦虑症是一种以不安、恐惧等不愉快的情绪体验为主，并且伴有躯体不适、自主神经紊乱、肌肉紧张与运动性不安等症状的神经症。焦虑症以广泛和持续性焦虑不安或反复发作的惊恐为主要特征，临床可分两种类型，即广泛性焦虑/慢性焦虑和惊恐障碍/急性焦虑。本部分重点介绍广泛性焦虑障碍。

广泛性焦虑障碍（general anxiety disorder，GAD）属泛化且持续的焦虑，不局限于特定的外部环境，症状多变。患者总感到神经、肌肉紧张，发抖，运动性不安，心悸，头晕，腹部不适；常担心自己或亲人将会患严重疾病或大祸临头，并常与社会心理应激因素有关，病情波动为慢性过程。

（一）病因与发病机制

1. 遗传因素　在焦虑障碍的发生中起重要作用。其血缘亲属中同病率为 15%，远高于正常居民；双卵双胞胎的同病率为 2.5%，单卵双胞胎为 50%。有人认为焦虑障碍是环境因素通过易感素质共同作用的结果，易感素质是由遗传决定的。

2. 生物学因素　焦虑反应的生理学基础是交感神经系统和副交感神经系统活动的普遍亢进，常有肾上腺素和去甲肾上腺素的过度释放。关于发病机制也有不同说法，有的学者强调杏仁核和下丘脑等情绪中枢和焦虑障碍的联系，基于边缘系统和新皮质中苯二氮䓬受体的发现提出焦虑障碍的"中枢学说"；也有人根据β肾上腺素能受体阻滞剂能有效改善躯体的症状、缓解焦虑，支持焦虑障碍的"周围学说"。

3. 心理学派　认为焦虑障碍是过度的内心冲突对自我威胁的结果。基于"学习理论"的学者认为焦虑是一种习惯性行为，由于致焦虑刺激和中性刺激间的条件性联系使条件刺激泛化，形成广泛的焦虑。Lader 提出：遗传素质是本病的重要心理和生理基础，一旦产生较强的焦虑反应，则通过环境的强化或自我强化，形成焦虑障碍。

4. 病前性格特征　自卑，胆小怕事，谨小慎微，对轻微挫折或身体不适容易紧张、焦虑或情绪波动。

5. 精神因素　各种社会心理因素包括家庭、工作、婚姻、人际关系等均可为诱发因素。

（二）临床表现

广泛性焦虑障碍（慢性焦虑障碍）是焦虑症最常见的表现形式。缓慢起病，以经常或持续存在的焦虑情绪为主要临床相，可归纳为三组临床表现。

1. 情绪症状　表现为与处境不相符的紧张不安、过分担心、心烦、害怕或恐惧、易怒。外在行为表现为表情急切、言语急促、反复询问、心神不宁，过度要求医师给予安慰或保证、警觉性和敏感性增高、注意力难以集中；常对小事失去耐心、发脾气、易抱怨。

2. 躯体症状　又称自主（或植物）神经症状，可涉及呼吸、心血管、消化、神经、泌尿等多个系统，包括口干、出汗、心悸、呼吸困难；喉部堵塞感、腹部不适、恶心、呕吐、腹泻；头痛、头晕、失去平衡感；四肢酸软、乏力、面色潮红或苍白、阵发性发冷发热；尿急、尿频、性功能障碍及各种躯体疼痛等表现。此外，患者常有入睡困难、多梦，有时可出现夜惊、梦魇等睡眠障碍。

3. 运动症状　患者常常表现为难以安静落座，经常变换姿位，坐卧不宁；深长呼吸、过度换气或经常叹气，甚至捶打胸口、搓手顿足；也会表现为头颈或躯干僵硬，或者四肢震颤、抖动，无法放松等。此外，患者常有入睡困难、多梦，有时可出现夜惊或梦魇等睡眠障碍。

（三）诊断与鉴别诊断

1. 诊断　根据焦虑障碍的临床特点进行诊断。广泛性焦虑障碍是以持续的原发性焦虑症状为主，无明确对象、无固定内容的恐惧或提心吊胆伴有自主神经症性症状和运动性不安，病期在 6 个月以上。社会功能受损，患者感到痛苦。

2. 鉴别诊断

（1）躯体疾病所致焦虑：许多躯体疾病都可以出现焦虑症状，如甲状腺疾病、糖尿病、心血管疾病、消化道疾病、神经系统疾病（如脑炎、脑血管病、脑变性疾病）、系统性红斑狼疮等。临床上对初诊、年龄大、无心理应激因素的患者，要警惕焦虑是否继发于躯体疾病。要详细询问病史，进行体格检查、精神状况检查及必要的实验室检查，避免误诊。

（2）药源性焦虑：许多药物可致焦虑障碍，如某些拟交感药物（苯丙胺、可卡因）、某些致幻剂（如阿片类物质），长期应用激素、镇静催眠药、抗精神病药等皆可致焦虑障碍，可根据用药史进行鉴别。

（3）精神疾病所致焦虑：精神分裂障碍、抑郁症、疑病症、强迫症、恐惧症、创伤后应激障碍等，常可伴发焦虑或惊恐发作。精神分裂障碍患者伴有焦虑时，只要发现有分裂障碍症状就不考虑焦虑障碍的诊断。抑郁症多伴有焦虑，当焦虑与抑郁严重程度主次分不清时，应首先考虑抑郁症的诊断。其他神经症性障碍伴焦虑时，焦虑症状在这些疾病中常不是主要的临床相。

（四）焦虑障碍治疗

1. 药物治疗

（1）苯二氮䓬类（BZD）药物：抗焦虑作用强、起效快、安全，其基本药理作用是作用于γ-氨基丁酸，有缓解焦虑、松弛肌肉、镇静、镇痛及催眠作用。常用的有地西泮、硝西泮、阿普唑仑、艾司唑仑、奥沙西泮、劳拉西泮、氯硝西泮等。临床应用从小剂量开始，逐渐加大到最佳有效剂量，维持 2～6 周后逐渐停药。停药过程不短于 2 周，以防反跳。

（2）抗抑郁药：目前，由于 SSRI 如帕罗西汀、舍曲林、西酞普兰、艾司西酞普兰、氟伏沙明等抗抑郁药对一些焦虑患者有较好的效果，且无成瘾性，故临床上多利用苯二氮䓬类药物起效快的特点，在早期与 SSRI 合用，然后再逐渐停用苯二氮䓬类药物。

（3）选择性 5-HT$_{1A}$ 受体激动剂：通过激活突触前 5-HT$_{1A}$ 受体，抑制神经元放电，减少 5-HT 的合成与释放而发挥抗焦虑作用。主要代表药物有丁螺环酮和坦度螺酮，有良好的抗焦虑作用。因无依赖性，无镇静作用，广泛用于焦虑障碍的治疗，用量为 5～10mg，每日 3 次，但 7～14 日才发挥疗效。

（4）β肾上腺素能受体阻滞剂：能阻断周围交感神经β肾上腺素能受体，对躯体性焦虑尤其是焦虑症的心血管症状，或有药物滥用倾向者较为适宜，代表药物为普萘洛尔，对于减轻焦虑障碍患者自主神经功能亢进所致的躯体症状如心悸、震颤、多汗、气促或窒息感有较好疗效。一般与其他抗焦虑药物合用。常用剂量为 10～30mg，每日 2～3 次。有哮喘史、心动过缓者禁用。

（5）其他：配方/合剂药物，代表药物为氟哌噻吨美利曲辛（黛力新）。氟哌噻吨是一种抑制突触后 D$_1$、D$_2$ 受体的抗精神病药，美利曲辛是一种抑制 5-HT 和 NE 再吸收的抗抑郁药，对轻中度焦虑、抑郁有较好的疗效。

2. 心理治疗　由于焦虑症患者存在不良的性格基础和受负性社会心理因素的影响，应在药物治疗的同时配合心理治疗。焦虑障碍的心理治疗多采用认知行为治疗。焦虑患者的个性特征常表现为对现实苛求完美，对人生期望过高，对疾病的性质认识不清，凡事往坏处想，总担心结局不好，长期处于高度警觉状态。这势必会产生一些歪曲的认知，其是造成疾病迁延不愈的原因之一。同时，患者往往有焦虑引起的肌肉紧张、自主神经功能紊乱引起的心血管系统与消化系统症状，其不了解躯体症状是焦虑情绪的表现，往往反复就诊于综合医院临床各科，对症治疗无效，会加重焦虑情绪和躯体症状。因此，应用认知行为治疗改变患者对疾病性质的不合理的和歪曲的认知，运用行为疗法如放松训练、系统脱敏等方法，减轻焦虑引起的躯体症状，往往可收到良好的效果。

三、躯体形式障碍

躯体形式障碍是一种以持久地担心或相信各种躯体症状的优势观念为特征的神经症性障碍。患者因这些症状反复就医，各种医学检查阴性，医生的再三解释均不能消除其疑虑。即使有时检查存在某种躯体疾病问题，也不能解释所诉症状的性质、程度或其痛苦。患者经常伴有焦虑或抑郁情绪。尽管症状的发生和持续与不愉快的生活事件、困难和冲突密切相关，但患者常否认心理因素的存在。躯体形式障碍患者起病年龄大多较早，男女患病率差别不大，常为慢性波动病程。

（一）病因与发病机制

1. 遗传　有研究认为躯体形式障碍与遗传易感素质有关。寄养子研究表明：遗传因素可能与功能性躯体症状的发病有关。

2. 神经生理　有人认为，躯体形式障碍患者存在脑干网状结构过滤功能障碍。个体一般不能感受人体内脏器官的正常活动，因为它们在网状结构或边缘系统的整合机构中被滤掉了，以保证个体将注意力指向外界，而不为体内各种生理活动所干扰。一旦滤过功能失调，患者的应激感增强，各种生理变化信息不断被接受，这就可能被患者体会为躯体症状。

3. 个性特征　研究发现，这类患者多有敏感多疑、固执、对健康过度关心的神经质个性特征。他们更多地把注意力集中于自身不适及其相关的事件上，导致感觉阈值降低，对躯体感觉的敏感性增加，易产生各种躯体不适。

4. 精神分析学说　认为躯体症状是个体对自身内部或外部环境害怕的替代，是一种变相的情绪发泄。Parsons 提出了患者角色的概念，强调社会对患者角色的特权、补偿等强化效应，即通过患病可以回避不愿承担的责任并取得关心和照顾，又称继发获益。

5. 社会心理因素　父母对疾病的态度、早年与慢性病患者生活在一起是发生躯体化障碍的易患因素。患者的症状往往是其儿童期看到的慢性病亲属的症状。儿童早期的疾病、童年期受到父母过度的照顾和保护或缺乏照顾都可促进成年后躯体化障碍的形成。

（二）临床表现

躯体形式障碍的临床表现复杂多样，根据不同的临床表现与特点，可分为躯体化障碍、未分化的躯体形式障碍、疑病障碍、躯体形式的自主神经功能紊乱与躯体形式的疼痛障碍等类型。

1. 躯体化障碍　又称 Briquet 综合征，临床表现为以多种多样、反复出现、经常变化的躯体不适症状为主的神经症性障碍。症状可涉及身体的任何部分或器官，各种医学检查不能证实有任何器质性病变足以解释其躯体症状，常导致患者反复就医和明显的社会功能障碍，患者多伴有明显的焦虑、抑郁情绪。在 30 岁前发病，女性多见。病程至少 2 年以上。常见症状可归纳为以下几类。

（1）胃肠道症状：这一组症状很常见，如嗳气、反酸、呃逆、恶心、呕吐、腹胀、腹泻，或对某些食物敏感，感觉特别不适。胃肠道检查仅见浅表性胃炎或肠易激综合征，难以解释患者经常存在的严重症状。

（2）泌尿生殖系统：常见的症状包括尿频、尿急、排尿困难、生殖器周围不适、性冷淡、勃起和射精障碍、经期紊乱、经血过多、阴道分泌物异常等。

（3）疼痛：是一组经常存在的症状。部位常很广泛，如头部、颈部、腹部、背部、关节、四肢、胸部、直肠等各种性质的疼痛，不固定于某一处，可发生于月经期、性交或排尿时等。

（4）假性神经症性症状：提示神经系统疾病，但检查不能发现神经系统器质性损害证据。常见的有共济失调、肢体瘫痪或无力、吞咽困难或咽部梗阻感、失音、尿潴留、触觉或痛觉缺失、复视、失明、失聪、肢体抽搐等症状。

2. 未分化的躯体形式障碍　患者诉一种或多种躯体症状，为此感到痛苦；但医学检查不能发现躯体疾病的任何器质性病变证据。其病程多在半年以上，有显著的社会功能障碍。常见的症状包括疲乏无力、食欲缺乏，以及胃肠道或泌尿系统不适等。这一临床类型可看作不典型的躯体化障碍。其症状涉及的部位不如躯体化障碍广泛，也不那么丰富，其病程不一定达 2 年以上。

3. 疑病障碍　是一类以疑病症状为主要临床特征的躯体形式障碍。患者对自身健康或疾病过分担心，害怕自己患有某种严重疾病，或认为自己已经患有严重疾病，感到十分恐惧。其恐惧的严重程度与患者的实际健康状况很不相称。这类患者对自己身体的变化特别警觉，身体功能任何微小变动如心跳加速、腹胀等都会引起患者注意。而这些在正常人看来微不足道的变化，患者特别关注，不自觉地加以夸大或曲解，成为患有严重疾病的证据。在警觉水平提高的基础上，一般轻微的感觉也会引起患者明显不适或严重不安，感到难以忍受，从而使患者确信自己患了某种严重疾病。尽管各种检查结果并不支持患者的揣测，医生也耐心解释患者没有严重疾病，但患者往往对检查结果的可靠性持怀疑态度，对医生的解释感到失望，仍坚持自己的疑病观念，继续到各医院反复要求检查或治疗。由于患者的注意全部或大部分集中于健康问题，以至于学习、工作、日常生活和人际交往常受到明显影响。患者大多知道自己患病的证据不充分，因而迫切希望通过反复检查进一步明确诊断，并要求治疗。

4. 躯体形式的自主神经功能紊乱　是一种主要受自主神经支配的器官或系统（如心血管、消化道、呼吸系统）发生躯体障碍所致的神经症性障碍样综合征。患者在自主神经兴奋症状（如心悸、出汗、面红、震颤）基础上，又发生了非特异的但更有个体特征和主观性症状，如部位不定的疼痛、烧灼感、沉重感、紧束感、肿胀感，经检查这些症状都不能证明有关器官和系统发生了躯体疾病。因此，本障碍的特征在于明显的自主神经受累、非特异性的症状附加主观的主诉，但患者坚持将症状归因于某一特定器官或系统的病变。

5. 躯体形式的疼痛障碍　是一种不能用生理过程或躯体疾病给予合理解释的持续而严重的疼痛。患者感到痛苦，社会功能受损。医学检查不能发现疼痛部位有任何相应的器质性病变。常见的疼痛有头痛、腰背痛、腹痛、胸痛和慢性盆腔痛，身体其他任何部位也可发生疼痛。疼痛可位于体表、深部组织或内脏器官，性质可为模糊的钝痛、胀痛、酸痛或锐痛。临床上有证据表明：心理因素或情绪冲突对这类疼痛的发生、加剧、持续和严重程度起重要作用。

躯体形式疼痛障碍发病高峰年龄在 30～50 岁，女性患者为男性患者的 2 倍，以体力劳动者居多，有家族聚集倾向。患者常以慢性疼痛作为其突出症状而反复求医，往往使用过多种药物治疗、物理治疗，甚至外科手术治疗，未能取得确切效果，常导致镇静、镇痛药物依赖，并伴发焦虑、抑郁和失眠。

（三）诊断与鉴别诊断

1. 诊断　以多种躯体症状作为躯体形式障碍这类疾病的共同特征，不同临床类型虽各有其相应的突出表现，但医学检查均不能发现器质性病变的证据，或虽有躯体疾病存在，却与其症状的持续和严重程度很不相称。患者存在多样、多变化的躯体症状至少 2 年，患者对其躯体症状深感关注和痛苦，社会功能常受到损害。有证据表明，其躯体症状的发生、持续和加剧与心理因素有密切联系。但需要与以下疾病鉴别。

2. 鉴别诊断

（1）躯体疾病：早期不一定能找到客观的医学证据。因此各种躯体形式障碍的诊断要求至少 2 年以上病程。起病年龄在 10 岁以上，躯体症状单一、部位较固定，且呈持续加重趋势者，应首先考虑可能存在器质性病变，并密切观察，不宜匆忙做出躯体形式障碍的诊断。临床实践表明：根据起病有精神诱因、初步检查未发现阳性体征、患者容易接受暗示这几点，便下躯体形式障碍的诊断，有可能导致误诊。

（2）抑郁障碍和焦虑障碍：不同程度的抑郁和焦虑情绪常出现在躯体形式障碍中，但程度较轻。抑郁症患者多呈现出情绪低落、思维迟缓、意志行为减退的表现，称为抑郁三联征（"三低"），而伴随的躯体症状数较少，多表现在胃肠系统。仔细问诊，可发现躯体症状背后存在抑郁情绪或"三低"症状。焦虑症的患者，其焦虑情绪及心理症状较为突出，躯体症状不持久。

（四）躯体形式障碍的治疗

1. 心理治疗　在心理治疗过程中，建立良好的医患关系是心理治疗成功的关键。本病患者除诉述众多躯体症状外，还有着漫长而无效的就诊经历，情绪紧张而焦虑。医生要特别耐心地倾听患者的倾诉，对患者表示关心、理解和同情。让患者对医生产生信任、对治疗抱有信心与希望。

在治疗过程中，医生的接触技巧至关重要。患者常表现出依赖性、表演性及受到伤害的疾病行为，好抱怨或感到委屈。有的患者沉湎于痛苦中，习惯于对药物的依赖，有的甚至带有敌意和威胁，使治疗者处于被动地位或缺乏耐心。医生既要对患者的痛苦表示理解，又要引导患者将注意力集中在既定的治疗目标和已获得的成效上，如睡眠的改善、疼痛的减轻等。要勉励患者将轻微的躯体不适，视同正常感知的一部分，并与之和平共处。治疗的目的在于让患者认识自己的不良疾病行为，分析引发疾病的有关因素，共同寻找解决问题的方法，建立对生活事件及躯体症状的正确态度。同时，调整患者正确面对所处的环境与困惑，这对矫正疾病行为、发展健康行为至关重要。医生要协助患者增强对社会环境和家庭的适应能力，鼓励患者学会自我调节，尽早摆脱依赖性。其配偶和亲友对患者的疾病和痛苦要给予充分理解和同情，改变消极、冷漠、歧视的态度，建立积极、关心、帮助的家庭气氛。许多研究表明，短期或长期的家庭心理治疗，对改善患者不合理的疾病信念与心理康复，是十分有效的。

2. 药物治疗（详见药物治疗相关章节）　躯体形式障碍的患者常伴有焦虑、抑郁、失眠等症状，且与躯体症状互为因果，形成恶性循环。单纯心理治疗起效较慢，故抗焦虑、抗抑郁药宜尽早使用。常用的抗抑郁药有 SSRI，如帕罗西汀、舍曲林、氟西汀、氟伏沙明、西酞普兰、艾司西酞普兰等副作用小、效果好，目前已成首选。去甲肾上腺素再摄取抑制剂，如文拉法辛、度洛西汀也有良好的效果，尤其对疼痛障碍效果较好。再如氟哌噻吨美利曲辛（黛力新），对躯体形式障碍也有较好的疗效。

医生要强调药物治疗要有治疗阶段、巩固阶段。减药过程要缓慢，患者切莫自行停药，避免复发。用药时间的长短取决于病程及环境等因素。症状一旦有所缓解，要加强心理、家庭、社会支持综合康复措施。

（陈玉龙　甄承恩　李幼辉　徐三荣　王巧民　王　霞

胡义亭　刘　润　朱秀丽　万宏宇　尚　杰）

第五章

心身医学与医患关系

第一节　关注心身医学、改善医患关系及医疗安全

心身医学主要关注和研究心身疾病，心身疾病是指疾病的发生发展与心理、社会因素密切相关，但以躯体症状表现为主的疾病。其重要临床特征是有明显的躯体症状及体征；发病原因以心理、社会因素为主，且随着患者情绪与人格特征的不同而有明显的病症差别；对该病用单纯的生物学治疗，效果不理想。

心身医学提倡健康领域的整体观念和系统思想，关注大脑、心理和躯体的相互作用，研究心理活动与生理功能之间的心身关系，成为超越精神病学与综合医院各临床学科的医学思想体系。"心身医学"一词更能体现"心理过程、社会活动与生理功能的互动"这一疾病模式的实质。心身医学研究和治疗三类患者：共患精神疾病和普通医学疾病，针对两方面疾病的处理都使病情变得更复杂的患者；躯体症状障碍和功能性障碍的患者；内科症状或相应治疗直接导致的精神障碍患者。

现代生活节奏的加快、竞争的激烈，使与心理因素相关的临床疾病发病率显著上升。医生在处理一些器质性疾病的同时，还必须考虑心理因素、社会因素对患者的影响，由生物医学模式向生物-心理-社会医学模式过渡和转变。

医患关系是医疗服务活动中客观形成的医患双方及与双方利益有密切关联的社会群体和个体之间的互动关系，是医疗人际关系中的关键。心身疾病患者，往往遭受强烈的内心痛苦和矛盾，情绪不稳定，且存在某种程度的性格缺陷，在人际关系的处理中经常遭受挫折。同样，他们在与医护人员的诊疗互动中亦往往产生矛盾，甚至采取极端偏激行为，伤害医护人员，引发严重医患关系事件。而医师对心身医学的深刻理解和认识，有利于快速准确甄别此类患者，及早应对，避免医患纠纷，也可以提高医疗安全性，保证医疗质量。

一、心身医学与消化系统疾病

（一）心身健康理念的形成

医学的发展与人类对自身及疾病的科学认识有着密切的关系。早期医学以解剖学、生理学、病理学等学科为基础，形成了生物医学模式，而这也一直是世界范围内最为普遍的医学模式。

随着时代的发展，医学研究逐渐系统和全面，人体疾病的心理和社会因素也越来越受到重视。1948 年，世界卫生组织（WHO）就在其成立宣言中，把人的健康定义为"身体、心理和社会上的完满状况"。1977 年，美国精神病学和内科学教授恩格尔（Engel）就强调，在新时代，进行医学模式的转变是十分必要的。他首次提出了"生物-心理-社会医学模式"。这种医学模式的提出，标志着医学发展和研究出现了两个方向的转变：一个方向是医学研究对象宏观化，即需注重社会宏观状况对全体社会成员健康的普遍影响，由此诞生了"医学社会学"；另一个方向则是个体研究的系统化，即需从生物、心理、社会角度全面系统地诊断患者个体，"心身医学"由此产生。

心身医学起源于 20 世纪，由哈利迪（Halliday）和亚历山大（Alexander）等医学家最早提倡。弗洛伊德（Freud）的精神分析学和巴甫洛夫（Pavlov）的行为科学研究成果，为心身医学的早期发展提供了理论基础。1939 年，在美国精神病研究专家邓伯（Dunber）领导下首次出版《心身医学》期刊，标志着心身医学作为一门独立学科的建立。到现在，越来越多的疾病已不能单纯地从生理学的角度去研究和治疗，而是需要把心理因素或社会因素也考虑进去。

心身健康是指健康的心理和健康的身体。随着心身医学研究的不断深入，心身健康的理念也逐渐发展成熟。

（二）心理社会因素对消化系统疾病发生的影响

现代医学科学已从单一的"生物医学模式"转变为更为系统的"生物-心理-社会医学模式"。目前普遍认识到，精神和躯体在人的生命系统中是一个有机的整体，并且共同作用于个体的全部活动。现代医学和心理学的研究也证实，很多种疾病中均能找到其致病的心理因素。

心身疾病是指心理社会因素起着重要致病作用的躯体器官病变或功能障碍。Alexander把十二指肠溃疡、原发性高血压、甲状腺功能亢进、溃疡性结肠炎、类风湿关节炎、神经性皮炎及哮喘列为七大心身疾病。目前认为的心身疾病包括 8 个大类，有近 50 种。消化系统易受内外环境的刺激及情绪的影响，是心身相关最敏感的。消化系统心身疾病的病种和发病率居内科心身疾病的首位。

Goodwin 等对 4181 名年龄 18～79 岁的德国成年人进行的大型流行病学研究显示，焦虑、恐惧等情绪与消化性溃疡的发生显著相关，并且发现个体表述的焦虑主诉症状数量越多，其患消化性溃疡的比例也越大。Sajadinejad 等对心理因素与炎症性肠病关系进行的回顾性研究发现，心理社会因素（如生活及心理压力、焦虑、抑郁等）一直被认为是炎症性肠病的重要发病因素之一。而近年来，越来越多的研究也证实，焦虑、抑郁、易激动、负性应激事件等，在肠易激综合征（IBS）及功能性消化不良（FD）的发病过程中均起着重要的作用。

自主神经功能紊乱被认为是心理社会因素导致消化系统疾病发生的重要机制之一：长期过度的精神紧张、劳累等均可使迷走神经反射性亢进，造成胃酸分泌增加、胃肠道运动增强；交感神经兴奋可使胃黏膜血管收缩，促进胃肠疾病的发生。另外，焦虑、抑郁等负性心理情绪也可通过降低胃肠道黏膜的屏障作用及干扰机体免疫系统功能等途径，导致消化系统疾病的发生。

（三）消化系统疾病对患者心理状态的影响

心理社会因素在消化系统疾病发病过程中所起的作用越来越受到关注。同时，消化系统疾病的发生、发展往往也会为患者带来不同程度的心理压力和负担。

炎症性肠病、肠易激综合征、功能性消化不良、肝硬化及消化系统肿瘤等疾病均具有病程长、病情反复、症状多变、难治愈等特点，导致患者长期处于消极情感之中，容易引起心理状态的改变甚至精神心理疾病的发生。同时，患者对疾病的认知不足、对疾病的恐惧、对治疗效果的怀疑，以及疾病症状给患者日常生活工作带来的不便，也增加了患者的精神心理负担，导致不良情绪的产生。Makrilia 等的研究提出，胰腺癌患者伴发抑郁的发生可能是通过神经内分泌轴干扰机体的免疫系统所致。

国外回顾性研究显示，肿瘤患者中焦虑、抑郁的发生率是正常群体的两倍，如胰腺癌患者中，抑郁的发生率就可达 33%～50%；76%的胰腺癌患者存在术前抑郁。刘彬彬等对广东地区难治性肠易激综合征患者抑郁焦虑状况的大样本、多中心调查表明，难治性 IBS 患者的抑郁症状、焦虑症状和抑郁合并焦虑症状伴发率高，且抑郁、焦虑程度严重。另外，李敏丽等的研究也表明，炎症性肠病（IBD）患者中，焦虑、抑郁的发生率高于正常人。

（四）心身疾病患者的个性特征

随着心身医学的不断发展，心身疾病的概念不断被完善，其中，躯体症状与患者的个性特征，在心身疾病的诊断中占有重要的位置。

躯体症状是指与组织损伤和潜在损伤相关的不愉快的主观感觉。心身健康障碍患者往往自觉存在多种反复出现、经常变化的躯体不适症状，可涉及身体的任何部位或器官，但各种医学检查又不能证实有任何器质性病变足以解释其躯体症状。我国精神病学专家孙学礼教授最近提出了躯体症状的全新分类方法，将其分为四大类，包括生物性躯体症状、情绪性躯体症状、认知性躯体症状、想象性躯体症状，其中情绪性躯体症状又分为抑制性躯体症状与激惹性躯体症状。

笔者有幸参与了孙学礼教授主持的躯体症状分类研究，2014 年 8 月至 2015 年 1 月间，在中山大学孙逸仙纪念医院消化内科的门诊患者中，选取符合下列标准的病例入选躯体症状分类的病例研究：①年龄 18～65 岁；②不论现有诊断，各科慢性非感染性疾病中有非单一躯体主诉的患者；③具有"医学上不能解释的症状"的患者；④患者的躯体症状引起关注，或造成痛苦，或社会功能受到影响，三者居其一。最终，共有 20 例患者符合条件入选研究。通过躯体症状分类量表的评定，在 20 例患者中，共有 19 例为情绪性躯体症状（其中 9 例为抑制性躯体症状、10 例为激惹性躯体症状），1 例为想象性躯体症状。此外，在 6 例有精神疾病家族史的患者及 4 例有离异婚史的患者中，其躯体症状评分均较高，提示家族遗传史及不和谐的家庭关系可能是引起患者出现躯体症状的原因之一，并与症状的严重程度相关。

在此次研究中，按研究设计方案采用大五人格量表对入选病例进行了个性特征研究。尽管只是一个小样本的研究，但展示的结果却耐人寻味。

大五人格量表——神经质（N）：其意义是得分越低，情绪越稳定；得分越高，情绪越不稳定；<20.4 分为典型低分，>38.8 分为典型高分。评估结果：20 名患者平均得分为 37.2 分，最低分为 32 分，最高分为 41 分，超过典型高分者多达 10 人，反映这类患者有一种鲜明的人格特征：情绪极不稳定。

大五人格量表——外倾性（E）：其意义是得分越高，性格越外向；<26 分为典型低分，>42 分为典型高分。而评估结果是 20 名患者平均分为 32.7 分，最低分为 28 分（有 7 人），最高分为 44 分，≥42 分者仅一人，显示大部分患者性格是内向的。

大五人格量表——开放性（O）：其意义为得分越高，性格越开朗；<32 分为典型低分，>47 分为典型高分。评分结果是最低分仅为 19 分，最高分仅为 35 分，其中典型低分 32 分以下的多达 19 人。这一结果虽不排除样本数量小、抽样误差带来的偏倚，但也充分表明这类患者内心封闭的人格特征。

大五人格量表——责任心（C）：其意义是得分越高，责任心越强；<36 分为典型低分，>44 分为典型高分。评估结果显示，最低分为 27 分，最高分为 41 分，低于典型低分 36 分者多达 13 人，充分表明这类患者责任心不强的人格特征。

大五人格量表——宜人性（A）：其意义在于得分越高，性格越随和；<30 分为典型低分，>48 分为典型高分。评估结果显示，最低分为 25 分，最高分仅为 33 分，≤30 分者多达 15 人，表明这类患者不随和的人格特征。

个性特征是指个体在心理发展过程中逐渐形成的稳定的心理特点。个性特征会影响个体对应激环境的反应和适应能力，从而影响个体心理的健康发展。个体长期处于不良的心理状态，是引起心身疾病的关键因素之一。从上述人格特征可以看出，这类患者均存在不同程度的不良个性特征，如情绪不稳定、性格内向、孤僻不开朗、性格不随和、责任心不强等，使得个体对外部环境的适应性低，当面对生活中出现的应激事件或负性事件时，容易采取过激或不当的应对方式，由此引起心理负担加重而产生不同程度的心理问题，最终导致焦虑、抑郁等不良情绪的出现。他们的人格特征极易造成其人际关系紧张，如部分患者与家庭成员、单位同事关系紧张，部分夫妻离异，诊室外候诊时与其他病患争吵等。同样，医患关系是一种特殊的人际关系，而当事方之一的接诊医生如不能充分认识到这一点并正确应对时，问题的出现也就在所难免。

所以，在疾病的诊治过程中，医护人员必须充分关注患者的心身健康问题，注意患者的个性特征，针对不同的心身健康问题和个性特征，采用不同的方法进行处理和干预。

（五）心身因素与消化系统疾病的辩证统一

现代医学模式的转变，使得心理社会因素在疾病发生、发展中所起的作用得到了更为广泛的研究。心理社会因素可诱发消化系统疾病，消化系统疾病也可引起或加重患者的精神心理问题：二者相互作用、相互影响、辩证统一。随着医学研究的不断深入、医学理论的不断完善，个体心身健康的状况将得到越来越多的关注。在临床医疗工作中，医护人员不但要重视患者生理健康问题的治疗，也应该重视患者心理健康问题的处置。

二、心身疾病与医疗安全

（一）医疗安全的影响因素

医疗安全是指医院在实施医疗保健过程中，患者不发生法律和法规允许范围以外的心理、机体结构或功能损害、障碍、缺陷或死亡。安全医疗问题会导致患者病程延长和治疗方法复杂化等后果，不仅增加医疗成本和经济负担，有时还会导致医疗事故，引发医疗纠纷，影响医院的社会信誉和形象。

医疗安全的核心是医疗质量。医疗安全的影响因素包括医方因素（如医德医风存在问题、责任心不强、服务意识差、法制观念薄弱、不遵守医疗规章制度及操作规范、技术水平有限、临床经验不足等），患方因素（如不遵医嘱行为、心理健康问题、情绪不稳等），社会因素（媒体导向偏失、国家医疗卫生资源相对缺乏等）。其中，医患关系对医疗安全的影响不容忽视。

（二）医患关系与医疗安全

著名医史学家西格里斯特曾经说过，"每一个医学行动始终涉及两类当事人：医师和患者，或者更广泛地说，医学团体和社会，医学无非是这两群人之间多方面的关系"。

医患关系和谐与否是影响医疗质量及医疗安全的关键因素。同样，医疗安全问题也导致医患关系恶化。近年来，医患关系不断恶化，医患矛盾日益增多，医院暴力事件、伤医事件时有发生，医疗安全状况日渐紧张。医患间缺乏有效的沟通是影响医患关系、造成医患矛盾的重要原因之一。在现代"生物-心理-社会医学模式"下，医生不仅仅作为患者治疗身体疾病的救治者，还需要担负为患者减轻心理负担的责任。患者不良的精神心理状态，会造成医患间沟通障碍，医方与患方之间难以建立和谐的关系，进而影响医疗安全。

（三）患者精神心理状态对医疗安全的影响

患者作为医患关系中重要的参与方，对和谐医患关系的构建起着重要的作用，其精神心理状态的变化对医疗安全具有直接的影响。

1. 心身疾病患者对医疗效果不切实际的心理预期和要求更明显　国内外一致承认的疾病确诊率仅为 70%，各种急症抢救的成功率为 70%～80%，相当一部分疾病病因不明、诊断困难，有较高的误诊率甚至治疗无望。许多患者不了解医学的特殊性，对医疗效果的期望不切实际，当疾病反复迁延未愈或治疗效果不佳时，难免发生精神心理状态的变化，这往往成了医疗纠纷或医院暴力事件的导火索，威胁医疗安全。而心身疾病患者对医疗效果不切实际的心理预期和要求表现得更为突出。

2. 焦虑、抑郁等心理障碍延缓康复甚至加重病情　国内有研究表明，慢性疾病病程长，症状顽固，病情反复，患者长期经受疾病的折磨，往往容易产生各种不良的心理反应，如沮丧心理、择优心理、悲观抑郁心理、被动依赖心理、多疑恐癌心理、药物依赖心理、抗药心理、情绪不稳易冲动、敏感心理等。患者不良心理反应的出现，严重影响疾病的治疗与康复。研究表明，脑卒中患者并发焦虑、抑郁后死亡率增加，二次卒中发生率增加，康复时间明显延长。心肌梗死患者合并焦虑、抑郁，同样导致死亡率升高，二次心肌梗死发生率增加。恶性肿瘤合并焦虑、抑郁者存活时间明显缩短。患者的心理障碍会造成患者对医护人员的不信任，甚至会导致"怨医""恨医"情绪的产生，影响和谐医患关系的构建。

3. 心身疾病患者的人格特征更倾向不信任医务人员、加剧医患矛盾　心身疾病患者的人格特征明显表现为没有责任心，缺乏安全感，对人际关系缺乏信任感，当病情的康复达不到预期时，对医务人员的不信任感急剧增加，医患关系随之恶化。

4. 心身疾病患者通常不接受其心理障碍的诊断并拒绝相关治疗 一如前述，大五人格量表评估显示，这类患者存在不同程度的不良个性特征，如情绪不稳定、性格内向、孤僻不开朗、不随和、责任心不强等。这一诊断带给他们强烈的耻辱感，令他们在饱受病痛折磨的同时，承受巨大的心理负担。在我们的文化中，患病是不幸的、令人同情的，而"心理问题"则是令人鄙视并被指责的。因此，患者总是"天然地"拒绝诊断，反感医生，医患矛盾随之产生。

5. 心身疾病患者躯体症状是心理障碍的表现 单纯的"生物学"治疗无法消除症状，反而引发严重医患冲突。

心身疾病患者的部分症状与身体器质性改变并无关联，症状更多源于其主观感受。正如我们在躯体症状的研究中所发现的，在 20 例患者中，19 例为情绪性躯体症状（其中 9 例为抑制性躯体症状、10 例为激惹性躯体症状），1 例为想象性躯体症状。对这些患者的症状，如果不进行正确、有效的评断，而误将其认为是器质性疾病，用"切除下鼻甲""切除胆囊""切除阑尾"的方式来"治疗"，其症状非但未消除，身体的痛苦和金钱的付出进一步使患者产生怨恨和失望甚至是绝望情绪。这种以手术方式治疗心身障碍的做法，给患方提供了一个"归因诊断"依据——一切的痛苦都是手术所致或手术加重。如果这种不良情绪得不到及时的干预，必将导致严重后果。

笔者在门诊接诊过一位肛门坠胀、痛不欲生的患者，虽反复检查，但未发现任何器质性病变。患者在家属陪同下来到医院，强烈要求肛门切除。这名患者最终在门诊经抗焦虑、抑郁治疗，病情得到完全控制。之前患者生活无法自理，家人陪同看病几乎成为他们生活的主要内容，患者、家属均痛苦不堪，经过治疗后，患者正常上班，重新回归社会。

（四）由患方心理障碍导致医院暴力事件的案例分析

近年来，医患关系不断紧张，医患间矛盾不断激化，医院暴力事件时有发生。医院暴力事件的出现不但影响了医院正常的医疗秩序，更对广大医护人员的人身安全产生了严重的威胁。探究近年来所发生的医院暴力事件，其中患方的不良情绪或心理障碍是导致暴力事件发生的重要原因之一。焦虑、抑郁等负性情绪或心理障碍容易使患者将自身的躯体症状或不适感放大，从而产生过度的反应，进而采取极端的方式解决。

浙江温岭杀医案就是因为患方的心理障碍所引起的医院暴力事件。在该案的庭审过程中，连某对其犯罪行为供认不讳，但否认其有精神疾病的说法。据为连某诊治的精神科医生介绍，他们对连某的诊断是持久性妄想障碍，而其症状通过药物治疗是可以控制的。

如果我们不能正确认识心身健康问题，难免不会发生为下一个悲剧，可见普及心身医学知识任重而道远。传统的医疗模式更多关注的是对患者生理障碍或生理疾病的诊治，而忽视了对患者精神心理状态的关注。患者精神心理状态的改变不但会影响疾病的治疗与康复，更有可能导致医院暴力事件的发生，威胁医护人员的人身安全。普及医护工作人员心身疾病专业知识，使他们能及时发现患者精神心理问题，并给予干预，是避免医院暴力事件再次发生的有效方法，并将有利于医患关系的构建与保障医疗安全。

三、心身疾病的处置

（一）亟须重视心身疾病的处置

提高医疗质量、保障医疗安全是医院发展永恒的主题，是医院一切工作的基石。患者由于医学知识的缺乏，对治疗效果的过度期望，以及疾病本身给患者带来的生活困扰等原因，容易发生精神心理状态的变化，出现负性心理情绪。患者不良的精神心理状态会影响医患间有效沟通的建立，造成医患关系紧张，医疗纠纷不断，甚至导致医院暴力事件的发生，严重威胁医疗安全。

消化系统疾病是多发病、常见病，发病率呈逐年上升趋势，且有相当一部分的消化系统疾病容易反复发作、迁延不愈，表现为慢性病过程。其中，心理社会因素与消化系统疾病之间的关系已得到广泛的研究及证实：心理社会因素是消化系统疾病的重要发病因素之一，而消化系统疾病也容易诱发或加重患者的精神心理问题，二者关系密切，并形成恶性循环。

消化科医生应重视心身健康医学的学习。患者的精神心理状态与医疗安全有着密切的关系。医护人员重视对患者心身健康问题的处置，将有助于和谐医患关系的构建，更有利于医疗安全。

（二）对心身健康的正确识别

对心身疾病患者，若忽视心身健康障碍的存在，仅按普通消化道疾病处理，事倍而功半，极易导致医患纠纷，甚至引发恶性医患关系事件。

对有下列临床特点的患者，应注意心身障碍的诊断。

（1）病程长，反复多次就诊。

（2）全身多系统不适的主诉。

（3）各项检查未见异常，或患者的器质性病变无法解释其症状。

（4）常规治疗效果不佳。

（5）患者常伴有睡眠障碍，包括入睡困难和早醒。

（6）除胃肠道不适外，常伴乏力、不明原因疼痛、胸闷、心悸等。

（三）对心身疾病的正确处置

识别之后的进一步处理，则视接诊医生对心身医学的认识程度及其个人抗风险程度而定。

（1）直接转介患者至心理咨询科。因患者消化系统症状未获治疗，就诊效果未达患者预期，患者对直接转诊并不满意，且大部分患者因强烈的病耻感无法接受心理障碍的诊断，对医生反感而易引发医患矛盾。

（2）处方普通消化科药物的同时转介患者至心理咨询科。患者接受度较之直接转诊要高些，但基于同样的理由患者满意度和依从性并不高。

（3）担心患者投诉，仅处方常规消化科药物，并告知患者如疗效欠佳可尝试找其他医生诊治。

（4）处方消化科药物同时，合并处方非精神专科最常用抗焦虑/抑郁药，如枸橼酸坦度螺酮或氟哌噻吨美利曲辛，这是最佳推荐方法。

氟哌噻吨美利曲辛起效快、疗效确切，无心脏病非高龄患者短期使用疗效较好。

坦度螺酮是阿扎哌隆类新的 $5-HT_{1A}$ 受体部分激动剂，其药物说明书的适应证与心身健康障碍高度契合，副作用小，疗效确切，2～3 周完全起效。笔者曾对 60 例功能性消化不良患者进行随机分组对照研究，对照组采用常规药物治疗，治疗组在常规药物治疗基础上加用枸橼酸坦度螺酮。结果显示，治疗组腹部症状及焦虑症状均有明显改善，治疗总有效率明显好于对照组，且无明显不良反应。Hiroto Miwa 等对 144 名功能性消化不良患者进行的随机双盲多中心对照研究也有类似发现。

孙琛明等采用氟哌噻吨美利曲辛对肠易激综合征患者进行治疗研究，结果显示：在常规药物治疗基础上加用抗焦虑/抑郁药物能有效缓解肠易激综合征的症状。另外，国内外也有不少学者通过临床研究及回顾性分析证实，在消化性溃疡、炎症性肠病甚至是消化系统恶性肿瘤的治疗中，加用抗焦虑或抗抑郁的药物治疗，能明显改善治疗效果，提高生活质量。

其他常用的 SSRI、SNRI、NaSSA 等药物的运用取决于医生个人对药物疗效、副作用的把握，尤其是对患者依从性的把握。

（四）值得注意的几个问题

1. 诊断与治疗的相关法规　《中华人民共和国精神卫生法》规定非精神科执业医师无资格下精神障碍的诊断，但不限制上述药物的使用，通常仅诊断焦虑状态或抑郁状态。在为这些患者诊治时，必须加强与患者的沟通，在获得患者认可后方可进行相应治疗，否则，也可能由此导致患者投诉，引发医疗纠纷。对心身健康问题，说服患者接受治疗，比视而不见、见而不治，要好百倍。掌握好心身医学知识，把握好沟通技巧是处置患者的关键。

2. 如何提高患者依从性　在日常工作中，在非精神专科这类诊断常常带给患者耻辱感，降低患者依从性，导致治疗成功率下降，可考虑规避上述诊断用词，仅在病史中描述相关症状，给予"功能性消化不良，功能性胃肠病"等诊断，用药时强调这类药物用于针对胃肠"自主神经系统"调节，达到传统药物无法取得的恢复胃肠平滑肌协调收缩、舒张的功能，这样非常有利于消除患者的病耻感，使其顺利接受治疗；或给予"胃肠神经官能症"的诊断，该诊断与以消化系统症状为主的心身健康障碍患者高度契合，很好地解决了患者极为关切的"我得了什么病"的问题，患者接受度非常高。这一诊断在 ICD-10 疾病编码中仍存在，在规避医疗纠纷中起到了很好作用。

3. 注意诊断的准确性　在心身健康障碍患者中，睡眠障碍是一个极具特征性的临床表现，如患者确无睡眠障碍，诊断是否成立，应高度警惕。诚然，确有部分患者无法被询问到睡眠障碍，但转专科后按焦虑或抑郁症治疗，疗效很好，但这已超出了非精神专科医生的认识和掌握范围。对这类患者，建议消化科医生应在仔细检查、彻底排除器质性疾病后将其转介心理咨询专科治疗。

4. 把握好转诊指征　对于有明显自杀倾向的患者，尤其是低龄患者，在使用 SSRI 最初阶段，可引起自杀率升高，故强烈推荐这类患者转至精神专科就医。

5. 防止器质性疾病的漏诊　部分患者表现为消化系统肿瘤合并焦虑抑郁障碍，千万不可满足于患者焦虑抑郁障碍的识别而忽略了原发肿瘤的诊断。尤其是胰腺癌这类消化系统肿瘤，早期无特殊临床表现，首发症状往往以抑郁、新发糖尿病、不明原因腹部隐痛、消瘦为主，常规检查较难早期发现病变，极易漏诊。因而对中老年患者，必须进行严格、仔细和全面的检查，并且格外关注用药后病情的演变，做好随访工作，切不可麻痹大意。

6. 加强心理护理干预，能改善疗效　个体负性精神心理状态会增加其患消化系统疾病的风险，而消化系统疾病本身也容易引起患者出现精神心理障碍，二者互为因果。所以，在消化系统疾病的治疗过程中，对存在心身健康问题的患者加入心理护理干预，将有助于改善疗效。

李莉等对 82 例消化性溃疡合并焦虑抑郁的患者进行的分组对照研究发现，在日常的临床护理中，加入心理护理干预（如积极构建和谐医护关系、完善心理护理措施、实行个性化护理等）有助于缓解患者的负性心理情绪，提高治疗效果。此外，国内尚有研究表明，对炎症性肠病患者实施强化健康教育和强化心理干预相结合的强化护理干预，可有效提高患者生存质量，改善患者心理状态。

7. 重视心身疾病的处置，有利于医疗安全　和谐的医患关系有利于医疗安全，重视患者的身心反应，是构建和谐医患关系的重要手段之一。良好的医患沟通能够减少医疗纠纷，提高医疗质量，保证医疗安全。王武刚等对 80 名需要进行前置胎盘剖宫术的患者进行的分组对照研究发现，在治疗的基础上实行医患沟通制能明显改善医患关系和促进患者病情的恢复。在日常的医疗工作中，医护人员应加强与患者的沟通，通过有效的交流能发现患者不良的精神心理状态，从而及时采取有效的措施（如加强心理护理、应用精神类药物等）进行干预，以缓解或消除危害医疗安全的因素。

促进医疗安全，确保医疗质量，是医院工作的核心环节。医护人员在诊断疾病的过程中，应当注意与患者疾病有关的心理社会因素；在治疗疾病的过程中，也应当注意患者精神心理状态的转变；对所发现的心身相关问题，应及早采用恰当的干预措施。总之，医护人员应重视患者心身健康的处置，这样不但有助于改善疗效，还有利于医疗安全。

第二节　医生在诊治实践中的主导作用

自改革开放以来，我国逐步建立了社会主义市场经济体系，社会经济、科学技术得到了极大的发展，人们的物质文化生活水平得到了显著提高，其道德观、价值观及人际关系发生了巨大的变化，法律意识亦不断增强。医患关系领域也不可避免地不断发生着变化。现有关于医患关系的影响因素的研究多关注医疗体制、社会制度、社会舆论、患者局限性、医学复杂性、医德医风等问题，而医生作为医患关系的主体之一，其心身状态对医患关系的影响并未得到足够重视。本节就我国医患关系现状及医生心身相关影响因素进行分析，探讨相应对策并提出合理建议，以期从医方层面、心身角度进一步丰富医患关系的理论研究，促进和谐医患关系的形成及医疗卫生事业的健康发展。

一、医患关系

（一）医患关系的概念

医患关系指医方和患方在医疗过程中形成的人际关系，是医学伦理学研究的核心问题之一。狭义的医患关系是指医疗过程中医生与患者个体间结成的特定的医治关系。广义的医患关系是指以医生为主体的医方和以患者为主体的患方之间的人群关系。其中的医方不仅指传统意义上的卫生技术人员，还包括医疗机构的其他人员，如工程技术人员、后勤人员和党政管理人员，甚至包括药品和器械的生产者及经营者。这些人员虽然不直接从事临床诊疗或护理工作，但他们与医疗人员都有一个共同的目标即防病治病，救死扶伤，保障人民的生命安全和健康；患方既包括患者本人，即直接接受医方检查治疗的人，还包括患者的亲属、代理人、监护人甚至患者所属的单位、组织和保险机构。

（二）医患关系的现状

当今社会，医患关系紧张成为一个全行业性问题，医疗纠纷不断成为困扰医疗卫生工作健康、有序发展的严重问题。2018 年中国医师协会调查显示，2016 年全国发生医疗纠纷 9 万起，62%的医务人员发生过不同程度的医疗纠纷，在伤医问题上，66%的医师经历过不同程度的医患冲突。医师执业环境不容乐观，医务工作者如履薄冰，这不仅影响医师决策诊疗方案、患者的治疗效果，也在一定程度上影响医疗卫生行业的和谐和稳定，同时也关系着构建和谐社会目标的实现。

二、医患关系对医生心身的影响

（一）焦虑/抑郁

焦虑和抑郁症状在中国医生中广泛存在。一项关于中国医生群体焦虑和抑郁症状患病率的研究表明，25.67%的医生有焦虑症状，28.13%有抑郁症状，19.01%有焦虑和抑郁症状。抑郁症状的患病率与上海一项采用相同评估方法的初级保健医师研究报告的结果（31.7%）相似，然而另一项研究中辽宁省医师抑郁症状的患病率却高得多（65.3%）。研究结果可能因被调查者年龄、性别和居住地等因素不同而不同；此外，研究设计和焦虑或抑郁症状的评估方法等也可能引起差异。尽管存在变异，但与中国普通人群相比，医生的焦虑和抑郁症状患病率显著更高。

与此同时，中国的医患关系被认为不理想，医疗纠纷经常发生在医疗机构内。医疗行业是高压力、高风险行业，医务人员不但面临着职业风险、技术更新、职位竞争等，还要面对复杂的医患关系，长期处于这样的环境中进一步增加了医务人员的工作压力，极易产生各种心理问题，增加抑郁、焦虑的发生风险，威胁医务人员的心身健康。同时，医务人员的抑郁、焦虑也给其与患者及家属之间的沟通带来障碍，从而加重医患关系的紧张度。

我国近期研究结果显示，医生的抑郁、焦虑发生率分别为 46.9% 和 46.5%，显著高于中国普通人群的抑郁、焦虑发生率，且抑郁、焦虑发生率高的科室以急诊、重症监护病房（ICU）、儿科、消化内科和胃肠外科为著。此外，医生对医患关系紧张度的认知不良，与其抑郁发生率呈明显正相关，即抑郁发生率越高的科室，医生认为医患关系越紧张。有研究显示，抑郁情绪越强的个体，越倾向于采取消极应对而非积极应对，由此我们认为，医生抑郁状态的存在可引发悲观、消极的应对态度，直接影响医生对医患关系的客观评价，从而造成医生对自身同患者关系的错误判断。此外，医生的抑郁状态和消极应对态度势必影响其生活和工作态度，导致工作热情减少、工作能力下降，从而可能在情绪、态度和语言上给予患者较差的就诊体验，更可能造成医疗事故，直接影响患者诊疗质量，引发新的医患矛盾。

（二）躯体化症状

躯体化症状指体验和表述躯体不适但不能用已知的生理学或医学知识解释，将其归于躯体疾病，从而不断寻求医学帮助。这种躯体症状是个体对内外部环境恐惧与不满的替代。其主要特征为多种反复出现、经常变化的躯体症状，症状可涉及身体的任何部位和器官，各种医学检查未能发现相应的身体疾病的证据，常导致患者反复就医和社会功能障碍。

负性生活事件是躯体化症状产生的重要诱因。医生职业有其特殊的职业特点：社会责任重、成熟周期长、工作强度大、从业风险大及知识更新快等。这些特点都对医生群体的心身健康提出了很高的要求。有研究显示，医生群体负性生活事件较多，是躯体化症状的高发人群。

我国近期研究也显示，医生的躯体化症状阳性率为国内普通人群的 3 倍，整体呈较高水平，且受性别、学历和职称影响较小。同时，医生对医患关系紧张度的认知较差，高达 43.5% 的医生认为存在医患关系紧张，且这种不良认知与其躯体化症状的程度呈显著正相关。具有躯体化症状者常伴有焦虑、抑郁和失眠等情况，且易放大自己的不良感受，这会使其日常角色功能减退，正常活动减少，过度关注自身不适，而忽略工作中某些重要的事情。这可能影响医生的工作状态，为医患矛盾和纠纷的发生埋下隐患。医生如出现上述情况，则可能给医患关系带来负面影响，导致其对医患关系评价消极。

（三）职业倦怠

Freudenberger 于 1974 年提出了职业倦怠的概念，他认为这是一个人尽管有其本人参与仍未能达到其工作目标时的一种疲倦或疲惫的状态。Freudenberger 最初观察到戒毒中心的志愿者逐渐丧失精力和工作兴趣减少，继而发现在关怀行业工作的人多存在职业倦怠，如健康服务者、社会工作者、心理学家、教师和警察等。Maslach 首次将职业倦怠分为三个维度，包括去人格化、情感耗竭和个人成就感降低。

医生的职业倦怠始终是全球范围内的一个重要问题。临床医生的职业倦怠水平较高，不容忽视。我国近期研究显示，在去人格化、情感耗竭和个人成就感降低三个维度，均有近 50% 的医生达到中度以上水平，比例分别为 53.2%、50.9% 和 48.7%，其中达 1/3 以上的医生处于重度情感耗竭水平。同时研究还发现，医生普遍对医患关系持较消极态度，认为医患关系不良。

在紧张的医患关系大环境影响下，医生易产生职业认同感下降和警惕心增加，加重心理压力，主观上造成对医患关系紧张度的不良认知，再加上紧张繁忙的诊疗工作，长期超负荷运转，这种心身的双重压力会导致医师对患者、家属、单位、科室及日常工作等产生抵触和反感，增加其职业倦怠的发生风险。反之，已产生职业倦怠的医生工作热情度、情绪控制力和交流期望值等下降，易造成诊疗效率低下、服务质量下降、犯错风险增加及医患沟通不畅、摩擦出现和患者不满，甚至医患矛盾产生，从而可能恶化医生对医患关系紧张度的不良认知。国内近期研究发现，医生职业倦怠程度与对医患关系紧张度的认知显著相关，职业倦怠程度较轻的医生有超过六成认为医患关系良好，随着职业倦怠程度的加重，医生对医患关系紧张度的认知趋于恶化。

三、医患关系的医方处理对策

（一）焦虑/抑郁

医院医生群体的抑郁、焦虑发生率高，且易造成医生对医患关系紧张度的客观评价存在误差、错误判断，从而极易导致医患关系的恶化。针对上述情况建议如下：①定期开设心理讲座，提高医生对自身心理障碍的认知度；②普及医生对抑郁、焦虑状态的自评率，及时了解自身心理状况；③培养团队精神，通过组织户外活动等缓解医生压力，调节情绪，提高与改善医务人员的心理承受力；④定期开设法律讲座，组织医生学习相关法律法规，提高法律常识，学会保护自己的合法权利；⑤有条件的医院或个人可以参加医疗职业保险，降低职业风险。

（二）躯体化症状

医院应高度重视躯体症状可能对医生及医患关系造成的不利影响，可采取以下应对措施：①建立完善的健康教育制度，采取发放知识手册、定期开展讲座等宣传方式，提高医生对躯体症状的认知度和自评率；②对于躯体症状阳性的医生，应及时给予人文关怀和心理疏导，对于躯体症状严重的医生，应及时给予非药物治疗（如认知行为治疗、森田疗法和针灸及电针疗法等）、药物治疗（如抗抑郁/焦虑药、改善睡眠药等）及联合认知行为治疗等，以期减轻医生的躯体症状，从医生层面降低造成医患关系紧张的医源性风险；③对患者进行合理的宣传教育，使其树立正确的看病观，了解医疗技术的局限性，摒除"医生是万能的""给钱就要把病看好"等错误观点，理解医生的苦衷，积极配合医生进行治疗，方能减轻医生的心理压力，避免其躯体症状的产生和加重，从而对医患关系的改善起到促进作用。

（三）职业倦怠

应高度重视医生职业倦怠程度与对医患关系紧张度认知的不利影响，建议如下：①提高医生对职业倦怠的认知度，普及医生对职业倦怠的自评，及时了解自身的职业倦怠程度；②对存在职业倦怠的医生，应尽早寻求心理疏导，采取减压方式，院方应及时给予人文关怀，建立减压措施，采取多手段控制职业倦怠的产生和加重；③医生应正确认识医患双方对医患关系紧张度的认知差异，相互了解、彼此尊重，为医患关系认知趋同提供前提和保障，从而解除重构和谐医患关系的障碍；④提高医生沟通能力，完善医患纠纷机制，正确引导社会对医患矛盾和医疗纠纷的舆论导向。

四、总　　结

在当前愈加紧张的医患关系背景下，医生群体作为施治方，是医患关系的主体之一，对于维持正常的医患关系起到至关重要的作用。目前，我国医生的焦虑/抑郁、躯体化症状和职业倦怠等情况均处于较高水平，且与其对医患关系紧张度的不良认知相关。因此，改善医生不良的医患关系认知，可以考虑从改善医生的焦虑/抑郁状态、躯体化症状和职业倦怠程度等方面入手，进而改善医患关系紧张现状，从医方层面为良好医患关系的重建和维持提供新途径。

（熊小强　兰　玲）

第二篇

消化心身疾病的诊疗思路

第六章

消化系统疾病患者社会心理问题的评估标准

与生物学变量不同，与健康和疾病相关的社会心理变量是很难通过精确评估来描述的。现代医学基本上是受科学思想主导的生物医学模式，生物医学的基本要求是实证和量化。但作为医学对象的人，很多方面又是无法精确量化的。于是模糊数学量化模式在医学实践中普遍使用，医学统计学就是描述医学的最常用的科学语言。心理问卷式量表就是用来将无法量化的模糊参数尽量接近精确量化的一些工具。量表评估是描述社会心理因素的科学共同语言，但临床实践中，医生可以根据经验，在问诊过程中完成对患者社会心理因素的评估，量表可以用，但不是非用不可。量表还无法像检验报告单、体温等生物医学参数一样成为医学诊断依据，仅用于帮助判断社会心理因素对健康的影响程度。或者说医学上可用其评估心理障碍的严重度，还可通过治疗前后动态评估来评判疗效，但其不能作为心理障碍的诊断依据。也正因为心理量表评估存在的这些不足，西方一些心身医学工作者进行了医学背景下心身医学评估探索，研制出了心身医学研究的诊断标准（Diagnostic Criteria for Psychosomatic Research，DCPR）。

该标准是由以 Fava 为代表的一批主张恩格尔生物-心理-社会整体医学模式的西方心身医学工作者从临床实践中总结出的一套大医学背景下心身问题的诊断标准，可以用于评估综合医院的社会心理问题。它对精神科和非精神各科医生的临床实践很有意义，特别是在非精神科就诊的患者和非精神科医生中更容易被接受。它把临床实践中常见的心身体问题分为 12 个综合征，弱化了精神科色彩，体现了心身一体的整体医学观念：①健康焦虑；②疾病恐惧；③死亡恐惧；④疾病否认；⑤继发于精神障碍的功能性躯体症状；⑥持续性躯体化反应；⑦转换症状；⑧周年反应；⑨A 型行为；⑩急躁情绪；⑪意志消沉；⑫述情障碍。为了提高诊断的客观性，还研制出一套统一的结构性问诊流程。12 个综合征的诊断标准和结构性问诊流程详见附 1～附 3。

附 1　心身医学研究的诊断标准（Diagnostic Criteria for Psychosomatic Research，DCPR）（引自 Fava GA，et al. Diagnostic criteria for use in psychosomatic research. Psychotherapy and Psychosomatics，1995，63：1-8）

健康焦虑（满足 A 和 B）
A. 对疾病的一般性忧虑，关注疼痛和躯体上的偏见（倾向放大躯体感觉）小于 6 个月的时间
B. 忧虑和恐惧容易在适当的安慰后消失，即使新的忧虑在一段时间后再次产生

疾病恐惧（满足 A～C）
A. 有对一种特定疾病（如艾滋病或癌症）的持续的、无根据的恐惧，尽管有足够的检查和保证，仍持有怀疑
B. 恐惧趋向表现为发作，而不是像疑病症样不断的、长期的忧虑；惊恐发作可能是一个相关的特征
C. 恐惧不随时间而发生变化，症状持续时间超过 6 个月

死亡恐惧（满足 A～C）

　　A.一种濒死的感觉或者没缘由地坚信死期将至，即使这种恐惧没有客观的医学理由

　　B.显著的和持续的恐惧，回避让人想起死亡（如葬礼、讣告等）的新闻；暴露于这些刺激几乎总是能引起立即的焦虑反应

　　C.回避、预期焦虑等精神痛苦，显著干扰人的社会功能

疾病否认（满足 A 和 B）

　　A.持续地否认患有物理障碍和需要治疗（如缺乏依从性、对严重和持续症状延迟就医、反恐惧行为），是对症状、体征、诊断或医疗疾病的一种反应

　　B.患者具有清晰和正确的医疗状况评估及需要遵循的治疗

继发于精神障碍的功能性躯体症状（满足 A～C）

　　A.自主性的觉醒症状（如心悸、出汗、震颤、潮红）或功能性医学病症（如肠易激综合征、纤维肌痛、神经性循环衰竭），造成困扰，或重复就医，或导致生活质量受损

　　B.适当的医疗评估揭示没有器质性病变造成躯体症状

　　C.精神障碍（包括其表现形式所涉及的躯体化症状）发作先于功能性躯体症状（如恐慌症和心脏疾病）

持续性躯体化反应（满足 A 和 B）

　　A.功能性医学病症（如纤维肌痛、疲劳、食管运动功能障碍、非溃疡性消化不良、肠易激综合征、神经性循环衰竭、尿道综合征），持续时间超过 6 个月，造成困扰，或重复就医，或导致生活质量受损

　　B.自动性觉醒的症状（如心悸、出汗、震颤、潮红）还涉及其他器官或系统和呈现出夸大药物治疗的副作用，表现为较低的疼痛阈值及易受暗示性

转换症状（满足 A～C）

　　A.一种或多种症状或缺陷影响自主感觉–运动功能或感觉功能，其特征在于缺乏生理解剖学的合理性和（或）缺乏预期体征或实验室检查结果和（或）矛盾的临床特性；如果症状为自主性觉醒症状（如心悸、出汗、震颤、潮红）或存在功能性医学病症（如纤维肌痛、疲劳、食管运动功能障碍、非溃疡性消化不良、肠易激综合征、神经性循环衰竭、尿道综合征），转换症状显著，造成困扰，或重复就医，或导致生活质量受损

　　B.至少具备以下 2 个特征：

　　　　1.症状报告中有矛盾情绪（如患者描述非常痛苦的症状时显得明显放松或漠不关心）

　　　　2.戏剧性人格特点（多变和戏剧性的表情、语言和表现，依赖性，易受暗示性，快速的情绪变化）

　　　　3.心理应激产生的沉积作用症状，患者可能没有意识到其间的联系

　　　　4.患者具有相似躯体症状病史，或者在别人身上观察到，或希望在别人身上发生

　　C.适当的医疗评估揭示没有器质性病变造成躯体症状

周年反应（满足 A～C）

　　A.自主性觉醒症状（如心悸、出汗、震颤、潮红）或存在功能性医学病症（如纤维肌痛、疲劳、食管运动功能障碍、非溃疡性消化不良、肠易激综合征、神经性循环衰竭、尿道综合征），或转换症状造成困扰，或重复就医，或导致生活质量受损

　　B.适当的医疗评估揭示没有器质性病变造成躯体症状

　　C.症状发生在患者生活中的一个周年纪念日或者患者在与非常亲密的家庭成员发生致命性疾病的相近年龄发病。患者没有意识到这之间的联系

A 型行为（满足 A 和 B）

　　A.以下 9 个特征中至少具备 5 个：

　　　　1.因截止日期而在工作和其他活动中过度累及

　　　　2.稳定的和无处不在的时间紧迫感

　　　　3.显示马达表达样症状（快速和爆炸式言语、突然的肢体动作、面部肌肉紧绷、手势），暗示处于时间的压力下

　　　　4.敌意和犬儒主义

　　　　5.急躁情绪

　　　　6.倾向于加快体力活动

　　　　7.倾向于加快心理活动

　　　　8.对成就和认可的高度渴望

　　　　9.强烈的竞争意识

　　B.行为引起压力相关的生理学反应，引发或加剧疾病的症状

急躁情绪（满足 A～C）

A. 以急躁情绪为特征的一种感觉状态，其可能短暂发生，在特定的情况下，可能延迟和泛发。需要个人尽力控制其发作，否则会导致暴躁的言语或行为

B. 对个体而言易怒的经历总是不愉快的，明显表现为缺乏正当的愤怒爆发的导泻作用

C. 这种感觉引发压力相关的生理学反应，引发或者加剧医疗病症的症状

意志消沉（满足 A～C）

A. 一种感觉状态，特点是患者意识到没有达到自己的（或者他人的）期望，或无法处理一些紧急问题；患者感到无助、绝望，或想放弃

B. 这种感觉状态可以被延迟或泛化（至少 1 个月的时间）

C. 这种感觉先于医疗病症的表现或者加重其症状

述情障碍（满足 A）

A. 以下 6 种症状至少表现出 3 种：

1. 无力使用合适的言语描述情感

2. 倾向于描述细节而不是情感（围绕一个事件的情况而不是情感）

3. 缺乏丰富幻想的生活

4. 思维内容更多的与外部事件相关而不是情感上的幻想

5. 没有意识到通常的躯体反应伴有各种各样偶然的但是强烈的情感，经常为不适当的情感而有行为爆发

附 2　心身医学研究性诊断标准的结构化面谈（Diagnostic Criteria for Psychosomatic Research-Structured Interview，DCPR-SI）（引自 Mangelli L，et al. Psychological assessment in cardiac rehabilitation. Psychotherapy and Psychosomatics，2003，72：343-349）

注：面谈关注过去的 6～12 个月。需要了解患者的医学诊断和病史。评估者需熟悉 DCPR 文献资料。斜体部分不是直接提问患者的项目，由评估者作答。

健康焦虑

A1 你是否担心你可能患有一个严重的疾病？

是 □　　　　　否 □

A2 如果你患有常见症状（如鼻出血、感冒、头痛等），你害怕它们可能发展成严重的疾病吗（如变得惊慌、咨询当地的医生、要求体检、去医院看急诊、查阅医学书等）？

是 □　　　　　否 □

⇒⇒⇒⇒（如果否，跳至"疾病恐惧"）

B 如果医生给你一个适当的医疗保证来解释你没有任何疾病，你是健康的，你信任他吗？

是 □　　　　　否 □

C 在过去的 6 个月内你是否有过这些担心害怕？

是 □　　　　　否 □

诊断：A1 和（或）A2=是+B=是+C=是

疾病恐惧

A 你是否经历过严重的焦虑，或惊恐发作，因害怕会发展成一种严重的疾病？

是 □　　　　　否 □

⇒⇒⇒⇒（如果否，跳至"死亡恐惧"）

B 即使医生和实验室检查已经排除任何特定的疾病，你害怕患有一种严重疾病（如艾滋病、癌症）吗？

是 □　　　　　否 □

C 你是否害怕一种严重的疾病超过 6 个月？

是 □　　　　　否 □

诊断：A=是+B=是+C=是

死亡恐惧

A 在没有受到威胁或真正处于危险的情况下，你是否有过一种濒死的感觉和（或）坚信死期将至？

是 □ 　　　　　否 □

⇒⇒⇒⇒（如果否，跳至"疾病否认"）

B 你是否害怕使你想到死亡的信息（如葬礼、讣告）？

是 □ 　　　　　否 □

C 你是否回避任何使你想到死亡的情况（转换电视频道，打断关于死人、灾难或事故的谈话）？

是 □ 　　　　　否 □

诊断：A=是+B=是+C=是

疾病否认

A1 你是否忘记将医生的注意力带到严重的症状上或忽略你的医生的诊断和建议？

是 □ 　　　　　否 □

A2 如果医生告诉你患有疾病并给你开具药品，建议合理的饮食或者适当的体力活动，你会遵循医疗建议吗？

是 □ 　　　　　否 □

⇒⇒⇒⇒（如果 A1=否并 A2=是，跳至"继发于精神障碍的功能性躯体症状"）

B 医生是否告诉你患有疾病并对医疗情况提供清晰的解释和需要遵循的治疗？

是 □ 　　　　　否 □

诊断：〔A1=是和（或）A2=否；或 A1=是和（或）A2=是；或 A1=否和（或）A2=否〕+B=是

继发于精神障碍的功能性躯体症状

A 你是否遭受过一些麻烦的症状（如心悸、出汗、震颤、潮红、消化系统症状、头晕、肌肉酸痛、持久疲劳），其干扰了你的生活，造成重复治疗？

是 □ 　　　　　否 □

⇒⇒⇒⇒（如果否，跳至"持续性躯体化反应"）

B 医生是否告诉你，你的躯体反应无医学上具体起因？

是 □ 　　　　　否 □

C 评估者需要注意是否有精神障碍

是 □ 　　　　　否 □

如果存在精神障碍，评估者必须注意精神障碍发作和功能性躯体障碍发作之间的比较（如神经障碍发生先于功能性躯体障碍 6 个月；功能性躯体障碍发生先于精神障碍 3 个月）

是 □ 　　　　　否 □

注：是=功能性躯体障碍没有先于精神障碍发作

诊断：A=是+B=是+C=是

注：比较精神障碍和功能性躯体障碍两者的发作

持续性躯体化反应

A 你是否遭受过以下病症中一种的影响 6 个月以上，使你的生活质量变得糟糕？

肌肉疼痛和麻刺感　　　　　　　□

持续疲劳　　　　　　　　　　　□

灼烧样胃疼或胃胀气，消化慢　　□

便秘或腹泻　　　　　　　　　　□

心悸　　　　　　　　　　　　　□

呼吸困难　　　　　　　　　　　□

其他　　　　　　　　　　　　　□

是 □ 　　　　　否 □

⇒⇒⇒⇒（如果否，跳至"转换症状"）

B 这些症状是否有医学上的具体起因？

C1 你是否对这些病症进行药物治疗，它们是否带来麻烦的副作用？

是 □ 　　　　　否 □

C2 你是否感到恶化？

是 □ 　　　　　否 □

C3 除了主要病症，你是否经历其他问题？

是 □ 　　　　　否 □

诊断：A=是+B=否+C1 和（或）C2 和（或）C3=是

转换症状

A 你是否有过以下身体上的问题：平衡问题、局部瘫痪或无力、失声、吞咽困难、复视或失明？

是 □　　　　　否 □

⇒⇒⇒⇒（如果否，跳至"周年反应"）

B 医生是否找到了具体的医学原因或者一个特定的因素来解释你的症状？

是 □　　　　　否 □

C1 这些症状出现前是否有具体的事件发生？

是 □　　　　　否 □

如果是，你相信症状和事件有关吗？

是 □　　　　　否 □

C2 过去是否有过相同的症状？

是 □　　　　　否 □

或者，你是否在你关系密切的人身上看到过相同症状？

是 □　　　　　否 □

C3 评估者需要评估患者是否对症状表现出矛盾态度

是 □　　　　　否 □

C4 评估者需要评估戏剧性人格的特点（好出风头或不适当的性挑逗、寻求安慰或支持、情绪夸张、对批评或反对非常敏感、过度关注外貌、希望成为关注的焦点、难以忍受挫折或不易满足、情绪状态的快速转换、决定草率、以自我为中心）

是 □　　　　　否 □

诊断：A=是+B=否+C（4 个特征中至少具备 2 个）=是

周年反应

A 你是否遭受过前面列出的症状（如心悸、出汗、震颤、潮红、消化系统症状、头晕、肌肉酸痛、持久疲劳、平衡问题、局部瘫痪或无力、失声、吞咽困难、复视或失明）中的一个或者更多，并且医生找不到任何具体医学上的原因，你是否记得症状发生之前的一个特殊的时间？

是 □　　　　　否 □

⇒⇒⇒⇒（如果否，跳至"A 型行为"）

B1 你还记得症状是否发生在相同的时间如一个对你非常重要的日期，或是家庭成员发生致命性疾病的相同年龄？

是 □　　　　　否 □

如果是，你相信症状与事件相关吗？

是 □　　　　　否 □

B2 你的家庭成员是否有过严重的健康问题或者在与你现在相同的年龄死亡？

是 □　　　　　否 □

诊断：A=是+B1 和（或）B2=是

A 型行为

A 你是否经常因为截止日期的存在而在感到有特殊责任时，在正常的交接班后仍然工作，以完成一些活动？

是 □　　　　　否 □

是否经常会有必须尽快完成一些活动（无论工作与否）的紧迫感？

是 □　　　　　否 □

患者是否有快速爆炸式言语、突然的肢体动作、手势和面部肌肉的紧绷？

是 □　　　　　否 □

当你感到强烈的时间紧迫感时，是否变得对周围的人有攻击性？

是 □　　　　　否 □

是否经常感到易怒？

是 □　　　　　否 □

是否偏好快速的行走、移动、活动和手势表达？

是 □　　　　　否 □

是否感到在同一时间有很多的意见和想法？

是 □　　　　　否 □

你是否比其他人有更强烈的上进心及渴望获得成功和得到更多认可？

是 □　　　　　*否* □

你是否感到在和同事竞争？

是 □　　　　　*否* □

　　　　　（⇒⇒⇒⇒如果少于 5 个是，跳至"急躁情绪"）

B 你是否有躯体上的症状，如心悸、出汗、肌肉和胃部疼痛、肠道疾病和（或）呼吸急促？

是 □　　　　　*否* □

诊断: A（至少具备 5 个特征）=是+B=是

急躁情绪

A1 当你感到易怒时（不管是短暂或者延迟的发作、偶然的还是持续性的），你是否需要努力控制你的脾气？

是 □　　　　　*否* □

A2 或者你是否有无法控制的言语或者行为上的爆发（如喊叫、砰地关上门、用拳头重击桌子）？

是 □　　　　　*否* □

　　　　　⇒⇒⇒⇒（如果否，跳至"意志消沉"）

B 之后，你仍感到糟糕？

是 □　　　　　*否* □

C 当你易怒时，你是否感到心跳加速或者出现其他症状？

是 □　　　　　*否* □

诊断: A1 和（或）A2 和（或）A3=是+B=是+C=是

意志消沉

A1 你是否感到未能达到自己或他人期望［关于工作、家庭、社会和（或）经济地位］？

是 □　　　　　*否* □

A2 是否有紧急的问题让你感到没有能力应对？

是 □　　　　　*否* □

A3 你是否经历过感到无助、绝望和（或）想放弃？

是 □　　　　　*否* □

　　　　　⇒⇒⇒⇒（如果否，跳至"述情障碍"）

B 这种感觉状态超过 1 个月吗？

是 □　　　　　*否* □

C 这种感觉的发生在躯体障碍出现之前或使之恶化？

是 □　　　　　*否* □

诊断: A1 和（或）A2 和（或）A3=是+B=是+C=是

述情障碍

除以下问题之外，评估者还应该评估面谈的所有内容和非言语行为

A1 当你经历美好或者不好的事物时，你是否能够描述自己的情感（喜悦、快乐、烦恼、悲伤、愤怒）？

是 □　　　　　*否* □

A2 无论在经历美好还是不好的事件，你是否会谈论发生了什么及你内心的感受？

是 □　　　　　*否* □

A3 你是否经常幻想并让你的想象力脱缰？

是 □　　　　　*否* □

A4 你的思维更常关注你的内在情感和感受吗？

是 □　　　　　*否* □

A5 当经历强烈的情感时，你是否也会感到躯体上的反应（如胃部的不舒服等）？

是 □　　　　　*否* □

A6 是否有过生气、哭泣或者喜悦偶然的但是强烈的爆发,是与正在发生的事情之间相关,还是与你正常的行为都不相关?

是□　　　否□

诊断:A1=否;A2=否;A3=否;A4=否;A5=否;A6=是

(至少满足 3 个特征)

附3　DCPR-SI 等级评估表格

□健康焦虑 A1/A2+B+C	□A1 □A2 □B □C	病情担忧 害怕疾病 医疗保证 <6 个月的持续时间
□疾病恐惧 A+B+C	□A □B □C	严重疾病的焦虑 害怕严重疾病 >6 个月的持续时间
□死亡恐惧 A+B+C	□A □B □C	感到/确信濒临死亡 死亡相关的焦虑 死亡相关的回避行为
□疾病否认 (A1 是/A2 否或 A1 是/A2 是或 A1 否/A2 是) +B	□A1 □A2 □B	向医生汇报症状的不足 对医生的建议缺乏信任 有医学解释
□继发于精神障碍的功能性躯体症状 A+B+C+D	□A □B □C □D	常见躯体症状 缺乏医学解释 伴有精神障碍的发生 精神病理学先于躯体症状
□持续性躯体化反应 A+B+C1/C2/C3	□A □B □C1 □C2 □C3	躯体症状 缺乏医学解释 夸大药物相关的副作用 药物治疗后症状恶化 其他的躯体问题
□转换症状 A+B+C1～C4 的至少 2 项	□A □B □C1 □C2 □C3 □C4	感觉–运动症状 缺乏医学解释 先于压力事件 过去经历相同症状 症状报告中有矛盾心态 戏剧性人格
□周年反应 A+B1/B2	□A □B1 □B2	特殊事件先于症状 伴随重要的日子/事件 家庭成员的严重问题
□A 型行为 A1～A9 中至少 5 项+B	□A1 □A2 □A3 □A4 □A5 □A6 □A7 □A8 □A9 □B	工作承诺 时间紧迫感 快速的言语和动作 敌意 易怒 快速的躯体行为 繁多的思维或感想 需要成就 竞争 躯体症状

□急躁情绪 A1/A2+B+C	□A1	增强的努力控制感
	□A2	言语或行为上的爆发
	□B	不适感
	□C	躯体症状
□意志消沉 A1/A2/A3+B+C	□A1	自我失败感
	□A2	主观上的无能
	□A3	无助/绝望
	□B	>1 个月的持续时间
	□C	之后的躯体症状
□述情障碍 A1～A6 中至少 3 项	□A1	描述情感困难
	□A2	交流情感困难
	□A3	缺乏幻想
	□A4	外部相关思考
	□A5	情感相关的躯体症状
	□A6	偶然的情感爆发

（曹建新　张巧丽）

第七章

消化心身疾病的药物治疗

第一节 药物治疗的药理学基础

随着对心身疾病普及教育的不断开展，人们对心身疾病的认识从识别诊断到治疗用药技能也逐步提高，但从总体看综合科室的用药技能仍有待提高。这种发病率很高的心身疾病也越来越广泛地受到临床各科的重视。然而由于心身疾病的发病机制尚未真正弄清，各种治疗仅仅是对症处理，加上抑郁症复杂、多变和易复发性及心身疾病本身可以是功能性的，或器质性疾病与心理障碍共存，因此，多种疾病和多种用药同时存在所带来的复杂性（如药物间的相互作用对机体带来的不利影响）必须予以高度的重视。本章将从常用的神经递质调节剂的药物基本理论和各类药物作用的不同机制和共同特点结合不同疾病的临床特点加以论述，以利于临床的合理用药。

一、部分中枢神经递质的分类

1. 胆碱类 乙酰胆碱（ACh）。

2. 单胺类

（1）吲哚胺类：5-羟色胺（5-HT）。

（2）儿茶酚胺类：多巴胺（DA）、去甲肾上腺素（NE）。

（3）组织胺类：组织胺（H）。

3. 氨基酸类 谷氨酸、GABA、甘氨酸。

4. 神经肽类 P 物质、脑啡肽等。

这里将重点介绍单胺类神经递质 5-HT、NE、DA 和 ACh 等几类递质的药理学特点。

二、抑郁症的单胺减少发病假说

据徐俊冕报道，单胺类包括 5-HT、NE 和 DA，单胺水平低下导致抑郁。但噻奈普汀降低 5-HT 浓度，也能抗抑郁，对抑郁症的 5-HT 减少学说是一种挑战，但该学说毕竟能解释多种抗抑郁药的治疗机制，故仍有其存在的价值。

（一）5-羟色胺假说

部分三环类抗抑郁药（TCA）阻断 5-HT 再摄取（如氯米帕明），SSRI 和 SNRI 阻断 5-HT 再摄取，均有肯定的抗抑郁作用；抑郁症时 5-HT 系统的功能不足，脑脊液（CSF）中 5-羟基吲哚乙酸（5-HIAA）含量降低且与抑郁症的自杀行为有关。尤其从 SSRI 出现以来，抑郁症与 5-HT 缺乏的相关性似乎更加肯定。

但是，抑郁症与 5-HT 缺乏的相关性是不是唯一的？是抑郁症伴发了 5-HT 的减低，还是 5-HT 缺乏导致了抑郁症的发生？5-HT 不足和抑郁症哪些症状关系密切？

抑郁症与 5-HT 缺乏的相关性不是唯一的。已知马普替林有肯定的抗抑郁作用，但它主要阻断 NE 的再摄取。SNRI 与 NaSSA 也有增强 NE 的作用，抗抑郁作用显著。噻奈普汀是 5-HT 再摄取增强剂，其突触部位的作用机制与 SSRI 相反，却也有抗抑郁作用。而且，对强迫症、惊恐障碍、进食障碍等的研究也发现了 5-HT 系统的功能失调，因此，抑郁症的 5-HT 假说虽然有很多实验和临床依据，但这一假说并不全面。

5-HT 减少是抑郁症伴发还是导致抑郁症的一种原因，目前还难以确定。有学者发现猴的社会等级与 5-HT 水平有关，猴王脑部 5-HT 含量比一般的猴高 1 倍，当新猴王取代老猴王时，新猴王脑部 5-HT 含量上升到一般猴的 2 倍，而原猴王脑部 5-HT 下降至一般猴的水平。因此，患者中发现的生物学变异，与疾病之间的因果关系极为复杂，不一定都具有病因学意义，也许只是一种状态标志或一种素质标志。

5-HT 系统中 5-HT 受体多达 14 种，或位于突触前，或位于突触后，对人体功能有广泛影响，主要包括以下几方面。

（1）痛觉（P 物质传导痛觉，和 5-HT 并存于 5-HT 能神经元中）。

（2）睡眠调节、体温调节、食欲、胃肠功能、性活动、情绪调节、感觉与运动功能。

（3）5-HT 缺乏与抑郁心境、食欲减退、失眠、昼夜节律紊乱、内分泌功能紊乱、性功能障碍、不能应付应激、活动减少等症状有关。

有人认为抑郁与 5-HT 功能活动降低有关，焦虑则与 5-HT 功能活动过高有关。但是，这种简单的关系是真的吗？如果抑郁症与焦虑症共病，或者抑郁症患者中 65%有显著焦虑，那么，这样的患者是不是既有 5-HT 功能活动降低又有 5-HT 功能活动过高？

5-HT 减少的原因如下。

1. 遗传　NKX2.2 突变引起 5-HT 能神经元形成不足，这可以解释部分人生来就具有抑郁性素质。

2. 早年应激　童年不良遭遇抑制了神经营养蛋白和神经营养因子的合成，这两种物质能促进 5-HT 能神经元的形成，当被抑制时 5-HT 能神经元发育不良，5-HT 能低下，成年后易感抑郁。5-HT 能低下的抑郁伴有两唤醒和两冲动。两唤醒指焦虑和失眠，两冲动指强迫和自杀，这种抑郁称为焦虑性抑郁。

3. 近期应激　正常情况下，应激能激动下丘脑-垂体-肾上腺轴，引起皮质醇分泌亢进，皮质醇激活糖皮质激素受体，通过调节基因转录引起 5-HT 和 NE 受体低敏和向下调节，衰减对应激的反应性。如果基因转录调节发生障碍，导致 5-HT 和 NE 受体不能低敏和向下调节，而是超敏和向上调节，并通过长反射弧抑制 5-HT 和 NE 合成及释放，则导致 5-HT 和 NE 能低下，引发抑郁症。

4. 皮质醇过多　库欣综合征时皮质醇水平增高，皮质醇能激活肝脏色氨酸吡咯酶，该酶能降解血中的色氨酸，导致进入中枢的色氨酸水平不足（色氨酸是 5-HT 的前体），进而导致中枢 5-HT 合成不足，引发抑郁症。

5. 雌激素过多　当过多补充雌激素（如雌二醇 50mg/d）时，能耗竭维生素 B_6，维生素 B_6 是 L-芳香氨基酸脱羧酶的辅酶，其缺乏可致脱羧酶的活性降低，该酶可催化 5-羟色氨酸转化为 5-HT，当其活性降低时，5-HT 合成不足，引发抑郁症。这可解释为何口服避孕药可引起抑郁症。

6. 慢性抑郁　S-100B 蛋白和神经营养蛋白因子能营养 5-HT 神经元。抑郁症患者中 5-HT 能不足，一方面激动 5-HT_{1A} 受体不足，不能刺激胶质细胞产生 S-100B 蛋白；另一方面激动 5-HT_{2C} 受体不足，不能刺激脉络膜丛生成神经营养因子，5-HT 能神经元营养不足，5-HT 能进一步低下，抑郁倾向慢性化。一次重性抑郁发作，持续两年以上者称为慢性抑郁症。

（二）去甲肾上腺素假说

TCA 中地昔帕明（desipramine）、普罗替林（protriptyline）与四环类中马普替林（maprotiline）对 NE 再摄取抑制作用较强，具有抗抑郁作用；SNRI（文拉法辛）和 NaSSA（米氮平）有较迅速的抗抑郁作用，也都有阻断 NE 再摄取的作用；双相抑郁症患者尿中 NE 代谢产物 MHPG 水平较对照组明显降低，转为躁狂时 MHPG 水平升高；选择性 NE 再摄取抑制剂（瑞波西汀）显著阻断 NE 再摄取，亦有抗抑郁作用。同样，抑郁症与 NE 降低的关系不是唯一的，实际上中枢神经系统内 NE 与 5-HT 系统是密切联系的。NE 和 5-HT 系统的相互作用，以及两种相应受体的感受性变化也都与抑郁症有关。双相抑郁症伴随 NE 功能活动降低，躁狂则出现 NE 功能活动升高，表明 NE 活动的变化是其状态的标志。

中枢 NE 受体有 α、β 两型，α 受体又分为 α_1、α_2 受体，β 受体分为 β_1、β_2、β_3 受体，其主要功能和情绪调节及认知唤醒、能量活动有密切关系。中枢 NE 系统的功能可能还涉及体温、食欲和心血管功能调节。

1. NE 低下的原因

（1）应激：神经营养因子能维持神经元的存活，应激减少该营养因子，导致蓝斑 NE 能神经元丧失。蓝斑 NE 能通路维持精神动力，当其功能不足时，引起思维、社交、运动阻滞及食欲、性欲、兴趣减退，即阻滞性抑郁。

（2）性别：女性的蓝斑 NE 系统老化比男性快，故女性的现症患病率比男性高（3%：2%），终身患病率也比男性高（21%：13%）。

2. 促肾上腺皮质激素释放因子（CRF）亢进的影响

（1）童年时的应激：如孩子在外面与他人发生冲突时，回来总是受家人责备，孩子感到失去保护，或者根本就没有监护人，遇到应激完全靠自己处理，常因不可应付的应激而反应过强，皮质醇水平过度升高，激活海马的糖皮质激素 II 型受体，从而破坏海马细胞，这些细胞本来是抑制 CRF 释放的，这时则不再能够抑制 CRF 释放，导致 CRF 倾向终身释放增加。

（2）成年后应激：此时 CRF 释放比正常人多，通过激活蓝斑-海马 NE 能通路引起焦虑，长期激活导致 NE 释放耗竭，引起抑郁。这可解释为什么童年期有严重心理创伤者易发抑郁症。

（3）皮质醇亢进：如前述，童年期有严重心理创伤史者，成年后应激引起 CRF 水平过度升高，CRF 能促进皮质醇分泌，皮质醇能激活肝脏酪氨酸氨基转移酶，降解 NE 的前体酪氨酸，使中枢合成 NE 减少，容易发生抑郁症。

（4）甲状腺素低下：甲状腺功能亢进时引起 NE 能增强，交感神经功能亢进，表现为失眠、焦虑、易激惹、心动过速、代谢增加和出汗。相反，地方性甲状腺肿的患者，甲状腺素分泌不足，引起 NE 能低下，常有抑郁倾向。

（三）多巴胺假说

以往研究认为，DA 有 3 条主要通路，中脑-边缘系统通路与精神活动有关，黑质-纹状体系统通路与锥体外系运动功能有关，下丘脑-垂体 DA 通路与泌乳有关。后来进一步研究发现，皮质下边缘系统的 DA 亢进与精神分裂症的幻觉妄想症状有关，而额叶皮质 DA 功能降低与阴性症状有关。但近年来研究发现，DA 受体有 5 种，DA 也参与了情绪调节，DA 系统是犒赏系统，DA 是"快感物质"。考试获得高分、某项工作获得满意结果，DA 水平就会增加。当然，摄入有些毒品如苯丙胺类也会使 DA 水平增加。

抑郁症多巴胺假说的支持证据：DA 前体 L-DOPA 可以改善部分单相抑郁症患者的症状，可以使双相障碍的抑郁发作转为躁狂；DA 激动剂溴隐亭有抗抑郁作用，能使部分双相患者转为躁狂；安非他酮（bupropion）阻断 DA 再摄取，也具有抗抑郁作用；抑郁症发作时，尿中 DA 代谢产物 HVA 水平降低。

DA 释放可以振奋精神，增强注意力，使活动增加，故被称为"觉醒胺"。氟哌噻吨美利曲辛中美利曲辛阻断 NE、5-HT 再摄取，而氟哌噻吨增加 DA 释放，一起增加了突触间隙的 NE、5-HT 和 DA。

1. 其他多巴胺能效应

（1）抗抑郁：DA 引起唤醒，激活感觉，激活精神运动性，提高动力和增加性欲。当 DA 能降低时，引起思睡、人格解体、精神运动性阻滞、兴趣减退和性欲减退，即阻滞性抑郁。

（2）改善性欲：DA 通过激动下丘脑神经元或骶髓的副交感神经元促进性欲、性唤醒和射精，DA 激动剂（如安非他酮）可提高性欲和降低射精阈。而 DA 阻断剂（如抗精神病药）则抑制性欲和提高射精阈，并通过诱导高催乳素血症抑制睾酮分泌，导致阳痿。

2. 抗抑郁药阻断 DA 回收的效价　由高到低依次为哌甲酯、舍曲林、帕罗西汀、氯米帕明、阿米替林、氟西汀、丙米嗪、氟伏沙明、文拉法辛、多塞平、西酞普兰、艾司西酞普兰和米氮平。

3. 抗胆碱能效应药物　胆碱能受体包括毒蕈碱受体（M 受体）及烟碱受体（N 受体）。

M 受体与乙酰胆碱结合后可产生一系列副交感神经末梢兴奋效应，包括心脏活动抑制，支气管平滑肌、胃肠道平滑肌、膀胱逼尿肌和瞳孔括约肌收缩，以及消化腺分泌增加等，M 受体阻断则产生相反作用。

抗抑郁药物胆碱能副作用中，M_1 受体阻断引起的口干、便秘等比较常见。

（1）口干：乙酰胆碱促进唾液分泌，唾液能抑制细菌和念珠菌繁殖，润滑口腔。抗精神病药和三环抗抑郁药有抗胆碱能效应，可抑制唾液分泌，从而不能抑制细菌和念珠菌繁殖，引起细菌性腮腺炎和口腔念珠菌病。

唾液分泌过少引起口干，口干引起多次过度饮水而导致低钠血症，低钠血症可引起认知障碍。

（2）胃肠蠕动：乙酰胆碱能增加胃肠蠕动。抗精神病药和三环抗抑郁药有抗胆碱能效应。抑制胃肠蠕动，可改善消化性溃疡和肠易激综合征，但又可引起便秘。当肠蠕动完全抑制时，引起麻痹性肠梗阻，故抗精神病药和三环抗抑郁药不得用于麻痹性肠梗阻。

4. 抗组胺 H_1 受体效应

（1）多食多饮：氯丙嗪和氯氮平阻断 H_1 受体，抑制肠道的饱胀感，引起多食。阻断 H_1 受体能强化抗胆碱能，引起口干，口干增加饮用高能量饮料的概率。

（2）多睡：激动 H_1 受体能维持平静性觉醒，保证其认知操作、学习和创造活动。氯丙嗪和氯氮平阻断 H_1 受体，引起镇静效应。镇静的好处是改善焦虑、激越和失眠，坏处是引起多睡、认知损害、心绪不良、精神运动性阻滞和驾驶技能损害。多食、多饮和多睡引起体重增加。

（3）体重增加：不典型抗精神病药阻断 H_1 受体的效价由高到低依次为氯氮平、奥氮平、喹硫平、利培酮和齐拉西酮，这与它们引起体重增加的强度完全一致。这提示阻断 H_1 受体是不典型抗精神病药引起体重增加的关键性机制。

抗抑郁药阻断 H_1 受体的效价由高到低依次为米氮平、多塞平、阿米替林、氯米帕明、西酞普兰、氟西汀、帕罗西汀、舍曲林、氟伏沙明和文拉法辛。

5. 拟γ-氨基丁酸能效应　γ-氨基丁酸（GABA）是一种抑制性神经递质。其兴奋通常抑制中枢神经系统，利用拟 GABA 能，可改善睡眠和焦虑，如乌灵胶囊就是通过这种机制发挥作用的。

需要说明的是，据报道，以上所谈及的选择性阻断强度不应与药效等同视之，因为选择性是从药效中派生而来。例如，氟西汀在阻断 5-HT 的再摄取方面的选择性明显低于三唑酮，但是它的阻断作用却是三唑酮的 16 倍。尽管神经递质再摄取的阻断与抗抑郁药的作用并非绝对有关，但这种特性可能与抗抑郁药的某些副作用及这类药物间的相互作用有关。去甲肾上腺素再摄取被阻滞，可能是某些患者心动过速和震颤的原因。抗抑郁药治疗所伴发的副作用如勃起和射精功能失调，也可能与这种阻滞有关。尽管其对勃起与射精的生理作用机制尚不清楚，但乙酰胆碱与去甲肾上腺素在各自受体部位中适当平衡，对这些生理现象的发生是必不可少的。这类患者的性功能失调可能是由去甲肾上腺素的再摄取被阻断而引起的。

三、5-HT 与躯体疾病

（一）5-HT 与心血管疾病

5-HT 抑制多巴胺，引起窦性心动过缓。SSRI 升高 5-HT 水平，所以可导致窦性心动过缓。相反，抑郁症时 5-HT 减少，使心率增快。

（二）5-HT 与消化疾病

激动 5-HT$_{1A}$、5-HT$_{1B}$、5-HT$_{2C}$ 受体引起厌食，激动 5-HT$_3$ 受体引起恶心呕吐、胃肠不适和腹泻。

（三）5-HT 与头痛

大脑血管上有 5-HT$_{1D}$ 受体，激动该受体引起血管收缩，当 5-HT 水平降低时，引起血管扩张和偏头痛，抑郁患者脑中 5-HT 水平降低，所以，该类患者的偏头痛发生率比正常人高。选择性 5-HT$_{1D}$ 受体激动剂 sumatripton 能治疗偏头痛。

（四）5-HT 与性功能

SSRI 增加 5-HT 能，激活 5-HT$_2$ 受体，可降低性功能和性快感，延迟射精，丁螺环酮、坦度螺酮通过激动 5-HT$_{1A}$ 受体间接拮抗 5-HT$_2$ 受体，减少这类不良反应，同样奈法唑酮既拮抗 5-HT$_2$ 受体，又可抑制 5-HT 回收，能减少对性功能的副作用，但 SSRI 有延迟射精的作用，故可以用来治疗早泄。

需要说明的是，这里 SSRI 的选择性是指选择性地作用于 5-HT 再摄取超过 NE 的再摄取（5-HT/NE）；SSRI 是通过阻断 5-HT 的再摄取来增加 5-HT 的含量，并且兴奋了所有 5-HT 的亚型。

四、受体药理学

受体药理学是药理学的分支学科，主要从受体角度来阐明药物作用的生化机制，研究药物作用于受体激活后引起的一系列生化反应或生化传导机制。这里仅就常用抗抑郁/焦虑药物激动以下受体产生的生化效应简述如下。

1. H$_1$ 受体　嗜睡镇静、性功能减退、体重增加、精神运动损害。

2. M$_1$ 受体　神经错乱、注意力不集中、精力减退。

3. D$_2$ 受体　运动障碍、锥体外系症状、性功能减退。

4. NE 受体　震颤、心动过速、直立性低血压、性功能减退。

5. 5-HT$_{1A}$ 受体部分激动剂　抗焦虑/抑郁，如坦度螺酮（律康、希德）、丁螺环酮。

6. 5-HT$_2$ 受体　激越、静坐不能、焦虑、惊恐、失眠、性功能障碍。

7. 5-HT$_3$ 受体　恶心、腹泻、头痛、胃肠不适。

8. σ受体　激动该受体与改善认知有关，如舍曲林，氟伏沙明。

9. MT$_{1/2}$ 受体　MT$_1$ 减少节律"生物钟"促醒，诱导睡眠；MT$_2$ 介导生物节律转换和昼夜节律调节，总体与生物节律和睡眠有关。

五、抗抑郁药及抑郁症的现状

抑郁症是一组异质性疾病，患者具有多种不同的临床表现，因此，临床诊断存在不同的亚型，其病因学可能源于多种因素的交互作用。针对抑郁症的治疗尚未满足临床需求，据报道其临床治愈率仅有 28%，有效率为 60%～70%，患者依从性差，却期望值过高，复发率高，因此，抗抑郁药治疗面临着挑战，多靶点药物疗效好，但不良反应也多，人们期待副作用小、以单模式为主的药物，但单模式抗抑郁药难以改善所有抑郁症临床症状，人们期待多模式抗抑郁药如伏硫西汀能带来临床获益。人们又研发了改善生物节律的阿戈美拉汀，它是第一个针对生物节律紊乱的抗抑郁药物，是褪黑激素 MT_1 和 MT_2 受体的激动剂、$5-HT_{2c}$ 受体的拮抗剂，对 $5-HT_{1A}$ 和 $5-HT_{2B}$ 受体也具有一定的亲和力。其适用于抑郁障碍，尤其是伴有睡眠障碍的患者，可能引起单纯性、可逆性的血清转氨酶升高，对性功能影响较小，不引起体重改变，几乎不发生停药综合征。

六、药物的相互作用和作用机制的差异与用药选择

由于抗抑郁药对 P450 酶的作用可以显示出对底物的诱导作用和抑制作用，因此在选用时应考虑药物作用机制的不同特点、患者的具体疾病和正在应用药物与抗抑郁/焦虑药物间的相互作用。因为心身疾病是复杂的，涉及多系统的疾病，抗抑郁/焦虑药物选择有其共性，但临床实践中更多的是要个体化地选择用药，还必须说明专家共识和指南是针对某一疾病制定的，抑郁症表现为多系统的不同疾病可能共存于同一患者，绝对按照某指南和共识在治疗时对一种疾病有益，而对另一种疾病可能有害，必须予以注意。

抑郁症发作时 3 种单胺类神经递质都可能有含量与功能改变，都在不同程度上参与了情绪的调节，但具体患者身上这些神经递质的影响可能各有不同。单一作用于某一种神经递质的药物有副作用减少、安全性增大的优点，但也有作用范围受到限制的问题。单胺类神经递质的变化可能为抑郁症状态的标志，不同的单胺类递质缺乏或功能失调与抑郁症的某些不同症状相关。

现在已经存在选择性影响各种神经递质、有不同副作用、对抑郁症的症状范围有不同影响的抗抑郁药物，临床医师应根据抑郁症患者的特定症状和功能障碍及药物性能、副作用的差异来选用抗抑郁药，以提高治疗效果。

七、常用中草药简介

（一）圣约翰草制剂

1. 圣约翰草提取物　为纯圣约翰草制剂，该类制剂均衡地抑制重吸收泵对 5-HT、NE、DA 的再摄取，抑制突触前膜 NE 受体密度，增加突触间隙神经递质浓度，从而达到抗抑郁治疗效果。调节内分泌：调节 HPA 轴、HPT 轴功能。万红宇、陈玉龙发现圣约翰草制剂可以改善肠易激综合征患者的自主神经功能；兰玲等研究发现圣约翰草制剂可以改善大鼠的应激反应，安全、疗效好，适用于轻中度抑郁/焦虑；王霞、陈玉龙的临床研究发现，肝病患者也可以选择圣约翰草制剂，未发现肝肾功能及造血系统损害。

2. 舒肝解郁胶囊　现代药理研究：①通过作用于瞬时受体电位（transient potential receptor，TRP）离子通道，增加胞内 Na^+ 浓度，降低胞内 Na^+ 梯度，抑制突触前膜递质联

合转运体再摄取神经递质，使突触间隙神经递质浓度升高；②通过影响可溶性 *N*-乙基马来酰亚胺敏感融合蛋白（*N*-ethylmaleimide-sensitive fusion protein，NSF）附着蛋白及其受体，促进囊泡转运、停泊、融合、释放，增加突触间隙神经递质水平。这提示舒肝解郁胶囊通过双重作用机制显著提升突触间隙神经递质水平。舒肝解郁胶囊的组成为圣约翰草+刺五加，刺五加为五加科植物，具有镇静、抗疲劳、促进细胞免疫和体液免疫等作用，临床上用于治疗神经官能症、神经衰弱、抑郁症等。其治疗轻、中度抑郁症的疗效显著，与盐酸氟西汀相当；安全、耐受性高，不良反应发生率与安慰剂相当；适合早期及全病程使用，是《中国抑郁障碍防治指南》（第二版）推荐的中成药的代表药物。

（二）其他中草药

1. 舒肝颗粒 由柴胡、香附、当归、白芍、茯苓、白术、牡丹皮、栀子、薄荷、甘草十味药组成，全方共奏疏肝理气、散郁调经之功效，用于肝气不舒的两胁疼痛、胸腹胀闷、月经不调、头痛目眩、心烦意乱、口苦咽干，以及肝郁气滞所致的黄褐斑。舒肝颗粒源于逍遥散，有效解决肝气不舒症状（烦、郁、闷、胀、痛、斑）。疏肝理气是针对心身疾病的中医治疗方案，舒肝颗粒可用于功能性消化不良、胃痛、肠易激综合征、焦虑、抑郁、月经不调、更年期综合征、痛经、乳腺增生、甲状腺结节、心脏神经官能症、黄褐斑等。

2. 解郁丸 是传统经典方剂的传承与创新，以《太平惠民和剂局方》中的名方"逍遥散"及《金匮要略》中的"甘麦大枣汤"为基础，加入郁金、百合、茯苓、合欢皮，具有舒肝解郁、健脾养血、宁心安神之功效。可解决肝郁气滞所导致的肝失疏泄、生化乏源、心神失养等证候，临床可用于肝气郁结所致心烦易怒、失眠多梦、悲伤欲哭及各种焦虑/抑郁躯体化症状。解郁丸的优势在于适用于包括肝郁气滞、肝郁脾虚、心脾两虚、肝郁痰阻等各种证型的轻中度抑郁/焦虑，安全、有效。

3. 枳术宽中胶囊 药物组成：白术、枳实、柴胡、山楂；主治脾虚气滞型胃痞；常见伴随症状有呕吐、反胃、纳呆、反酸等；其功效为健脾和胃，理气消胀。中医学认为脾虚气滞这一证型是功能性消化不良（FD）的核心，同时有研究显示该药可升高 5-HT 和 NE 水平，抗焦虑/抑郁，降低肠道敏感度，有促进胃肠动力的作用，对餐后腹胀、早饱疗效好。用法：餐前服用，一次 3 粒，一日 3 次，疗程为 2 周。

4. 乌灵胶囊 主要成分为乌灵菌粉，含腺苷、多糖、甾醇类及谷氨酸（Glu）、γ-氨基丁酸（GABA）等，还含有维生素和微量元素等多种成分，具有镇静催眠、免疫调节、改善记忆、补肾健脑、养心安神等作用，改善心肾不交相关症状。其作用机制可能是通过促使 Glu 和 GABA 进入脑内，提高脑内 Glu 和 GABA 的含量及谷氨酸脱羧酶（GAD）的活性，激活 GABA 受体，从而实现其镇静催眠、抗焦虑和改善轻中度抑郁/焦虑相关躯体症状的作用。用法用量：口服，一次 3 粒（每粒含乌灵菌粉 0.33g），一日 3 次，6 周为 1 个疗程。

5. 气滞胃痛颗粒 由柴胡、枳壳、香附（炙）、白芍、延胡索（炙）、炙甘草组成。功能为疏肝理气，和胃止痛。用于肝郁气滞，胸痞胀满，胃脘疼痛。其可促进胃肠动力，解痉止痛，改善心理应激相关的躯体症状，如快速改善疼痛、腹胀及患者精神状态。用于功能性消化不良。用法用量：每次 1 袋，一日 3 次，餐前冲服。疗程：建议 4～8 周，具体依据患者病情而定。12 岁以下儿童、孕妇慎用。

第二节　药物治疗的分类

精神药物（psychotropic drug）是指作用于中枢神经系统而影响精神活动的药物。精神药物治疗是通过应用精神药物来改变病态行为、思维或心境的一种治疗手段。在心身疾病的治疗中最常用的精神药物为抗抑郁药和抗焦虑药。抗抑郁药是一类通过提高中枢神经递质传递功能来治疗各种抑郁障碍的药物，对正常人的情绪没有提升作用；这类药物除了治疗抑郁障碍之外，还用于治疗焦虑障碍、强迫障碍、躯体形式障碍、经前期烦躁及慢性疼痛等。抗焦虑药是一类主要用于减轻焦虑、紧张、恐惧，兼有镇静催眠作用的药物。

一、抗 抑 郁 药

抗抑郁药出现的历史较短，20 世纪 50 年代第一个抗抑郁药异烟肼应用于临床，后来随着科技的发展，抗抑郁药的研发进展迅速，越来越多的抗抑郁药出现，并且疗效确切，安全性更高，为抑郁症及心身疾病的治疗提供了更多的选择。

（一）抗抑郁药分类

抗抑郁药（antidepressant）是一类治疗各种抑郁障碍的药物，不会提高正常人的情绪，根据药物作用机制或化学结构的不同将抗抑郁药分为以下类型：①选择性 5-HT 再摄取抑制剂（SSRI）；②选择性 5-HT 和 NE 再摄取抑制剂（SNRI）；③DA 和 NE 再摄取抑制剂（DNRI）；④NE 再摄取抑制剂（NRI）；⑤5-HT$_{2A}$ 受体拮抗和再摄取抑制剂；⑥NE 能和特异性 5-HT 能再摄取抑制剂（NaSSA）；⑦三环类抗抑郁药（tricyclic antidepressant，TCA）和四环类抗抑郁药（tetracyclic antidepressant）；⑧单胺氧化酶抑制剂（monoamine oxidase inhibitor，MAOI）；⑨褪黑素能抗抑郁药（melatonergic antidepressant）；⑩非典型抗抑郁药和草药。

（二）抗抑郁药的作用机制

除褪黑素受体激动剂外，上述抗抑郁药通过阻断 1～3 种单胺类神经递质（包括 5-HT、NE、DA 等）的转运，增加神经突触间隙相应神经递质的浓度，从而改善抑郁症状。抗抑郁药对递质再摄取的抑制作用是立即发生的，而长期用药后则可以降低受体的敏感性（下调作用），这与抗抑郁药的临床效应滞后（用药 2～3 周后起效）密切相关。NE 再摄取的阻断使神经突触间隙内源性 NE 浓度增加，进而可以降低突触前膜α$_2$肾上腺素受体的敏感性，长期使用还可能减少中枢α$_2$肾上腺素受体的数目。5-HT 再摄取的抑制首先也是增加胞体部位突触间隙内源性 5-HT 浓度，通过下调突触前胞体膜上的 5-HT$_{1A}$ 受体，增加末梢释放 5-HT，最终达到抗抑郁作用，TCA 还有很强的阻滞 5-HT$_{2A}$ 受体作用。

（三）抗抑郁药临床应用的一般原则

1. 适应证　抗抑郁药适用于抑郁症和各种抑郁障碍，对一些躯体形式障碍患者要告知用药的目的，部分患者可能对抗抑郁药有抵触，有效率为 60%～80%。

2. 早诊断、早治疗 避免诊断或治疗的不及时而影响患者的社会功能和生活质量。

3. 对抑郁症治疗应遵循全病程治疗原则 即急性期、巩固期和维持期治疗。急性期治疗 1～3 个月，足量应用抗抑郁药，尽可能彻底缓解症状；巩固期治疗 4～9 个月，维持原有效药物和原有效剂量；维持期视患者病情而定，维持 1～5 年。

4. 靶症状和药物选择 根据患者症状和药物作用特点选择适合的抗抑郁药，与患者讨论药物的选择，以及其他非药物治疗的可能性和可行性。

5. 剂量滴定和治疗剂量的选择 各种新型抗抑郁药耐受性好，起始剂量即为治疗剂量，根据患者症状缓解情况和耐受情况逐渐加至有效剂量，与患者讨论可能的结局，如抑郁症状需要经过几周方能逐步缓解。

6. 联合用药问题 首发抑郁症通常单一用药，疗效不佳或不良反应难以耐受时，可换用作用机制不同的另一种抗抑郁药，对难治性抑郁的治疗可以考虑联合应用情感稳定剂或新型抗精神病药物。

7. 停药问题 抗抑郁药需缓慢停药，要告知患者停药症状复发的风险及突然停药可能出现的戒断反应。

（四）抗抑郁药的不良反应

1. 与神经递质受体作用相关的不良反应 由于抗抑郁药作用的受体较多，因而可引起除治疗作用外的一些不良反应，如焦虑、激越、头痛、失眠、嗜睡、口干、视物模糊、性功能障碍、食欲下降、胃肠道反应等，激活α受体可升高血压，抑制α受体可引起直立性低血压。

2. 与药代动力学相关的药物相互作用及不良反应 大多数抗抑郁药通过肝脏细胞色素 P450 酶降解代谢产物，其中有些药物，如 SSRI 类药物对这些酶有较强的抑制作用，与它们长期联合使用，药物的降解可能减缓而使血药浓度升高，引起不良反应。

3. 过量服用的毒性作用 新型的抗抑郁药安全性较高，过量服用一般无严重不良反应。

4. 不良反应的处理 不同个体、不同类药物甚至同一类抗抑郁药的不良反应可能各不相同，当某一抗抑郁药治疗期间发生不良反应时，处理措施包括减少药物剂量或换用其他药物等。

（五）SSRI

选择性 5-HT 再摄取抑制剂（SSRI）主要通过选择性抑制突触前膜对 5-HT 的回收，使突触间隙 5-HT 含量升高，从而起到抗抑郁的作用；其对 NE 影响很小，几乎不影响 DA 的回收。目前已广泛用于临床的 SSRI 有 6 种：氟西汀、帕罗西汀、舍曲林、氟伏沙明、西酞普兰和艾司西酞普兰。抗抑郁作用与 TCA 相当，但对严重抑郁的疗效可能不如 TCA；安全性和耐受性高于 TCA，心血管不良反应较少，是目前临床应用最广泛的抗抑郁药。

1. 氟西汀（fluoxetine）

（1）药代动力学：口服后几乎全部吸收，达峰时间 4～6h。半衰期最长，单次用药半衰期 48～72h，多次用药半衰期可达 132h，其活性代谢产物去甲氟西汀的半衰期可达 7～15 天。经肝脏代谢，肝脏疾病可显著延长其清除时间（为健康人的 1.5～2.5 倍）。80%由尿液排泄，15%由粪便排泄，对 CYP2D6、CYP2C、CYP3A4 有抑制作用。

（2）作用与用途：具有高效的专一的选择性 5-HT 再摄取抑制作用，对胆碱能受体、α 受体、组胺受体亲和力都较低，无明显的心脏毒性。

氟西汀适用于各种抑郁障碍、强迫障碍、社交恐怖、贪食症、经前期烦躁障碍、惊恐障碍、双相障碍-抑郁发作、社交焦虑障碍和创伤后应激障碍等。

（3）用法与用量：抑郁障碍的起始剂量为 20mg/d，常用剂量为 20～60mg/d，最大剂量为 80mg/d；强迫障碍的推荐剂量同抑郁障碍，但多数患者可能需要较大的剂量；神经性贪食建议服用剂量为 20～60mg/d，最大剂量为 80mg/d，老年患者通常的剂量不应超过 40mg/d。

（4）不良反应：可引起体重减轻、焦虑、激越和失眠，也可有恶心、腹泻、厌食、口干、体重减轻的副作用；可抑制血小板聚集，在与抗凝药物合用时应适当减少抗凝药物的剂量；中枢神经系统的副作用可见紧张、失眠、震颤、焦虑、头晕，偶有静坐不能；少数可有性功能障碍。

（5）注意事项：对氟西汀或其中任何一种成分过敏的患者禁用；慎重与 MAOI 使用，治疗必须在不可逆的 MAIO 停药 2 周之后（氟西汀应停用 5 周），方可开始使用 MAOI，氟西汀慎用于既往有抽搐发作史的患者；过量使用时通常表现为良性病程，症状包括恶心、呕吐、抽搐、无症状的心律失常到心脏停搏的心血管功能紊乱、肺功能紊乱及从激动到昏迷的中枢神经系统症状。

2. 帕罗西汀（paroxetine）

（1）药代动力学：口服吸收好，食物不影响吸收，达峰时间 4～6h，半衰期为 24h，7～14 天达到稳态血浆浓度。经肝脏代谢，其代谢产物大部分从尿液中排出，小部分由粪便排泄。

（2）作用与用途：通过阻止 5-HT 的再摄取而提高神经系统突触间隙内 5-HT 的浓度，从而产生抗抑郁作用。此外，帕罗西汀不与肾上腺素α_1、α_2 和β受体发生作用，也不与多巴胺 D_2 和组胺 H_1 受体结合，而且不抑制单胺氧化酶，微弱地抑制 NE 与 DA 的再摄取。

帕罗西汀适用于抑郁障碍、强迫障碍、伴有或不伴有广场恐惧症的惊恐障碍、社交恐惧症/社交焦虑障碍、创伤后应激障碍、广泛性焦虑障碍、经前期烦躁障碍。

（3）用法与用量：初始剂量为 20mg/d，晨服；根据情况每次加 10mg，一般不超过 50mg/d，强迫障碍最大剂量可达 60mg/d；严重肾损害或者肝损害的患者服用本药后血药浓度会升高。

（4）不良反应：由于其抗胆碱能作用，治疗量或用于老年人易致便秘，帕罗西汀是 NOS 抑制剂，可致阳痿、射精延迟、性高潮延迟、性欲缺乏等；帕罗西汀对 CYP2D6 等酶的抑制作用也较强，可抑制自身代谢，在撤药晚期，酶抑制作用消失，血药浓度迅速降低，易出现症状反跳现象。使用帕罗西汀可发生锥体外系不良反应，应注意；有前列腺肥大、青光眼的患者慎用。

（5）注意事项：对本药及其赋形剂过敏者禁用；不能与 MAOI 联合使用（包括抗生素类药物利奈唑胺）；不能与硫利达嗪使用，可引起硫利达嗪的血浆浓度升高，可能导致 Q-Tc 间期延长，并伴有严重的室性心律不齐；儿童和青少年中自杀意念和行为的风险增加与抗抑郁药的使用相关；可能会发生危及生命的 5-HT 综合征，特别是与 5-HT 能药物（包括阿米替林）及影响 5-HT 代谢的药物合用时更易发生。

3. 舍曲林（sertraline）

（1）药代动力学：口服易吸收，达峰时间 6～10h，半衰期为 26h，4～7 天达稳态血药浓度，血药浓度与剂量呈正相关，经肝脏代谢，代谢产物由尿液及粪便排出，有肝功能障碍者可使半衰期延长达 52h，对肾损害者影响不大。

（2）作用与用途：舍曲林是选择性 5-HT 再摄取抑制药物，对 5-HT 再摄取的抑制作用强化了 5-HT 受体神经传递；舍曲林不与肾上腺素 α_1、α_2 和 β 受体结合，也不与胆碱能受体、γ-氨基丁酸（GABA）受体和苯二氮䓬类受体作用。

舍曲林适用于各种抑郁症、强迫症、惊恐障碍、创伤后应激障碍，尤其适用于老年人的抑郁症，可明显改善老年抑郁症患者的情绪、认知和精神运动功能及性功能，对厌食症、社交焦虑症、惊恐发作、强迫症均有良好疗效，可用于可卡因依赖、戒断综合征的治疗；舍曲林不影响心脏射血量和血压，可用于冠心病伴发的抑郁症状，对伴有多种躯体疾病的患者较安全。

（3）用法与用量：口服给药，成人常用剂量为 50mg（儿童起始剂量为 25mg），以后可根据症状酌情加量，1～2 周后可增加至 100～200mg/d，治疗强迫症时的药物剂量相对增加。

（4）不良反应：常见的副作用有恶心、嗜睡、腹泻、消化不良、口干、失眠、头晕、震颤、性功能障碍、多汗，偶见低血压；较少见的不良反应有中性粒细胞缺乏、血小板减少症、心悸、心动过速、高泌乳素血症、严重肝病、偏头痛、运动障碍、肌肉不自主收缩等。

（5）注意事项：合并 MAOI 可出现严重甚至致命的不良反应，类似 5-HT 综合征的表现；合用匹莫齐特可使匹莫齐特的血浆浓度升高；与西咪替丁合用可明显减少舍曲林的清除。

4. 西酞普兰（citalopram）

（1）药代动力学：口服时易吸收，半衰期为 33h，单剂口服 40mg 西酞普兰，约 4h 血药浓度达峰值；相对于静脉内给药，西酞普兰的生物利用度为 80%，吸收不受食物影响，西酞普兰分布容积为 12L/kg，与血浆蛋白结合的西酞普兰、去甲西酞普兰、去二甲西酞普兰占 80%。

（2）作用与用途：为强效的 5-HT 再摄取抑制剂，有轻度的 H_1 受体阻断作用，可能会有轻微镇静作用；对 DA 受体、毒蕈碱受体和 α 肾上腺素受体无抑制作用，因此避免了口干、直立性低血压等不良反应。

西酞普兰适用于抑郁障碍、经前期烦躁障碍、强迫障碍、惊恐障碍、广泛性焦虑障碍、创伤后应激障碍、社交焦虑障碍等。

（3）用法与用量：口服。成人：每日 20～60mg，每日 1 次。从每日 20mg 开始，根据病情严重程度及患者反应可酌情增加至 60mg，即每日最大剂量，增量需间隔 2～3 周，为防止复发，治疗至少持续 6 个月；超过 65 岁的老年患者和肝损害患者，剂量减半，常用量每日 10～30mg，从每日 10mg 开始，推荐常用剂量为每日 20mg，每日最大剂量为 40mg。

（4）不良反应：对心脏无毒性，可引起体重增加，少数可有口干、头痛、尿潴留、便秘、震颤、失眠、低血压。

（5）注意事项：禁止与 MAOI 合用，合用可导致高血压危象、5-HT 综合征等；用药期间应避免操作危险机械，包括开车，避免同时服用含酒精的制品；过量服用达 600mg 时可出现疲乏、无力、嗜睡、头晕、手颤和恶心，最高服药量记录为 2000mg。

5. 氟伏沙明（fluvoxamine）

（1）药代动力学：口服易吸收，单剂量 100mg，达峰时间 3.5～8h，在肝、肾、肺、肾上腺等脏器的组织浓度高于血药浓度，半衰期 15h，多次服药可延长至 22h，一般在 10 天内达到稳态血药浓度，经肝脏代谢，在肝脏中氧化去甲基和去氨基，其代谢产物无药理活性。药物 90% 从尿液中排泄，老年人药代动力学参数与年轻人相似。

（2）作用与用途：氟伏沙明为 SSRI 类药物，通过阻断 5-HT 再摄取来增强神经递质 5-HT 的作用，该药还可使 5-HT 受体，特别是 5-HT$_{1A}$ 脱敏而增强 5-HT 传递。氟伏沙明不影响 NE 的再摄取，对 DA 的抑制作用很弱，同时具有 σ$_1$ 受体阻断特性，对脑内乙酰胆碱受体的亲和力很低，不引起中枢及外周的抗胆碱能效应。本药对神经内分泌、心血管系统影响小，无抗组胺作用，但对部分患者具有镇静作用，前期服用后会困倦。

氟伏沙明适用于各种抑郁障碍、强迫障碍、社交焦虑障碍、惊恐障碍、广泛性焦虑障碍、创伤后应激障碍；对盗窃癖、病理性赌博、购物狂也有较好的治疗作用；氟伏沙明有缓解酒精戒断后的焦虑、失眠、觅酒行为和儿童孤独症某些症状的作用；可利用其酶抑制作用减少苯二氮䓬类药物如阿普唑仑、三唑仑、咪达唑仑等的用量，治疗这些药引起的耐药性和依赖性。

（3）用法与用量：抑郁障碍的起始剂量为 50mg/d 或 100mg/d，睡前一次服用，无明显副作用时可逐渐加大剂量；治疗剂量为 100～200mg/d，最大剂量为 300mg/d，日剂量大于 150mg 时可分 2 次服用。强迫障碍的成人起始剂量为 50mg/d，有效剂量通常为 100～300mg，最大剂量为 300mg/d；8 岁以上儿童或青少年推荐起始剂量为 25mg/d，最大剂量为 200mg/d，建议每日总量大于 50mg 时，分 2 次给药，应在睡前服用较大的剂量。

（4）不良反应：早期最常见的副作用有恶心、呕吐、嗜睡、便秘、口干、厌食、眩晕、头痛、紧张、激动、焦虑、心悸、心动过速、疲乏、运动减少、震颤等，偶有血小板减少，继续治疗，部分副作用可消失；治疗剂量偶可引起性功能障碍，其发生率低，约为 10%，对射精无影响。

（5）注意事项：禁止与替扎尼定、硫利达嗪、阿洛司琼、匹莫齐特等合用；禁止与 MAOI 合用，对氟伏沙明过敏者禁用；有癫痫史、肝肾功能不全者慎用，突然停药时偶见头痛、恶心、头晕和焦虑等。

6. 艾司西酞普兰

（1）药代动力学：口服吸收完全，口服 4h 达到血浆峰浓度，药代动力学呈线性，重复给药 1 周后达稳态血浆浓度；血浆蛋白结合率 80%，半衰期 30h，主要经过肝脏 P450 酶 CYP2C19 代谢，CYP3A4 和 CYP2D6 也参与该药代谢，主要以代谢产物的形式从肾脏排出。老年患者药物消除缓慢，与年轻健康人相比，老年人的药-时曲线下面积（AUC）高出 50%。

（2）作用与用途：艾司西酞普兰是一种新型的高选择性 SSRI 药物，是二环氢化酞类衍生物外消旋西酞普兰的左旋对映体，其作用机制是增进中枢神经系统 5-HT 能的作用，抑制 5-HT 的再摄取，对 NE 和 DA 再摄取作用微弱，由于具有占据 5-HT 转运体蛋白、5-HT 重吸收部位的异构位点，与占据 5-HT 重吸收结合位点共同形成阻断 5-HT 再摄取的合力，使 5-HT 再摄取的作用更为持久、快速、稳定。

国外批准的适应证为抑郁症（12 岁以上）、广泛性焦虑发作、强迫障碍、创伤后应激障碍、经前期烦躁障碍、社交焦虑障碍及惊恐障碍；在我国被批准的适应证为抑郁障碍、伴或不伴广场恐惧症的惊恐障碍，暂不用于儿童。

（3）用法与用量：常用治疗剂量 10～20mg/d，最大日剂量 20mg，一次口服，2～4 周可表现出疗效，老年人从半量开始，一般不超过 10mg/d，轻中度肾功能降低者不需调整剂量，严重肾功能降低者慎用，肝功能降低者建议从 5mg 起始，持续 2 周，根据患者个体反应调整剂量，增加到 10mg/d。

（4）不良反应：艾司西酞普兰耐受性好，不良反应较少，不良反应与其他 SSRI 类药物类似。常见的不良反应为恶心、失眠、胃肠道不良反应、阳痿、嗜睡、头痛等，其对体重没有明显影响。

（5）注意事项：对艾司西酞普兰或西酞普兰过敏者禁用，患有 Q-T 间期延长或者先天性长 Q-T 间期综合征者禁用，艾司西酞普兰禁止与匹莫齐特、典型 MAOI、吗氯贝胺和其他 5-HT 受体激动剂联用，艾司西酞普兰不应与西酞普兰合用；不适用于 18 岁以下人群，孕妇或者哺乳期妇女慎用。

（六）SNRI

代表药物为文拉法辛、度洛西汀和米那普仑。

1. 文拉法辛（venlafaxine）

（1）药代动力学：口服易吸收，半衰期 7h，在肝内代谢，其代谢产物去甲文拉法辛有很高的药理活性，经肾脏排泄，半衰期 4～5h。清除率受肝、肾功能的影响，肝硬化时，清除率下降 33%，清除半衰期增加 2 倍。肾衰竭者清除率下降 55%，老年人清除率比青年人下降 16%～18%，半衰期延长 1～2h。

（2）作用与用途：文拉法辛为苯乙胺衍生物，有强烈的抑制神经突触前膜 5-HT、NE 再摄取的作用，也有对 β 肾上腺素受体的快速下调作用，为选择性 5-HT 和 NE 再摄取抑制剂（SNRI）；低剂量仅有 5-HT 再摄取阻滞作用，中至高剂量有 5-HT 和 NE 再摄取阻滞作用，非常高的剂量有 DA 及 5-HT 和 NE 再摄取阻滞作用；对毒蕈碱、组胺或 α_1 肾上腺素受体几乎没有亲和力。

本药中至高剂量用于抑郁、严重抑郁和难治性抑郁的患者，起效快、耐受性好是其优点；低剂量时与 SSRI 作用相似，可用于迟滞、睡眠过多、体重增加和非典型抑郁；对难治性抑郁、焦虑障碍、恶劣心境障碍、慢性疼痛障碍均有较好的疗效，尤其对背痛、肌肉痛、四肢沉重感、疲乏感有良好的效果。

（3）用法与用量：速释剂用于轻中度抑郁症，起始剂量每次 75mg，每日 2～3 次，视病情调整剂量，有自杀倾向、病情严重的抑郁症患者应在 1 周内加量到 200mg/d，最大剂量为 375mg/d；缓释剂起始剂量为 75mg/d，必要时可递增至 225mg/d，最短加药间期不少于 4 日；肝损伤患者的起始剂量降低 50%，个别患者需要个体化剂量用药，老年患者增加用药剂量时应格外注意。

（4）不良反应：低剂量时出现恶心、激越、性功能障碍和失眠，中至高剂量时副作用为严重的失眠、激越、恶心及头痛和高血压；可能出现低钠血症，尤其是老年人，有些患者出现与剂量相关的血压升高；文拉法辛可致 5-HT 综合征，与 MAOI 合用时，更易发生这种严重的反应，甚至可致死亡；有肝肾功能不全者酌情减量，用药期间避免饮酒。

（5）注意事项：禁止与 MAOI 联用，肝肾功能不全、不稳定型心绞痛、有心肌梗死病史的患者慎用；双相障碍患者、有癫痫病史的患者慎用；有些患者服用文拉法辛后会出现血压持续升高，应定期监测血压，高血压患者慎用；停药过快有停药反应，通常在 2 周内消失；与抗凝药物使用，可能会增加出血风险；与曲马多等药物合用，会增加癫痫发作的发生风险。

2. 度洛西汀（duloxetine）

（1）药代动力学：口服吸收良好，达峰时间约为 3h，度洛西汀肠溶胶囊消除半衰期约为 12h（8～17h），在治疗范围内其药代动力学参数与剂量成正比，一般于服药 3 天后达到稳态血药浓度；度洛西汀主要经肝脏代谢、肾脏排泄，涉及两种 P450 酶：CYP2D6 和CYP1A2。

（2）作用与用途：度洛西汀是一种丙胺化合物，有强烈的抑制神经突触前膜 5-HT、NE 再摄取的作用，可使大脑和脑脊液中的 5-HT、NE 浓度升高，改善抑郁症状；提高机体对疼痛的耐受力，改善抑郁继发的躯体症状，如肌肉疼痛、腹痛、头痛等症状，但度洛西汀抗抑郁与中枢镇痛作用的机制尚未明确。

度洛西汀适用于抑郁障碍、广泛性焦虑障碍及其他焦虑障碍、糖尿病周围神经痛、纤维肌痛、神经性疼痛、慢性疼痛、压力性尿失禁等。

（3）用法与用量：口服，抗抑郁治疗起始剂量为 40～60mg/d，一般不超过 60mg/d；治疗焦虑障碍、惊恐障碍起始剂量为 60mg/d，根据患者耐受情况可加至最大量 120mg/d；盐酸度洛西汀每日 2 次，每次 40mg，能使半数以上个体的应激性尿失禁发作次数减少50%～100%，同时改善其疾病相关生活质量，其耐受性则相当好。肾功能不全者应使用较低的起始剂量，逐渐增量，不推荐终末期肾病或严重肾损害患者使用。

（4）不良反应：常见（>5%）恶心、口干、便秘、食欲缺乏、疲劳、嗜睡和出汗增多；其他不良反应（>2%）有腹泻、恶心、体重降低、眩晕、震颤、潮热、视物模糊、焦虑、性欲下降及性满意度降低、勃起障碍、射精延迟及功能紊乱，度洛西汀对血压的影响没有显著临床意义，对 Q-Tc 也没有具临床意义的影响。

（5）注意事项：对度洛西汀过敏、闭角型青光眼、大量饮酒的患者禁用；慎重与 5-HT能药物联用，禁止与 MAOI 合并使用；如出现血压持续上升，应予以密切监测；过量可能引起镇静、恶心、癫痫发作、昏迷、血压改变；停药应逐渐减量，突然停药可出现停药反应。

3. 米那普仑（milnacipran）

（1）药代动力学：米那普仑经口服给药，半衰期约 8h，在 50～250mg 时呈线性药代动力学特点；药物经肝脏代谢，且没有活性代谢产物，主要由肾脏排泄，米那普仑被认为不是任何 CYP 同工酶的强抑制剂。

（2）作用与用途：米那普仑是一种特异性 5-HT 和 NE 再摄取抑制剂，可同时抑制神经元对 5-HT 和 NE 的再摄取，从而提高突触间隙的神经递质浓度，发挥抗抑郁作用；米那普仑对α肾上腺素能、毒蕈碱受体和 H_1 组胺受体无亲和力，对单胺氧化酶活性也没有影响。

米那普仑适用于抑郁障碍、纤维肌痛、神经性疼痛/慢性疼痛。

（3）用法与用量：口服给药，起始剂量 12.5mg/d，第二日加到 25mg/d，可分 2 次服用，第 4 日可增加至 50mg/d，第 7 日增加至 100mg/d，每日 2 次。

（4）不良反应：常见头晕、多汗、焦虑、面部潮红及排尿困难，偶见恶心、呕吐、口干、便秘、震颤及肝脏转氨酶增高；罕见直立性低血压、心动过速、心悸、血压升高；头晕、头痛、躁狂、不安、震颤、焦虑、感觉异常、听觉过敏、视调节异常、妄想及锥体外系症状等。

（5）注意事项：高血压及其他心血管疾病患者慎用，肝肾功能不全者慎用，脑部器质性疾病患者慎用，青光眼或眼压增高的患者慎用，孕妇、老年人、儿童慎用，禁止与 MAOI 或舒马普坦合用，用药后不可从事驾驶汽车等危险性的操作。

（七）DNRI

安非他酮

（1）药代动力学：安非他酮口服吸收迅速，达血浆峰值时间为 2h，血浆蛋白结合率为 85%，消除分两个时相，第一相为 1.5h，第二相为 14h，87% 由尿液排泄，10% 由粪便排出。

（2）作用与用途：安非他酮主要通过对中枢 DA、NE 再摄取来增加 DA、NE 在突触间隙中的含量，较少影响中枢系统突触的 5-HT 神经传递，既有 DA 再摄取抑制作用，又具有激动 DA 的特性，长期大剂量服用可使β肾上腺素受体下调。

安非他酮适用于迟滞性抑郁、睡眠过多、认知缓慢或假性痴呆及对 5-HT 能药物无效或不能耐受者，双相抑郁在治疗中转为躁狂的可能性较小，对注意缺陷障碍、慢性疲劳综合征、戒烟、兴奋剂的戒断有较好的效果，还可用于季节性情感障碍、性功能障碍、肥胖的辅助治疗。

（3）用法与用量：速释剂开始用量为 100mg，一日 2 次，3 日后用量为 100mg，一日 3 次，缓释剂开始用量为 150mg/d，4 日后用量为 150mg，一日 2 次。

（4）不良反应：常见坐立不安、失眠、头痛、恶心、口干、厌食、眩晕、腹痛、肌痛、激越、焦虑、震颤、耳鸣、体重减轻和出汗等；有诱发癫痫的报道，有癫痫病史的患者慎用；个别报道中也可引起精神病性症状。

（5）注意事项：禁止与 MAOI 药物联用，肝损害的患者慎用，不建议安非他酮用于治疗进食障碍。

（八）NRI

瑞波西汀（reboxetine）

（1）药代动力学：口服后迅速吸收，2h 达峰浓度，进食后服用峰浓度延迟 2~3h，成人半衰期为 12~16h，老年人半衰期为 15~24h。瑞波西汀与血浆蛋白结合率高，有 97% 与α₁酸性糖蛋白结合，因此，蛋白水平的变化会影响瑞波西汀的药代动力学，如老年人因肺等疾病而使血浆中α₁酸性糖蛋白的浓度升高，可导致瑞波西汀的血药浓度升高、肾清除率降低。

（2）作用与用途：瑞波西汀是第一个完全意义上的选择性 NE 再摄取抑制剂，通过对 NE 再摄取的选择性阻滞来提高中枢内 NE 的活性，对 5-HT 无影响或影响较小，也可能会使中枢的 DA 神经递质水平增加。瑞波西汀适用于抑郁障碍、恶劣心境、惊恐障碍、注意缺陷多动障碍，对抑郁症患者的社会功能恢复方面明显优于氟西汀。

（3）用法与用量：口服给药，成人起始剂量 4mg，每日 2 次，最大剂量为 10mg/d；老年人 4mg/d 即可。

（4）不良反应：常见口干、便秘、低血压、心动过速、心房异常搏动、心室异常搏动、皮肤异样感觉、尿失禁、入睡困难、多汗等。无镇静作用，不影响认知功能，与酒精无相互作用，可增加 REM 潜伏期。

（5）注意事项：对瑞波西汀过敏的患者禁用，禁止与 MAOI 类药物、匹莫齐特、硫利达嗪联合使用，肝肾损害的患者应酌情减量，有癫痫病史或具有癫痫易发体质的患者应慎用，与曲马多等药物合用时，可能增加癫痫发作的风险，与麦角胺合用时可能使血压升高，与利尿剂合用时可能引起低钾血症。

（九）SARI

曲唑酮

（1）药代动力学：口服后大部分经消化道吸收，达峰时间约 1h，4～7 天达稳态血药浓度，成人半衰期为 5～9h，经肝脏代谢，活性代谢产物为间氯苯哌嗪（m-CPP），以游离及结合的形式从尿液中排出。

（2）作用与用途：曲唑酮属于三唑吡啶类抗抑郁药，既阻滞 5-HT$_2$ 受体，又选择性地抑制 5-HT 再摄取，阻断 5-HT$_{2A}$。通过 CYP2D6 介导生成代谢产物 m-CPP，m-CPP 是 5-HT$_{1A}$、5-HT$_{1B}$、5-HT$_{1C}$、5-HT$_{1D}$ 受体激动剂；曲唑酮作用于肾上腺素，有弱的突触前 α_2 受体阻断作用和相对强的突触后 α_1 受体拮抗作用，并阻断 H$_1$ 受体。

曲唑酮抗焦虑作用明显，适用于伴有焦虑、激越、睡眠障碍的患者；对改善器质性、药源性、心因性阳痿有较好疗效；可改善睡眠质量，增加深睡眠，减少睡眠潜伏期，减少醒觉次数；对梦魇也有良好的治疗作用。

（3）用法与用量：开始用量为 25～50mg/d，晚上口服，5～7 天可加至 100～150mg/d，超过 100mg/d，可分 2 次服用。最高剂量为 300mg/d。

（4）不良反应：常见思睡、乏力、头晕、失眠、激越、视物模糊、恶心、直立性低血压等。曲唑酮镇静作用较强（阻断 H$_1$ 受体），还可引起阴茎异常勃起、疼痛。

（5）注意事项：对盐酸曲唑酮过敏者禁用，严重肝功能受损、严重的心脏疾病或心律失常者禁用，意识障碍者禁用；癫痫患者、肝肾功能不良者慎用；盐酸曲唑酮应在餐后服用，禁食条件或空腹服药可能会使头晕增加；服用曲唑酮的患者偶尔会出现白细胞和中性粒细胞计数减低，若白细胞数低于正常范围，则应停药观察。

（十）NaSSA

米氮平（mirtazapine）

（1）药代动力学：口服容易、快速吸收，食物对其吸收速度及吸收率几乎无影响，达峰时间为 2h，半衰期为 20～40h，3～5 天达稳态血药浓度，血浆蛋白结合率为 85%，生物利用度为 50%，在治疗剂量范围内药代动力学呈线性；在肝脏代谢，肝细胞 CYP2D6、CYP1A2 参与羟化代谢产物形成；通过尿液（85%）和粪便（15%）排出；肝损害可能降低其清除率，延长半衰期40%，肾损害也降低其清除率。

（2）作用与用途：米氮平属于哌嗪-氮䓬类化合物，具有四环结构，是米安色林的衍生物，为α_2受体拮抗剂。米氮平对中枢突触前α_2自身受体的拮抗作用，促进NE能神经传导，因此米氮平阻断突触前α_2自身受体后，能降低由该受体兴奋导致的对NE释放的抑制作用，从而增加突触间隙内NE的浓度；米氮平可能直接抑制5-HT神经元末梢的α_2异质受体来增加5-HT的释放，同时促进5-HT能神经传导；也可以通过提高NE浓度来刺激5-HT神经元胞体上的α_2异质受体，从而进一步增加5-HT的释放。米氮平能特异性地阻断突触后5-HT$_2$、5-HT$_{2c}$和5-HT$_3$受体，减少与5-HT作用有关的胃肠道不适、性功能障碍等不良反应，对具有胃肠道症状的焦虑、抑郁患者有优势，米氮平对H$_1$受体也有一定的亲和力，具有改善睡眠的突出优势。

米氮平适用于抑郁障碍、惊恐障碍、广泛性焦虑障碍、创伤后应激障碍；对躯体形式障碍的长期失眠、食欲差、全身游走性疼痛也有良好的疗效；适用于躯体形式障碍中的高位胃肠功能紊乱、低位胃肠功能紊乱，肠易激综合征、肝胆疾病所致的食欲下降、腹胀、嗳气等；可提高酒精脱瘾过程中的依从性，改善癌症患者多种临床症状、抑郁症状和生活质量。

（3）用法与用量：口服，15～45mg/d，睡前一次口服，老年人或体弱者可酌情减量。

（4）不良反应：常见的副作用包括镇静和体重增加，但镇静将随着治疗的继续而逐渐消失，体重增加可能与食欲改善有关，在一定程度上补偿了抑郁发作时的体重减轻，但对肥胖、贪食的患者使用时应慎重，该药很少影响性功能。

（5）注意事项：禁用于对米氮平过敏的患者，禁止与MAOI药物联用；肝肾损害的患者应酌情减量，有癫痫病史患者慎用。米氮平具有一定的镇静作用，可能会影响患者驾驶汽车、操作机器或者完成需要警觉性能力的任务。

（十一）TCA

TCA是一类传统抗抑郁药物，由于对心脏和肝脏的毒性，目前在临床上应用越来越少。TCA除了通过阻滞NE和5-HT再摄取起到治疗作用外，还具有胆碱能M$_1$受体、去甲肾上腺素能α_1受体和组胺能H$_1$受体阻断作用，因此不良反应较多，不少患者不能耐受而治疗依从性降低；有心脏毒性，过量时可危及生命；起效慢，一般需2周以上。

1. 阿米替林（amitriptyline）

（1）药代动力学：口服易吸收，达血浆峰浓度时间为8～12h，半衰期为9～25h，72岁以上老年人半衰期为37.3h，有效血浆浓度为120ng/ml，血浆蛋白结合率为96%，主要在肝脏代谢，活性代谢产物为去甲替林，72h从尿液及粪便中排出给药量的60%，70%从尿液中排泄，22%由粪便排出。可通过胎盘屏障，也可分泌入乳汁。

（2）作用与用途：阿米替林是TCA代表药物，因该药既有确切的抗抑郁作用，又有良好的安眠作用，对慢性疼痛有较确切疗效，是TCA中使用最多的药物。主要是对突触前单胺类神经递质再摄取的抑制，使突触间NE和5-HT含量升高，从而达到治疗目的；也作用于H$_1$受体和M受体，有较强的抗胆碱能作用和镇静作用。

阿米替林适用于抑郁障碍、神经性疼痛/慢性疼痛、失眠、焦虑、小儿遗尿症、儿童多动症；可有效改善抑郁症患者的情绪，改善其思考困难、行动缓慢、食欲缺乏和失眠、全身不适症状，也有良好的抗焦虑作用，对内源性抑郁症、更年期抑郁症、兼有焦虑的抑郁症、躯体形式障碍均有良好的疗效。

（3）用法与用量：起始剂量为 25mg，晚上睡前服用，渐增至 150～300mg/d，分 2～3 次服用，常用剂量为 50～150mg/d。

（4）不良反应：主要不良反应如下。消化系统：口干、便秘、恶心、呕吐、腹泻、腹胀、麻痹性肠梗阻、口腔异味、肝毒性、胃食管反流等。血液系统：可引起再生障碍性贫血、白细胞减少、血小板减少、酸性粒细胞增多症、粒细胞缺乏、骨髓抑制。心血管系统：偶见心律失常、心电图改变、室性心动过速、心悸、心肌梗死、心肌病、低血压、恶性高血压等。神经系统：可引起嗜睡、眩晕、运动失调、癫痫样发作、迟发性运动障碍、疲乏、心烦、耳鸣、兴奋、意识模糊、精神错乱、眼肌麻痹、重症肌无力、谵妄等。内分泌、代谢系统：可致溢乳、甲状腺功能亢进、低血糖、高血糖、抗利尿素分泌异常等。生殖/泌尿系统：可导致性功能障碍、排尿困难、睾丸增大。过敏反应：可致过敏性皮炎、血管神经性水肿。其他：也可致体温升高、多汗、体重增加、视物模糊、眼压增高、胸痛等。

（5）注意事项：肝肾功能严重不全、前列腺肥大、老年或心血管疾病患者慎用；严重心脏病、近期有心肌梗死病史、癫痫、青光眼、尿潴留、甲状腺功能亢进、对三环类药物过敏者禁用；不得与 MAOI 类药物联用；用药期间不宜驾驶车辆、操作机械或进行高空作业。

2. 氯米帕明（chlorimipramine）　又名氯丙米嗪、安拿芬尼。

（1）药代动力学：口服易吸收，快而完全，达血浆峰浓度时间为 2～6h，生物利用度为 20%～78%，蛋白结合率为 97%，母体半衰期为 19～37h，平均为 32h。口服治疗抑郁症 1～2 周达血稳态浓度，2 周起效，经肝脏代谢，其活性代谢产物为去甲氯米帕明和 8-羟基去甲氯米帕明。有 51%～60%经尿液排出，24%～32%经粪便排出。

（2）作用与用途：是中枢突触前 NE/5-HT 再摄取抑制剂，但对 5-HT 的再摄取抑制作用大于对 NE 的再摄取抑制作用，所以有良好的抗强迫作用。有中等抗胆碱能作用，同时还有抗焦虑、镇静作用。与 SSRI 合用有加强抗强迫作用，但剂量要小，以免导致 5-HT 综合征。

氯米帕明适用于强迫性障碍、多种抑郁障碍、惊恐障碍、恐怖性焦虑障碍、多种慢性疼痛。

（3）用法与用量

1）口服：抗抑郁和抗强迫，首次剂量为 12.5mg，一日 2 次，1 周内可渐增至 150～250mg/d，分 2～3 次服，症状减轻后可改为维持量（50～100mg/d）；儿童抑郁症、强迫症剂量为 10mg/d，10 日后，5～7 岁儿童增加至 20mg/d，8～14 岁增加至 20～25mg/d，14 岁以上增加至 50mg/d，均分 2～3 次服用。

2）肌内注射：抗抑郁和抗强迫，首次剂量为 25～50mg/d，以后可增至 100～150mg/d，症状减轻后可改为口服维持量。

3）静脉滴注：抗抑郁和抗强迫，首次剂量为 25～75mg/d，溶于 250～500ml 0.9%氯化钠注射液或 5%葡萄糖注射液中，一日 1 次，在 1.5～3h 输完，一般 1 周见效，见效后继续静脉滴注 3～5 日，后可改为口服维持量。

（4）不良反应：存在消化系统、内分泌系统、神经系统、心血管系统等方面的副作用，常见的有视物模糊、便秘、尿潴留、食欲增加、体重增加、口干、恶心、腹泻、胃灼热、口腔异味、疲劳、乏力、头晕、镇静、头痛、焦虑、性功能异常、出汗等。

（5）注意事项：禁止与 MAOI 类药物联用，急性心肌梗死恢复期患者禁用，急性卟啉症患者、有自杀倾向患者慎用，与肾上腺素受体激动药物合用，可引起严重高血压和高热。

3.丙米嗪（imipramine）　又名丙帕明。

（1）药代动力学：口服易吸收，存在首过效应，达血浆峰浓度时间为 1～4h，半衰期为 19～24h，生物利用度为 94%～96%，蛋白结合率为 90%，酒精所致精神障碍者半衰期为 11h，由肝脏 CYP1A2、CYP2D6、CYP3A4、CYP2C 代谢，生成代谢产物去甲丙米嗪、2-羟丙米嗪、2-羟去甲丙米嗪，与葡萄糖醛酸结合可致失活，活性代谢产物与原药均可通过血脑屏障、胎盘屏障，并可从乳汁排出，本药 70% 从尿液中排泄，22% 从粪便排出。

（2）作用与用途：是中枢突触前 NE/5-HT 再摄取抑制剂，主要阻滞突触前膜对 NE 的再摄取，并抑制 NE、5-HT 降解，增加 NE、5-HT 的作用，同时也阻滞 M 受体、H_1 受体和 α_1 受体。

丙米嗪适用于各种抑郁障碍、多种慢性疼痛、失眠、焦虑、小儿遗尿症等，尤其对内源性抑郁症效果好，镇静作用不强，对精神分裂症伴发抑郁无效且可恶化精神分裂症症状；也用于注意缺陷多动综合征、关节炎疼痛、惊恐发作、恐怖状态、强迫症，具有抗利尿激素作用，可增加肾小管重吸收和减少钠、钾排泄。

（3）用法与用量：口服，抗抑郁、抗强迫首次剂量为 12.5mg，一日 2 次，1 周内可渐增至 150～300mg/d，分 2～3 次服，症状缓解后 1 个月可改为维持量（50～100mg/d），遗尿症可睡前服用 12.5mg，注意缺陷多动综合征剂量为 12.5mg，一日 2 次，可逐渐增加至 100mg/d，分 2 次服。

（4）不良反应：可引起口干、多汗、尿潴留、视物模糊、麻痹性肠梗阻、心肌损害、少数过敏反应，也可诱发躁狂、癫痫发作，孕妇、严重心肝肾疾病患者、癫痫患者禁用，老年、青光眼、高血压、前列腺肥大患者慎用，不能与 MAOI、升压药物、抗胆碱能药物合用。

（5）注意事项：禁止与 MAOI 类药物联用，急性心肌梗死恢复期患者禁用，有癫痫发作史、尿潴留、闭角型青光眼、甲状腺功能亢进史的患者慎用，服药期间忌用升压药。

（十二）四环类抗抑郁药

马普替林（maprotiline）

（1）药代动力学：口服吸收慢但完全，达血浆峰浓度时间为 4～16h，半衰期为 27～58h，平均为 43h，血浆蛋白结合率为 88%，在肺、肾上腺、甲状腺中浓度高，在脑、脊髓和神经组织中浓度较低，静脉注射后 2h，中枢神经系统以海马浓度最高，其次为大脑、小脑皮质、丘脑和中脑；血药浓度与剂量呈线性关系，日服 150mg，第二周可达稳态血药浓度（100～400ng/ml），主要代谢产物为 N-去甲基、脱氨基及去羟基衍生物，最后与葡萄糖醛酸结合，2/3 从尿液排泄，1/3 从粪便中排泄，原药物从尿液排泄的约占药量 2%。

（2）作用与用途：作用机制与三环类抗抑郁药物类似，主要抑制突触前 NE 再摄取。马普替林适用于抑郁障碍、焦虑症、神经性疼痛、慢性疼痛。

（3）用法与用量：口服，75～150mg/d，一次或分次服，严重者可加至 200mg/d，个别可加至 300mg/d。

（4）不良反应：主要有口干、乏力、便秘、头晕、轻度头痛、体重增加、性功能异常、出汗、视物模糊等，偶有暂时性血压下降和心动过速。

（5）注意事项：肝肾损害、青光眼、排尿困难、心功能不全、皮肤过敏、癫痫患者慎用；孕妇及哺乳妇女忌用；偶能降低胍乙啶等肾上腺素能神经阻滞剂的降压作用；因可增强 NE、肾上腺素、中枢神经抑制剂和抗胆碱能药的心血管效应，合用时应谨慎；禁止与 MAOI 合用。

（十三）MAOI

MAOI 是首批被批准的抗抑郁药物，其代表药物为吗氯贝胺。

（1）药代动力学：口服易吸收，单次口服 50～300mg，血浆浓度峰值为 0.3～2.7μg/ml，达峰时间为 1～2h，生物利用度与剂量和重复用药相关，血浆蛋白结合率约为 50%，表观分布容积为 75～95L/kg，体内分布较广，经肝脏代谢，半衰期为 2～3h，肝硬化患者平均滞留时间延长，故这类患者需减量，中度肾损害患者一般无须调整剂量，本药可分泌入乳汁。

（2）作用与用途：吗氯贝胺为可逆性单胺氧化酶 A 抑制剂，主要通过抑制单胺氧化酶活性、减少单胺类神经递质降解增强 NE 能、5-HT 能和 DA 能的神经传递。吗氯贝胺适用于内源性抑郁症、老年抑郁症、儿童多动症、社交恐惧症、睡眠障碍。

（3）用法与用量：吗氯贝胺治疗初始剂量为 300～450mg/d，分 3 次口服，从第 2 周起逐渐增加剂量，最大剂量不超过 600mg/d。

（4）不良反应：常见失眠、眩晕、激越、焦虑、口干、腹泻、便秘、恶心、呕吐，少见泌乳，罕见高血压危象。

（5）注意事项：本类药物不宜与三环类药物同用，忌与 SSRI 合用，也不应与拟交感胺类药物如肾上腺素、苯丙胺等合用，避免与哌替啶、右美沙芬合用；有意识障碍、嗜铬细胞瘤患者禁用，忌服含高酪胺食物（如奶酪、酵母提取物、发酵的大豆类制品）；老年人对药物的耐受性下降，应酌情调整剂量。

（十四）褪黑素能抗抑郁药物

褪黑素能抗抑郁药物（melatonergic antidepressant）主要为阿戈美拉汀。

（1）药代动力学：阿戈美拉汀口服后吸收迅速且良好，绝对生物利用度低，个体间差异较大。进食不影响其生物利用度和吸收率，血浆蛋白结合率为 95%，与药物浓度无关，肝损害患者游离药物浓度可升高 1 倍，阿戈美拉汀消除速率快，平均消除半衰期为 1～2h，主要以代谢产物的形式经尿液排泄。

（2）作用与用途：阿戈美拉汀是第一个针对生物节律紊乱的抗抑郁药物，是褪黑激素 MT_1 和 MT_2 受体的激动剂、5-HT_{2C} 受体的拮抗剂，对 5-HT_{1A} 和 5-HT_{2B} 受体也具有一定的亲和力。阿戈美拉汀适用于抑郁障碍治疗，尤其是伴有睡眠障碍的患者。

（3）用法与用量：口服给药，初始剂量为 25mg/d，2 周后可逐渐增加剂量，最大剂量不超过 50mg/d，建议晚上睡前顿服。

（4）不良反应：可能引起单纯性、可逆性的血清转氨酶升高，对性功能影响较小，不引起体重改变，几乎无停药反应。

（5）注意事项：乙肝、丙肝病毒携带者/患者、肝损害患者或转氨酶升高超过正常上限者禁用，禁止与强效 CYP1A2 抑制剂（如氟伏沙明、环丙沙星）等合用。

（十五）其他抗抑郁药

1. 氟哌噻吨美利曲辛 为小剂量氟哌噻吨与美利曲辛的合剂，每片含氟哌噻吨 0.5mg、美利曲辛 10mg，其特点是起效快，副作用少，安全；与三环类、四环类、SSRI 抗抑郁药物合用可增强疗效。

（1）药代动力学：口服吸收迅速，氟哌噻吨 4h 达血浆峰浓度，半衰期为 35h，经肝脏代谢，60%从粪便排出，15%～20%从尿液中排出。美利曲辛 3.5h 达血浆峰浓度，半衰期为 19h，代谢后小部分从粪便排出，大部分从尿液中排出。二者均只有少量通过胎盘及分泌入乳汁。

（2）作用与用途：同时阻断 5-HT$_{2A}$ 受体，增强 5-HT$_{1A}$ 的作用，起到抗焦虑、抗抑郁作用；美利曲辛可以抑制突触前膜对 NE 及 5-HT 的再摄取，提高突触间隙单胺类递质的含量，起抗抑郁、抗焦虑作用；有抗组胺作用，可起镇静作用。氟哌噻吨美利曲辛适用于各类抑郁症、焦虑、躯体疾病、脑器质性疾病、应激，精神活性物质的戒断等所致的焦虑、抑郁，更年期抑郁、焦虑和神经衰弱，以及各种躯体形式障碍（躯体化障碍、躯体形式自主神经功能紊乱、躯体形式疼痛障碍），都有良好的效果。

（3）用法与用量：口服。成人早晨、中午各 1 片，老年患者早晨 1 片，维持量每日 1 片。

（4）不良反应：轻微，少数可有轻微口干，偶有失眠或不安。

（5）注意事项：严重的心脏病如心肌梗死恢复早期、束支传导阻滞及闭角型青光眼忌用；妊娠期、哺乳期妇女慎用；忌与 MAOI 同用；部分患者长期应用可能会出现锥体外系反应。

2. 圣约翰草制剂 圣约翰草提取物片（路优泰）的主要成分是圣约翰草（St. John's wort）提取物，每片含圣约翰草的干燥提取物 300mg，其中贯叶金丝桃素含量不少于 9mg，总金丝桃素含量不少于 0.4mg，另外还含有黄酮醇苷、原花青素等多种成分。

（1）药代动力学：单次口服 300mg 圣约翰草提取物，每日 3 次，3.6h 后血浆浓度达峰值，4 日后达到血稳态浓度，其重要成分贯叶金丝桃素的半衰期为 9.5h，主要经肝脏代谢，代谢产物由肾脏通过尿液排出体外。

（2）作用与用途：可同时抑制突触前膜对 NE、5-HT 和 DA 的重吸收，使突触间隙内 3 种神经递质的浓度增加，起到抗抑郁/焦虑的作用；能调节 HPA 轴、HPT 轴功能，有效改善抑郁症状；通过增加夜间褪黑素的生成，增加慢波睡眠，提高睡眠质量。圣约翰草制剂适用于抑郁障碍、经前期情绪障碍、季节性情绪障碍。

（3）用法与用量：口服。成人和 12 岁以上儿童：一次 300mg，每日 2～3 次。必要时剂量可调整为每次 2 片，每日 3 次。

（4）不良反应：罕见副作用，极少发生胃肠道不适（0.6%）、过敏反应（0.5%，如皮肤红、肿、痒）、疲劳（0.4%）或不安。锥体外系症状小于其他抗抑郁药。

（5）注意事项：本药有可能使环孢素或香豆素类抗凝药（如华法林、苯丙羟基香豆素）治疗效果下降；人类免疫缺陷病毒（HIV）治疗期间，圣约翰草提取物应避免与羟基乙烯戊胺（indinavir）和其他蛋白酶抑制剂同时服用；由于圣约翰草提取物可能引起皮肤对光的敏感性增加，因此光敏性皮肤的患者慎用；在服用圣约翰草提取物期间，应避免较长时间使皮肤直接暴露于强烈阳光下。

二、抗焦虑药物

抗焦虑药物是一类主要用于减轻焦虑、紧张、恐惧，兼有镇静催眠作用的药物，临床应用范围广泛，种类较多。最早人们经常使用酒精来控制焦虑，然而会引起酒精依赖，后来曾使用阿片、巴比妥盐来抗焦虑，不良反应仍比较大；随着技术的进步，苯二氮䓬类药物问世，其具有非常强的镇静、抗惊厥和肌松作用，广泛应用于临床，后来又开发出其他种类的抗焦虑药物，本部分主要介绍临床最常用的苯二氮䓬类药物和阿扎哌隆类抗焦虑药物。

（一）苯二氮䓬类药物

苯二氮䓬类药物多为 1,4-苯二氮䓬的衍生物，临床常用的有 30 余种，苯二氮䓬类抗焦虑作用强、起效快、疗效好、副作用小、安全可靠，临床应用广泛（表7-1）。但苯二氮䓬类药物容易产生耐受性，长期应用可产生精神依赖和躯体依赖，突然停用可引起戒断症状，抗焦虑的同时还会带来肌松、镇静催眠、影响认知功能，不同药物只有作用强弱之分，而无本质区别。

表 7-1　常用的苯二氮䓬类药物

药名	半衰期（h）	治疗作用
地西泮	30～60	抗焦虑、镇静催眠、抗癫痫、酒精依赖替代治疗
氟西泮	50～100	镇静催眠
硝西泮	18～34	镇静催眠、抗癫痫
氯硝西泮	20～40	抗癫痫、抗焦虑、镇静催眠
阿普唑仑	6～20	抗焦虑、抗抑郁、镇静催眠
艾司唑仑	10～24	抗焦虑、镇静催眠、抗癫痫
劳拉西泮	10～20	抗焦虑、镇静催眠
奥沙西泮	6～24	抗焦虑、镇静催眠
咪达唑仑	2～5	快速催眠、诱导麻醉

（二）阿扎哌隆类药物

阿扎哌隆类药物是新推出的一类抗焦虑药物，其药理学特点和苯二氮䓬类及抗精神病药物不同，体内抗多巴胺作用弱，不引起锥体外系反应，也不与苯二氮䓬类受体结合或促进 GABA 作用，阿扎哌隆类药物也非抗惊厥药，无耐受性及戒断反应，目前临床应用的主要有丁螺环酮和坦度螺酮。

1. 丁螺环酮

（1）药代动力学：口服易吸收，达血浆峰浓度时间为 0.5～1h，半衰期为 1～14h。大部分经肝脏代谢，代谢产物为 5-羟基丁螺环酮和 1-（2-嘧啶基）-哌嗪，60%由尿液排出，40%由粪便排泄，血浆蛋白结合率为 95%，血液透析不能清除体内丁螺环酮。

（2）作用与用途：丁螺环酮系 5-HT$_{1A}$ 受体的部分激动剂，也可降低 5-HT$_{2A}$ 受体敏感性，抗焦虑机制主要是作用于海马部位的 5-HT$_{1A}$ 受体及多巴胺受体，通常剂量下没有明显的镇静催眠、肌松作用，不损害运动及认知功能，反而能增加警觉性和注意力，无依赖性报道。

丁螺环酮可适用于广泛性焦虑症，还可用于伴有焦虑症状的强迫症，伴有焦虑的神经衰弱、酒精依赖、冲动攻击行为、抑郁症，慢性躯体疾病伴发的焦虑、抑郁症状，也可用于精神活性物质戒断的焦虑、心理渴求、觅药行为的治疗。

（3）用法与用量：抗焦虑治疗常用剂量为 15～45mg/d，分 3 次口服，起效比苯二氮䓬类药物慢，部分患者可能需要 6 周。

（4）不良反应：较少，耐受性好，常见口干、头晕、头痛、失眠、胃肠功能紊乱等，一般比较轻微。

2. 坦度螺酮

（1）药代动力学：口服易吸收，达血浆峰浓度时间为 0.8～1.4h，半衰期为 1.2～1.4h，服用 1 周内，70%由尿液排出，21%由粪便排泄。

（2）作用与用途：坦度螺酮系 5-HT$_{1A}$ 受体的部分激动剂，高选择性地与 5-HT$_{1A}$ 受体结合，选择性地激动突触后膜 5-HT$_{1A}$ 受体，抑制亢进的 5-HT 神经活动，使 5-HT 与突触后膜 5-HT$_{1A}$ 和 5-HT$_{2A}$ 受体的结合恢复平衡状态，从而发挥抗焦虑作用。

本药可用于各种神经症所致的焦虑状态，以及原发性高血压、消化性溃疡等躯体疾病伴发的焦虑状态等。

（3）用法与用量：抗焦虑治疗常用剂量为每次 10mg，每日 3 次，根据患者年龄、症状、不良反应适当增减，但不超过 60mg/d，起效比苯二氮䓬类药物慢。

（4）不良反应：较少，耐受性好，可能引起嗜睡和眩晕，用药期间不得从事危险性操作。

三、非苯二氮䓬类镇静催眠药

由于部分心身疾病的患者会存在失眠的症状，而镇静催眠药物是治疗失眠的主要方法之一，镇静催眠药物属于中枢神经抑制剂，在正常治疗剂量范围内使用是相对安全的。镇静催眠药物主要分为以下几种：①巴比妥类和苯二氮䓬类等传统催眠药物；②作用于选择性 GABA 受体的非苯二氮䓬类药物；③其他药物，包括褪黑素、抗抑郁药、抗组胺药物、中药等。本部分主要介绍作用于选择性 GABA 受体的非苯二氮䓬类药物。

这类药物化学结构与苯二氮䓬类药物无关联性，但却具有苯二氮䓬类药物的镇静催眠作用，主要是能选择性作用于α$_1$-GABA$_A$ 受体；非苯二氮䓬类药物在作用机制、药代动力学、不良反应方面较苯二氮䓬类药物具有明显优势，可改善睡眠结构，无明显宿醉现象、反跳性失眠及戒断症状，因此应用广泛。目前临床上常用的有扎来普隆、唑吡坦、佐匹克隆、右佐匹克隆等。

（一）扎来普隆

1. 药代动力学　口服吸收快且完全，1h 达血浆峰浓度，半衰期为 1h，每天给药 1 次，无药物积累。在尿液中仅有剂量的 1%是原药，扎来普隆主要在肝脏代谢，高脂肪和难消化的食物可延长扎来普隆的吸收（延迟约 2h），但对半衰期无影响，老年人的药代动力学与年轻人无差别。

2. 作用与用途　扎来普隆可选择性地结合脑内 GABA 受体复合物α-亚单位ω₁受体，由于其吸收快，且与受体解离速率快，半衰期短，因此既可很快发挥镇静安眠作用，也无传统安眠药的宿醉作用。本药可用于失眠的短期治疗，可缩短入睡时间，但未表明能增加睡眠时间和减少觉醒次数。

3. 用法与用量　口服，一次 5～10mg，睡前服用，老年人、糖尿病患者、肝功能不全患者推荐剂量为一次 5mg。

4. 不良反应　可出现轻度的头疼、眩晕、口干、出汗、厌食、腹痛、恶心、呕吐、乏力、记忆困难、情绪低落、震颤、站立不稳、复视、精神错乱等。

（二）唑吡坦

1. 药代动力学　口服吸收快且完全，口服后 0.5～3h 达血浆峰浓度，与食物同服可衰减药物峰浓度，不利于入睡。平均血浆清除半衰期为 2.4h，由肝脏代谢，60%由尿液排出，40%由粪便排出，肝硬化患者半衰期可延长至 9.4h。

2. 作用与用途　能缩短入睡时间，减少觉醒次数，增加总睡眠时间，不影响 REM 睡眠的总时间，改善睡眠质量，几乎不改变睡眠结构。本药对短期失眠和慢性失眠、精神病性失眠均有较好的治疗作用。

3. 用法与用量　成人口服一次 10mg，必须在临睡前服用，必要时可增至一次 15～20mg，65 岁以上的老年人或有肝功能不全的患者一次 5mg，睡前服用，65 岁以下的患者每天 10mg。用药最长不超过 4 周，对偶发性失眠治疗时间应限制在 2～5 天，对短暂性失眠（如严重的生活事件所致）治疗时间不超过 2～3 周。

4. 不良反应　可出现乏力、思睡、抑郁、眩晕、头痛、恶心、呕吐、腹泻，少见步态不稳、震颤。

（三）佐匹克隆

1. 药代动力学　口服吸收快且完全，口服后 0.5～1h 达血浆峰浓度，口服生物利用度为 80%，蛋白结合率为 45%，连续多次服药无蓄积性，佐匹克隆及其代谢产物可通过胎盘屏障及分泌入乳汁、唾液。

2. 作用与用途　作用于 GABA 受体，通过活化 GABA 受体增强 GABA 的神经抑制作用，可缩短入睡时间，提高睡眠质量，对记忆功能几乎无影响。适用于各种失眠。

3. 用法与用量　成人口服一次 7.5mg，必须在临睡前服用，年老体弱者可减半量。

4. 不良反应　可出现次日晨间思睡、口干、口苦、乏力，也有的出现眩晕、头昏、恶心、胃痛、易怒、精神错乱等，长期用药患者突然停药会出现戒断现象，过量可致昏睡或昏迷。

（四）右佐匹克隆

1. 药代动力学　口服吸收快且完全，口服后约 1h 达血浆峰浓度，终相半衰期约为 6h，连续服药无蓄积性。

2. 作用与用途　作用机制与苯二氮䓬类药物相似，但确切的作用机制尚不清楚，右佐匹克隆具有镇静催眠、抗焦虑、肌松和抗惊厥作用。适用于各种失眠。

3. 用法与用量　成人口服一次 2～3mg，必须在临睡前服用，年老体弱者可减半量。

4. 不良反应　可出现头痛、口干、消化不良、恶心、呕吐、腹泻、焦虑、混乱、抑郁、头晕、嗜睡、性功能降低、异常梦境、神经痛等。

第三节　抗抑郁药停药综合征

抗抑郁药停药综合征是一组症状，可以出现在持续使用至少 1 个月的抗抑郁药突然停药或剂量显著减少以后。症状一般在 2～4 天开始出现，并且通常包括特定的感觉、躯体、认知、情感的表现。常常有感觉和躯体症状，包括光闪触电的感觉、恶心和对声音和灯光的过度敏感，还有非特定的焦虑和恐惧。症状可以通过重新使用相同的药物或使用具有相似作用机制的不同药物得到缓解，如 5-HT、NE 再摄取抑制剂戒断后的撤药症状，可以通过使用三环类抗抑郁药得到缓解。正确诊断为抗抑郁药停药综合征，其症状不应该在抗抑郁药减少前出现，也不能用其他精神障碍来更好地解释，如躁狂和轻躁狂发作，物质中毒、物质戒断、躯体症状障碍。

一、诊断特征

撤药症状可以出现在下列 5-HT 再摄取抑制剂（如氟西汀、帕罗西汀、舍曲林）和单胺氧化酶抑制剂（如苯乙肼、司来吉兰、帕吉林）的治疗后。此综合征的发生取决于所使用药物的剂量和半衰期，以及减药的速度。短效药物被突然停用，而不是逐渐减量，则可能构成最大的风险。短效的 SSRI 帕罗西汀是最常见与撤药症状有关的药物，但所有抗抑郁药都可以出现这些症状。

不像与阿片类物质、酒精和其他滥用的物质有关的戒断综合征那样，抗抑郁药停药综合征无特异性症状。这些症状往往是模糊的、有变化的，通常在最后一次使用抗抑郁药后的 2～4 天开始。对于 SSRI（如帕罗西汀），其症状被描述为头晕、耳鸣、"头部电击"、无法入睡和急性焦虑等。撤药前的抗抑郁药使用必须不能引起轻躁狂或情绪高涨（即停药综合征不是与先前治疗有关的心境稳定性波动的结果）。

二、患病率

抗抑郁药停药综合征的患病率是未知的，但被认为根据撤药前的不同剂量、药物的半衰期和受体结合力而变化，也可能根据受个体遗传影响的这种药物的代谢率而变化。

三、病 程 转 归

由于缺乏系统的纵向研究，很少有人报道抗抑郁药停药综合征的临床病程。症状似乎随着时间的推移和剂量的缓慢减少而逐渐减轻。在经历一次发作后，如果能够耐受，一些个体可能倾向于选择重新长期用药。

四、鉴 别 诊 断

抗抑郁药停药综合征的鉴别诊断包括焦虑和抑郁障碍、物质使用障碍和药物的耐受。

（一）焦虑和抑郁障碍

撤药症状往往与此药物最初治疗的那些持续性焦虑障碍的症状或抑郁障碍的躯体症状的复发相似。

（二）物质使用障碍

抗抑郁药停药综合征与物质戒断成瘾不同，抗抑郁药本身没有强化或导致欣快的效应。没有临床工作者的许可，个体通常不会增加药物，一般也没有觅药行为以获得额外的药物，不符合物质使用障碍的诊断标准。

（三）药物的耐受

耐受和停药症状可以作为持续药物使用后撤药时的正常生理反应出现。大多数药物耐受的案例，可以通过仔细控制减药来处理。

第四节　精神药物应用的法律依据

社会心理因素与诸多消化系统疾病的多个环节有密切的联系。关于精神心理因素参与器质性胃肠病的临床过程已有很多研究，但其精神心理的临床干预还处于起步阶段，本节将不做讨论。这里只讨论消化科医生对功能性胃肠病（FGID）或胃肠功能障碍进行临床精神心理干预遇到的三大基本问题。第一，作为非精神科医生，消化科医生在临床实践中对患者进行心理干预和适当使用精神类药物是否有科学依据。第二，精神药物干预的医学伦理和法律问题，即消化科医生可不可以处方精神类药物及其注意事项。第三，正确及时的精神科转诊问题。

一、精神心理干预的科学依据

FGID 与精神心理因素密切相关已经没有争议，对其进行精神心理层面的干预也有很多研究报告，而且文献量在近年有快速增长的趋势。Ford 等 2009 年调查了 1950～2008 年心理干预和抗抑郁药物治疗肠易激综合征（IBS）的研究结果，共有 571 篇文献，去除设计欠佳的文献后对设计严格的 32 篇随机对照试验（RCT）文献进行了循证医学证据等级水平最高的 Meta 分析，发现心理治疗和抗抑郁药治疗 IBS 有效，心理治疗联合抗抑郁药治疗 IBS 效果最好。2014 年，他们再次调查显示：截至 2013 年，文献增至 3788 篇，同样去除设计欠佳的文献后对设计严格的 46 篇文献进行 Meta 分析，得出的结论完全一样。另外，2012 年的 FD 治疗的亚太共识等 FGID 单病种共识及罗马委员会 FGID 整体治疗框架都建议在适当的时候使用心理干预和抗抑郁药物治疗。总之，对 FGID 在适当的时机进行心理治疗和抗抑郁药治疗有效，符合循证医学最高等级证据。

二、精神药物干预的法律问题

与临床执业医师精神心理干预密切相关的法律法规主要有以下四个：《中华人民共和国执业医师法》《中华人民共和国精神卫生法》《处方药与非处方药分类管理办法（试行）》《麻醉药品和精神药品管理条例》。

（一）《中华人民共和国执业医师法》

《中华人民共和国执业医师法》是为了加强医师队伍的建设，提高医师的职业道德和业务素质，保障医师的合法权益，保护人民健康制定的法规。由中华人民共和国第九届全国人民代表大会常务委员会第三次会议于 1998 年 6 月 26 日修订通过，自 1999 年 5 月 1 日起施行。与临床实践中特殊药品使用相关的条文是这样规定的：

第二十五条　医师应当使用经国家有关部门批准使用的药品、消毒药剂和医疗器械。除正当诊断治疗外，不得使用麻醉药品、医疗用毒性药品、精神药品和放射性药品。

第三十七条　医师在执业活动中，违反本法规定，有下列行为之一的，由县级以上人民政府卫生行政部门给予警告或者责令暂停六个月以上一年以下执业活动；情节严重的，吊销其执业证书；构成犯罪的，依法追究刑事责任。

第三十七条　中与药品使用有关的是：

（六）使用未经批准使用的药品、消毒药剂和医疗器械的；

（七）不按照规定使用麻醉药品、医疗用毒性药品、精神药品和放射性药品的。

（二）《中华人民共和国精神卫生法》

《中华人民共和国精神卫生法》是为了规范精神卫生服务，维护精神障碍患者的合法权益制定的法规。由全国人民代表大会常务委员会于 2012 年 10 月 26 日通过，自 2013 年 5 月 1 日起施行。临床实践与精神心理干预相关的条文如下。

第二章关于心理健康促进和精神障碍预防是这样规定的：

第二十三条　心理咨询人员应当提高业务素质，遵守执业规范，为社会公众提供专业化的心理咨询服务。

心理咨询人员不得从事心理治疗或者精神障碍的诊断、治疗。

心理咨询人员发现接受咨询的人员可能患有精神障碍的，应当建议其到符合本法规定的医疗机构就诊。

第三章关于精神障碍的诊断和治疗是这样规定的：

第二十七条　精神障碍的诊断应当以精神健康状况为依据。

除法律另有规定外，不得违背本人意志进行确定其是否患有精神障碍的医学检查。

第二十九条　精神障碍的诊断应当由精神科执业医师作出。

第五十一条　心理治疗活动应当在医疗机构内开展。专门从事心理治疗的人员不得从事精神障碍的诊断，不得为精神障碍患者开具处方或者提供外科治疗。心理治疗的技术规范由国务院卫生行政部门制定。

第六章关于法律责任是这样规定的：

第七十三条　不符合本法规定条件的医疗机构擅自从事精神障碍诊断、治疗的，由县级以上人民政府卫生行政部门责令停止相关诊疗活动，给予警告，并处五千元以上一万元以下罚款，有违法所得的，没收违法所得；对直接负责的主管人员和其他直接责任人员依法给予或者责令给予降低岗位等级或者撤职、开除的处分；对有关医务人员，吊销其执业证书。

第七十六条　有下列情形之一的，由县级以上人民政府卫生行政部门、工商行政管理部门依据各自职责责令改正，给予警告，并处五千元以上一万元以下罚款，有违法所得的，没收违法所得；造成严重后果的，责令暂停六个月以上一年以下执业活动，直至吊销执业证书或者营业执照：

（一）心理咨询人员从事心理治疗或者精神障碍的诊断、治疗的；

（二）从事心理治疗的人员在医疗机构以外开展心理治疗活动的；

（三）专门从事心理治疗的人员从事精神障碍的诊断的；

（四）专门从事心理治疗的人员为精神障碍患者开具处方或者提供外科治疗的。

（三）《处方药与非处方药分类管理办法（试行）》

《处方药与非处方药分类管理办法（试行）》为国家药品监督管理局发布的药品类管理办法，于1999年6月11日通过审议，2000年1月1日起施行。本办法对处方药的调配、购买和使用及非处方的标签、说明、包装印刷和销售都进行了明确的规定。其中的第二条规定根据药品品种、规格、适应证、剂量及给药途径不同，对药品分别按处方药与非处方药进行管理。处方药必须凭执业医师或执业助理医师处方才可调配、购买和使用；非处方药不需要凭执业医师或执业助理医师处方即可自行判断、购买和使用。

（四）《麻醉药品和精神药品管理条例》

《麻醉药品和精神药品管理条例》是为了加强麻醉药品和精神药品的管理，保证麻醉药品和精神药品的合法、安全、合理使用，防止流入非法渠道而制定的法规。2005年7月26日，《麻醉药品和精神药品管理条例》由国务院第100次常务会议通过，自2005年11月1日起施行，在2013年和2016年先后两次修订。其中很多精神科常用药品是按普通处方药管理的，不在一类和二类精神药品管理目录中。其中第四十条规定执业医师应当使用专用处方开具麻醉药品和精神药品，单张处方的最大用量应当符合国务院卫生主管部门的规定。对麻醉药品和第一类精神药品处方，处方的调配人、核对人应当仔细核对，签署姓名，并予以登记；对不符合本条例规定的，处方的调配人、核对人应当拒绝发药。麻醉药品和精神药品专用处方的格式由国务院卫生主管部门规定。

Pincus 等调查了 4500 万张精神类药物处方的医生专业构成，其中来自全科医生的有 2200 万张，占 49%，精神科医生 1500 万张，占 33%，其他专业医生 800 万张，占 18%。也就是说，2/3 的精神药物来自非精神专科医生的处方。

总结以上法律法规可见：①获得执业资格的非精神科与精神科临床医师拥有所有普通处方药物的处方权。②处方时必须以诊断治疗疾病为目的。③精神类药品目录范围内的药品和麻醉药等特殊药品一样，其处方权限要按特殊药品管理条例和卫生行政部门的规定执行。没有对非精神科医生处方权的特别限制。④很多精神科常用的神经调节类药物没有列入特殊管理的精神药品目录，换句话说适用普通处方药管理，没有特别限制。对一类和二类精神药物按规定需要分别用特定的处方开具。详见 2013 年修订的《精神药品品种目录》（表 7-2 和表 7-3）。但必须注意的是，非精神科医生可以处方精神类药物不等于就可以随意滥用，一定要经过认真学习并掌握相关精神药理学知识后，逐渐积累经验，并经常向经验丰富的精神科医生学习后谨慎使用。非精神科医生接诊的患者，当其使用到一定剂量、一定时间后效果不明显时，需要重新评估诊断治疗，如果确认没有相关的器质性疾病，则需要请精神专科会诊。

表 7-2　精神药品品种目录（2013 年版）第一类

序号	中文名	英文名	CAS 号
1	布苯丙胺	Brolamfetamine	64638-07-9
2	卡西酮	Cathinone	71031-15-7
3	二乙基色胺	3-[2-(Diethylamino)ethyl]indole	7558-72-7
4	二甲氧基安非他明	(±)-2, 5-Dimethoxy-alpha-methylphenethylamine	2801-68-5
5	（1，2-二甲基庚基）羟基四氢甲基二苯吡喃	3-(1, 2-dimethlheptyl)-7, 8, 9, 10-tetrahydro-6, 6, 9-trimethyl-6Hdibenzo[b, d]pyran-1-ol	32904-22-6
6	二甲基色胺	3-[2-(Dimethylamino)ethyl]indole	61-50-7
7	二甲氧基乙基安非他明	(±)-4-Ethyl-2, 5-dimethoxy-α- methylphenethylamine	22139-65-7
8	乙环利定	Eticyclidine	2201-15-2
9	乙色胺	Etryptamine	2235-90-7
10	羟芬胺	(±)-N-[alpha-methyl-3, 4-(methylenedioxy) phenethyl] hydroxylamine	74698-47-8
11	麦角二乙胺	(+)-Lysergide	50-37-3
12	乙芬胺	(±)-N-ethyl-alpha-methyl-3, 4-(methylenedioxy) phenethylamine	82801-81-8
13	二亚甲基双氧安非他明	(±)-N, alpha-dimethyl-3, 4-(methylene-dioxy) phenethylamine	42542-10-9
14	麦司卡林	Mescaline	54-04--6
15	甲卡西酮	Methcathinone	5650-44-2（右旋体）49656-78-2（右旋体盐酸盐）112117-24-5（左旋体）66514-93-0（左旋体盐酸盐）
16	甲米雷司	4-Methylaminorex	3568-94-3

续表

序号	中文名	英文名	CAS 号
17	甲羟芬胺	5-Methoxy-α-methyl-3, 4-(methylenedioxy) phenethylamine	13674-05-0
18	4-甲基硫基安非他明	4-Methylthioamfetamine	14116-06-4
19	六氢大麻酚	Parahexyl	117-51-1
20	副甲氧基安非他明	p-Methoxy-alpha-methylphenethylamine	64-13-1
21	赛洛新	Psilocine	520-53-6
22	赛洛西宾	Psilocybine	520-52-5
23	咯环利定	Rolicyclidine	2201-39-0
24	二甲氧基甲苯异丙胺	2, 5-Dimethoxy-alpha, 4-dimethylphenethylamine	15588-95-1
25	替苯丙胺	Tenamfetamine	4764-17-4
26	替诺环定	Tenocyclidine	21500-98-1
27	四氢大麻酚	Tetrahydrocannabinol	
28	三甲氧基安非他明	(±)-3, 4, 5-Trimethoxy-alpha-methylphenethylamine	1082-88-8
29	苯丙胺	Amfetamine	300-62-9
30	氨奈普汀	Amineptine	57574-09-1
31	2,5-二甲氧基-4-溴苯乙胺	4-Bromo-2, 5-dimethoxyphenethylamine	66142-81-2
32	右苯丙胺	Dexamfetamine	51-64-9
33	屈大麻酚	Dronabinol	1972-8-3
34	芬乙茶碱	Fenetylline	3736-8-1
35	左苯丙胺	Levamfetamine	156-34-3
36	左甲苯丙胺	Levomethamfetamine	33817-09-3
37	甲氯喹酮	Mecloqualone	340-57-8
38	去氧麻黄碱	Metamfetamine	537-46-2
39	去氧麻黄碱外消旋体	Metamfetamine racemate	7632-10-2
40	甲喹酮	Methaqualone	72-44-6
41	哌甲酯*	Methylphenidate	113-45-1
42	苯环利定	Phencyclidine	77-10-1
43	芬美曲秦	Phenmetrazine	134-49-6
44	司可巴比妥*	Secobarbital	76-73-3
45	齐培丙醇	Zipeprol	34758-83-3
46	安非拉酮	Amfepramone	90-84-6
47	苄基哌嗪	Benzylpiperazine	2759-28-6
48	丁丙诺啡*	Buprenorphine	52485-79-7
49	1-丁基-3-（1-萘甲酰基）吲哚	1-Butyl-3-(1-naphthoyl)indole	208987-48-8
50	恰特草	Catha edulis Forssk	

续表

序号	中文名	英文名	CAS 号
51	2,5-二甲氧基-4-碘苯乙胺	2, 5-Dimethoxy-4-iodophenethylamine	69587-11-7
52	2, 5-二甲氧基苯乙胺	2, 5-Dimethoxyphenethylamine	3600-86-0
53	二甲基安非他明	Dimethylamfetamine	4075-96-1
54	依他喹酮	Etaqualone	7432-25-9
55	［1-（5-氟戊基）-1H-吲哚-3-基］（2-碘苯基）甲酮	1-(5-Fluoropentyl)-3-(2-iodobenzoyl)indole	335161-03-0
56	1-（5-氟戊基）-3-（1-萘甲酰基）-1H-吲哚	1-(5-Fluoropentyl)-3-(1-naphthoyl)indole	335161-24-5
57	γ-羟丁酸*	Gamma-hydroxybutyrate	591-81-1
58	氯胺酮*	Ketamine	6740-88-1
59	马吲哚*	Mazindol	22232-71-9
60	2-（2-甲氧基苯基）-1-（1-戊基-1H-吲哚-3-基）乙酮	2-(2-Methoxyphenyl)-1-(1-pentyl-1H-indol-3-yl)ethanone	864445-43-2
61	亚甲基二氧吡咯戊酮	Methylenedioxypyrovalerone	687603-66-3
62	4-甲基乙卡西酮	4-Methylethcathinone	1225617-18-4
63	4-甲基甲卡西酮	4-Methylmethcathinone	5650-44-2
64	3, 4-亚甲基二氧基甲卡西酮	3, 4-Methylenedioxy-N-methylcathinone	186028-79-5
65	莫达非尼	Modafinil	68693-11-8
66	1-戊基-3-（1-萘甲酰基）吲哚	1-Pentyl-3-(1-naphthoyl) indole	209414-07-3
67	他喷他多	Tapentadol	175591-23-8
68	三唑仑*	Triazolam	28911-01-5

注：1. 上述品种包括其可能存在的盐和单方制剂（除非另有规定）。

2. 上述品种包括其可能存在的异构体（除非另有规定）。

3. 品种目录有*的精神药品为我国生产及使用的品种。

表 7-3　精神药品品种目录（2013 年版）第二类

序号	中文名	英文名	CAS 号
1	异戊巴比妥*	Amobarbital	57-43-2
2	布他比妥	Butalbital	77-26-9
3	去甲伪麻黄碱	Cathine	492-39-7
4	环己巴比妥	Cyclobarbital	52-31-3
5	氟硝西泮	Flunitrazepam	1622-62-4
6	格鲁米特*	Glutethimide	77-21-4
7	喷他佐辛*	Pentazocine	55643-30-6
8	戊巴比妥*	Pentobarbital	76-74-4

续表

序号	中文名	英文名	CAS 号
9	阿普唑仑*	Alprazolam	28981-97-7
10	阿米雷司	Aminorex	2207-50-3
11	巴比妥*	Barbital	57-44-3
12	苄非他明	Benzfetamine	156-08-1
13	溴西泮	Bromazepam	1812-30-2
14	溴替唑仑	Brotizolam	57801-81-7
15	丁巴比妥	Butobarbital	77-28-1
16	卡马西泮	Camazepam	36104-80-0
17	氯氮䓬	Chlordiazepoxide	58-25-3
18	氯巴占	Clobazam	22316-47-8
19	氯硝西泮*	Clonazepam	1622-61-3
20	氯拉䓬酸	Clorazepate	23887-31-2
21	氯噻西泮	Clotiazepam	33671-46-4
22	氯噁唑仑	Cloxazolam	24166-13-0
23	地洛西泮	Delorazepam	2894-67-9
24	地西泮*	Diazepam	439-14-5
25	艾司唑仑*	Estazolam	29975-16-4
26	乙氯维诺	Ethchlorvynol	113-18-8
27	炔己蚁胺	Ethinamate	126-52-3
28	氯氟䓬乙酯	Ethyl loflazepate	29177-84-2
29	乙非他明	Etilamfetamine	457-87-4
30	芬坎法明	Fencamfamin	1209-98-9
31	芬普雷司	Fenproporex	16397-28-7
32	氟地西泮	Fludiazepam	3900-31-0
33	氟西泮*	Flurazepam	17617-23-1
34	哈拉西泮	Halazepam	23092-17-3
35	卤沙唑仑	Haloxazolam	59128-97-1
36	凯他唑仑	Ketazolam	27223-35-4
37	利非他明	Lefetamine	7262-75-1
38	氯普唑仑	Loprazolam	61197-73-7
39	劳拉西泮*	Lorazepam	846-49-1
40	氯甲西泮	Lormetazepam	848-75-9
41	美达西泮	Medazepam	2898-12-6
42	美芬雷司	Mefenorex	17243-57-1
43	甲丙氨酯*	Meprobamate	57-53-4
44	美索卡	Mesocarb	34262-84-5
45	甲苯巴比妥	Methylphenobarbital	115-38-8
46	甲乙哌酮	Methyprylon	125-64-4

续表

序号	中文名	英文名	CAS 号
47	咪达唑仑*	Midazolam	59467-70-8
48	尼美西泮	Nimetazepam	2011-67-8
49	硝西泮*	Nitrazepam	146-22-5
50	去甲西泮	Nordazepam	1088-11-5
51	奥沙西泮*	Oxazepam	604-75-1
52	奥沙唑仑	Oxazolam	24143-17-7
53	匹莫林*	Pemoline	2152-34-3
54	苯甲曲秦	Phendimetrazine	634-03-7
55	苯巴比妥*	Phenobarbital	50-06-6
56	芬特明	Phentermine	122-09-8
57	匹那西泮	Pinazepam	52463-83-9
58	哌苯甲醇	Pipradrol	467-60-7
59	普拉西泮	Prazepam	2955-38-6
60	吡咯戊酮	Pyrovalerone	3563-49-3
61	仲丁比妥	Secbutabarbital	125-40-6
62	替马西泮	Temazepam	846-50-4
63	四氢西泮	Tetrazepam	10379-14-3
64	乙烯比妥	Vinylbital	2430-49-1
65	唑吡坦*	Zolpidem	82626-48-0
66	阿洛巴比妥	Allobarbital	58-15-1
67	丁丙诺啡透皮贴剂*	Buprenorphine transdermal patch	
68	布托啡诺及其注射剂*	Butorphanol and its injection	42408-82-2
69	咖啡因*	Caffeine	58-08-2
70	安钠咖*	Caffeine sodium benzoate	
71	右旋芬氟拉明	Dexfenfluramine	3239-44-9
72	地佐辛及其注射剂*	Dezocine and its injection	53648-55-8
73	麦角胺咖啡因片*	Ergotamine and caffeine tablet	379-79-3
74	芬氟拉明	Fenfluramine	458-24-2
75	呋芬雷司	Furfenorex	3776-93-0
76	纳布啡及其注射剂	Nalbuphine and its injection	20594-83-6
77	氨酚氢可酮片*	Paracetamol and hydrocodone bitartrate tablet	
78	丙己君	Propylhexedrine	101-40-6
79	曲马朵*	Tramadol	27203-92-5
80	扎来普隆*	Zaleplon	151319-34-5
81	佐匹克隆	Zopiclone	43200-80-2

注：1. 上述品种包括其可能存在的盐和单方制剂（除非另有规定）。

2. 上述品种包括其可能存在的异构体（除非另有规定）。

3. 品种目录有*的精神药品为我国生产及使用的品种。

第五节　消化专科抗抑郁药应用特色

随着社会运行和生活方式的改变，与精神应激、行为改变相关的消化系统健康问题逐渐增加。消化专科临床实践中，常常遇到所谓"难治性"（refractory）疾病，即按照现有的诊治规范，应用消化专科固有的诊疗思维和常用药物，虽达到足够的疗程，仍不能获得理想疗效。针对这些临床挑战，越来越多的消化专科医师尝试应用中枢神经药物来改善疗效。不少临床研究结果也显示，应用中枢神经药物确能有助于提升疗效。然而，也有很多研究结果显示，其疗效并不优于安慰剂。这些研究结果不一致（甚至相反）的现象提示，心身因素相关的消化专科疾病可能是一类极具"异质性"特征的疾病，或有更多的细节因素影响中枢神经药物的疗效。所以，探索如何准确使用中枢神经药物，提升"难治性"消化专科疾病的治疗疗效，是消化专科疑难疾病处置实践中的热点和难点。

一、中枢神经药物用于治疗消化专科疾病的作用机制

所谓的中枢神经药物，实质上是通过影响神经递质的水平（或影响神经递质的受体途径）发挥治疗作用的药物。其对疾病产生的疗效（或不良反应）既包括作用于中枢神经的效应，也包括对外周神经系统的效应。另外，还包含对神经系统以外靶器官和组织的直接作用。消化专科疾病治疗实践中，应用此类药物时，理应综合考虑上述作用机制，以获得契合消化专科疾病治疗目标的疗效。

二、消化科应用中枢神经药物应有本专科特色理论体系和实践策略

事实上，精神心理因素参与相关消化系统疾病发生、发展的具体病理生理学机制和在所有病因中占比等均是极具个体化特征的。与精神心理医学专科临床实践不同，消化专科医师面临的问题不是精神心理活动障碍，而是消化专科的疾病。因此，与精神心理医学专科疾病处置用药的策略不同，针对消化专科疾病，应用神经递质药物处置消化专科疾病时，药物种类、剂量和疗程等方面，理应与精神心理专科有较多不同的理论思维和实践特色。消化专科在应用神经递质药物时，应兼顾中枢和外周神经、神经内分泌和免疫，特别是胃肠道病理生理环节，遵循心身消化整体医学理论体系和实践经验的指导。因此，综合借鉴和运用精神医学、心理学、行为学，以及神经内分泌和免疫学等相关交叉学科的思维和手段，特别是立足于准确把握消化系统病理生理学机制研究进展，把握常用神经递质药物对中枢神经、外周神经，以及免疫、内分泌系统，特别是胃肠道靶器官和组织的直接作用，逐渐形成消化专科应用中枢神经药物的理论和实践指导原则，这是当前和今后的一个时期内，心身消化整体医学提升神经递质药物应用水平的努力方向。对于消化专科医师来讲，这方面的能力提升有3个着力点：①建立心身消化整体医学思维，以心身整体医学理念认知和剖析需处置的消化专科临床问题，确定需要针对的精神心理和（或）情绪异常特征，以及消化系统本身的病理生理学环节；②熟练掌握常用中枢神经递质药物的详尽药理作用特点；③逐步形成适合消化专科治疗实践的神经递质药物实用策略，包括根据不同的作用

靶点和作用效应，选择合适的药物，确定剂量和疗程等。

三、消化专科应用中枢神经药的理论体系探索

首先，精神心理专科的理论体系和实践经验并不完全适合消化专科的相关临床实践。新近 DSM-V 将精神心理问题引发的精神专科临床表现，定义为躯体性症状障碍（somatic symptom and related disorders），包括躯体症状障碍（somatic symptom disorder）、疾病焦虑障碍（illness anxiety disorder）、转换性障碍（也称为功能神经性症状障碍，conversion disorder functional neurological symptom disorder）、心理因素影响的其他医学状况（psychological factors affecting other medical conditions）、人为障碍（factitious disorder）、其他特定的躯体症状和相关的障碍（other specified somatic symptom and related disorder）、未特定的躯体症状和相关的障碍（unspecified somatic symptom and related disorder）。不难看出，DSM-V 只是从精神心理问题的视角分析非精神心理的健康问题。而消化专科临床实践面临的问题主要是消化系统的"功能性"或"器质性"异常，更多地涉及胃肠道自身的病因和发病机制。建立心身消化整体医学观念的消化专科疾病认知理论体系才能适应消化科临床实践的需求。

早在 20 世纪 70 年代，以恩格尔提出社会-心理-生物医学模式为标志，以心身整体观念认识和解决临床健康问题的临床实践就正式开始了。近年来，消化专科领域对肠道微生态、肠脑互动等基础和临床研究进展，为心身消化病学临床实践提供了新的理论和实践依据。2016 年出版的功能性胃肠病的罗马Ⅳ标准，明确提出了"肠-脑互动异常"的概念。在功能性胃肠病处置实践中，也提出了通过多维度临床分析认识疾病的策略。然而，关于消化专科采取怎样（不同于精神心理专科）的神经递质药物应用策略，并未给出清晰的理论和实践指导。

我国的心身消化病学临床实践和学术交流走在世界的前沿。2014 年中华医学会消化病学分会成立了心身疾病协作组，后组织专家研讨出版了《中国消化心身健康问题处置专家意见》，从此我国心身消化临床实践迎来了崭新的局面。然而在实际工作中也遇到越来越多的理论和实践方面的问题。下文将这些困惑加以梳理和总结，期待相关专业读者共同思考。

四、消化专科应用中枢神经药物的实践策略探索

关于中枢神经药物在消化专科的适应证，目前应用神经递质药物作为必要补充，消化专科疾病领域包括：①难治性功能性胃肠病［合并精神心理障碍表现和（或）常规消化系统作用药物疗效不理想时］；②已经明确存在器质性病因的疾病，难以缓解的症状成为处置靶标，患者合并有被明确识别和诊断的精神心理健康问题和（或）理论上存在精神和心理因素参与的机制；③合并可以被识别的精神心理障碍，或者有精神心理专科疾病诊断和治疗病史，精神心理问题被推测为消化系统健康问题的主要病因，需要推荐去精神心理专科就诊，或联络会诊，协助制订中枢神经药物治疗方案。

消化专科医师应用神经递质药物的种类、剂量和疗程的选择，应根据所确立的临床治

疗目标，在准确锁定临床问题的关键病理生理学机制，把握药物的详尽作用机制的基础上进行。

常用神经递质药物（如抗抑郁药）在消化专科应用的治疗目标如下：①消除作用病因的精神心理健康问题；②作用于神经调控疼痛机制，降低内脏高敏感反应；③调节和恢复胃肠道功能；④调控神经免疫炎症反应，使其回归稳态。

这些药物主要影响 3 类神经递质，即 5-羟色胺、去甲肾上腺素和多巴胺。在中枢神经系统共同管理心境、情绪、冲动、欲望、精力、兴趣、意愿、欲望、精神动力等，在外周神经系统参与内脏功能和血液循环功能调控；作用于整个神经系统，参与调控躯体和内脏痛反应敏感性；还通过神经内分泌和免疫等调控网络参与全身炎症反应状态等生理学和病理学状态及过程的调节；对胃肠道的运动、分泌和感觉功能有直接和间接的调控作用。

此类药物对中枢神经系统功能状态异常的治疗作用机制是通过抑制神经递质的再摄取、增加神经突触间隙内神经递质（5-羟色胺、去甲肾上腺素等）的浓度、引发突触后膜相应受体的丰度和（或）功能状态重新调整，产生符合治疗目的的效应。这些神经递质受体蛋白需要经神经元合成—组装（包括细胞核内 DNA 复制—转录成 RNA—翻译成蛋白—完成修饰—转运至突触膜—组装）过程才能实现，因此常用抗抑郁药物的中位起效时间为 2～6 周，8～10 周达到疗效平台期。然而，其外周作用，如胃肠道靶组织（如平滑肌、腺体），主要依赖神经递质的直接作用。故其胃肠道的治疗效应起效迅速，多在数日至 2 周起效，4 周即可达到效应平台期。

五、消化专科特色的药物种类的选择

精神心理情绪的反应与胃肠道疾病的临床特征有较好的相关性。激惹的情绪反应，伴随着胃肠道对伤害性刺激的痛苦体验增强。胃肠道的功能（运动和分泌）呈现不协调性增强表现，如食管体部平滑肌无效蠕动增加，下食管括约肌松弛增多（胃食管反流），胃酸分泌增加（消化性溃疡），十二指肠蠕动增多，Oddi 括约肌松弛开放增加，消化间期腔内胆汁酸暴露增多（胆汁反流），肠道蠕动增加（腹鸣、腹泻）等。反之亦然，抑制性情绪反应，往往伴随胃肠道感觉迟钝，运动和分泌等功能减弱，如贲门失弛缓、胃肠运动减弱、十二指肠淤滞、干硬便等。前一类临床问题宜选用能够安定情绪反应、具有抗惊恐和焦虑，兼有胆碱能拮抗而稳定协调胃肠道功能的神经递质药物，如 TCA、某些 SSRI（如帕罗西丁、氟伏沙明等）、NaSSA、SNRI（如度洛西汀）、5-羟色胺 1A 受体激动剂（如坦度螺酮等）、SARI，以及类似作用的抗抑郁/焦虑药物。后一类临床问题，可选用能够提升精神动力、上调胃肠道功能的抗抑郁药物，如某些 SSRI（如氟西汀、舍曲林、西酞普兰等）和 SNRI（如文拉法辛），以及有类似作用的抗抑郁药物。

六、消化专科特色的药物剂量的选择

药物剂量和疗程的决定因素是临床治疗目标和作用机制环节。消化专科临床实践中常见的临床治疗目标如下：①精神心理问题是主要的病因和关键的发病机制时，精神心理问题的治疗即是主要的治疗目标。这种情况应参照和遵循精神专科处置的指导规范，应该由精神专科资质医师明确诊断,详细评估病情,决策药物选择,制订疗程方案,消化专科医师在联络会诊基础上协助处置消化专科的问题。中枢神经药物的种类选择主要针对精神心理问题的适应证,兼顾避免或减少胃肠道的不良反应。疗效多呈剂量依赖性特征。疗程应遵循精神心理专科的指南和规范。足疗程(一般>6个月)且疗效巩固后逐渐撤药。②以消化专科的临床问题为就诊原因和主要的临床处置目标,伴有精神心理和情绪异常精神心理及情绪的问题,严重程度尚未达到精神心理专科疾病的诊断标准,精神心理问题不能被确认为临床主要问题和临床问题的主要原始病因时,药物种类的选择宜兼顾精神心理和胃肠道病理生理学环节的直接治疗机制。宜选择从小剂量开始,逐渐增加,至疗效满意。起效时间越长,需要巩固治疗和逐渐撤药的过程越长。起效迅速、疗效满意的病例,可参照消化专科常用药物的疗程管理。③没有可以诊断或识别的精神心理问题,但经规范的消化专科药物治疗,不能取得满意的疗效时,可尝试小剂量的神经递质药物,药物的治疗作用机制推测为外周神经和(或)胃肠道靶器官或组织的直接作用,疗程管理可参照消化专科常用药物的应用规范。

七、消化专科应用中枢神经药物的特色理论和实践探索应遵守的原则

尝试应用中枢神经药物提升消化专科医治"疑难"疾病的能力,是在时代特征的临床挑战下消化心身整体医学理论和实践的一个发展方向。尝试的初心是解决临床问题,造福患者。必须再次强调,神经递质药物的应用尝试必须在现有法律(精神卫生法)法规,以及各级医疗卫生机构各类规章制度规范的框架内进行。以患者为中心,做到知情同意,尊重患者的选择和自愿决策。本部分的很多观点源于笔者文献阅读、部分专家和笔者本人的临床体会和总结,目前证据水平较低,仅供读者阅读、思考,并不具备"共识""指南""推荐"等意义。

(陈玉龙　冯五金　吕小燕　李　娜　曹建新　陈胜良　杨　磊　万宏宇　李春颖
刘　华　丁莉欣)

第八章

消化心身疾病的非药物治疗

无论是情绪呈现出的问题，还是躯体疾病（身体的慢性非传染性疾病和精神科称的躯体形式障碍），受社会心理因素的影响会贯穿疾病的发生、发展和转归的各个环节。在治疗的过程中，病因的治疗是非常重要的。不去除持续作用于患者的应激因素，治疗将是被动和艰难的。本章就非药物治疗的原则和部分方法进行举例说明。

一、非药物治疗的目标

（一）扶正

无论是器质性疾病，还是仅有病感的"亚健康状态"，所呈现的都是情绪和（或）躯体运行的失衡。从失衡入手，"扶正"都是治疗的基本原则，身体如此、心理状态亦如此。例如，高血压需要降压，胃痉挛需要解痉，焦虑需要放松，抑郁需要振奋等。多数身体病理指标扶正的工作是现在临床工作的常规，如果也同步进行情绪状态扶正，临床治疗的效果将会有显著的提升。例如，与"长期忍耐"相关的消化系统失衡，在恢复其正常代谢的同时，使用非药物治疗的方法释放因忍耐而聚集的情绪，会使药物治疗的疗效更加巩固。

（二）溯源

溯源即寻找导致心理和身体代谢失衡的原因。根据应激理论，心身失代偿的源头在于应激源（生活内外部需要应对的各种事件和状态）与应激系统（心理应激和身体应激）之间的不平衡。找到失衡点，建立内外部系统的平衡，达成心身适度规律的状态，即保持健康的"理想状态"。常见的失衡如下。

1. 生活中需要应对的事件的量与心理/身体能量之间的不平衡　随着信息化的迅速发展，工作节奏加快、信息量的产生和吸收需要消耗的能量增多，一些人会感到精力不足、时间不够，逐渐形成被动消耗的慢性应激状态，如长期被动加班并且工作负荷日益增多的个体。或者另外一种情况：在物质生活条件基本满足的前提下，尚未建立精神成长的目标或者既有的社会价值失去的状况下，觉得无所事事，因为应激"不足"而无法向外释放、消耗能量，转而内耗导致失衡，如被家庭娇生惯养、不思考生活目标和存在价值的青少年；又如退休了还精力旺盛却无处使力的中老年人。

2. 心理应对/防御系统自身的不平衡　不同的人具有不同的心身应对/防御系统，我们每个人在处事行为的模式上一定显示出不同的倾向和能力。例如，一个内向严谨的医生，在长期医学科学的知识学习和临床实践的过程中，形成重思维轻体验的应对模式，遇到高情感刺激的生活事件时，往往倾向于把情绪掩藏，用自己擅长的理性应对，久而久之，在自己的心身堆积出很多的情绪和病理反应。常见的不平衡包括理性与感性之间的不平衡、思维与行动之间的不平衡及心理应对和躯体应激之间的不平衡。

（三）重建

在扶正消减身心症状和寻找到疾病源头之后，建立新的代谢平衡计划将是一个漫长而充满希望的过程。例如，高血压患者在降压、找到长期或短期造成血压升高的多重原因之后，需要在继续药物降压的同时逐渐建立心身放松的减压机制：调整生活节奏，适度运动，改善对失控感的恐惧，学习更多表达方式等，这样的治疗方案不仅仅是对一场疾病的管理，更是对一个个体全面的生活管理和启发。

二、非药物治疗的方法

非药物治疗的方法提炼于生活，而且能够指导生活。常运用的是基于认知调整/动机探寻的传统心理治疗，以及基于感受系统信息摄入和表达的各种系统治疗。非药物治疗的运用要结合患者自身的状况和形成疾病的原因而恰当灵活运用，不能够生搬硬套。

（一）传统心理治疗

传统心理治疗着重运用在急慢性应激之始及过程中由认知和行为的偏差、潜意识过度防御而造成的失衡状态。例如，消化系统疾病患者倾向于回避冲突，过度奉行"有容乃大"的观念，宁愿让身体承受、容纳各种压力而不愿意直接表达出来。传统的认知治疗可以鼓励患者对自己的应对方式加以调整。运用行为治疗可以根据操作性条件反射的理论建立良性行为模式。如果疾病的表达是因为曾经历被攻击而进行了潜意识"加固"保护，则需要适度运用精神动力学方法，通过催眠等手段，在潜意识层面发现原因、进行修复。

（二）正念治疗

正念治疗是现阶段比较流行的一个心理治疗概念。西方心理工作者将禅的理念与传统认知行为治疗结合在一起，形成某种相对固定、可复制的操作方式，其方法根源在东方民间早已流传千年。"正念"最初来自佛教的八正道，是佛教的一种修行方式，它强调有意识、不带评判地觉察当下，是佛教禅修主要的方法之一。西方的心理学家和医学家将正念的概念和方法从佛教中提炼出来，剥离其宗教成分，发展出了多种以正念为基础的心理疗法，包括在空静的氛围下进行内观，调整清理自己的认知、欲望、情绪等。正念就是观察事物的本身——我们的念头、情绪、身体感受及周边发生的一切。正念告诉我们世界是一面反射的镜子：清晰、公正、无分别。修习正念时，我们能觉察、意识到生活中正在发生的一幕幕，而不会迷迷糊糊地陷入其中、全然无知。目前较为成熟的正念疗法包括正念减压疗法（mindfulness-based stress reduction）、正念认知疗法（mindfulness-based cognitive therapy）、辩证行为疗法（dialectical behavioral therapy）和接纳与承诺疗法（acceptance and commitment therapy）。正念疗法被广泛应用于治疗和缓解焦虑、抑郁、强迫、冲动等情绪心理问题，在人格障碍、成瘾、饮食障碍、人际沟通、冲动控制等方面的治疗中也有大量应用。以正念为核心的心理疗法是目前美国最为流行的疗法，其疗效获得了从神经科学到临床心理方面的大量科学实证支持，相关研究获得了美国国立卫生研究院（NIH）的大力支持。不仅如此，医学研究还显示，坚持进行某些类型的正念练习在改善心血管系统问题、提升免疫力、缓解疼痛（如神经性头痛、腰痛等）等方面也有助益。

（三）与感知系统相关的各种非药物治疗学派

个体的内在代谢系统与外界交互通路的第一站是各个感受器官，它们将感受到的信息通过传入神经的通路，送达神经中枢进行各种精妙的整合再传出，产生效应，所以从不同的感受系统入手，调整内部环境，成为非药物治疗中最简单有效的方法。感受同时也直接与情感相关联，运用感受系统的治疗可以直接激发和重新平衡情绪。下面列举侧重于不同感受系统的方法，包括听觉、视觉、嗅觉、触觉、味觉、本体和运动觉等。

1. 听觉系统举例——音乐治疗 通过诱发情绪（专业上称为音乐情绪，它是音乐价值的集中体现）而产生对失衡情绪的影响。音乐情绪与日常情绪刺激不同，往往呈现个体的快乐体验。脑成像的研究表明音乐情绪调节了几乎所有的大脑边缘及旁边缘结构的活动，包括负责自主神经系统唤醒的下丘脑、前扣带回皮质、形成记忆的海马区及涉及复杂认知活动的前额皮质、伏隔核和杏仁核。包括多巴胺在内的多种神经递质参与了音乐情绪的加工，这些脑区和神经化学物质与奖赏系统高度重合，为音乐诱发快乐体验提供了神经基础。

2. 视觉系统举例——色彩心理治疗 不同波长的光作用于人的视觉器官而产生色感时，必然导致人产生某种带有情感的心理活动。不同的色彩带给人不同的感受，同时，当人处于不同的情绪状态时，对色彩的感受又会有不同。色彩生理和色彩心理过程也同时交叉进行，它们之间既相互联系，又相互制约。虽然色彩引起的复杂感情因人而异，但由于人类生理构造和生活环境等方面存在着共性，因此对大多数人来说，在色彩的心理方面，也存在着共同的感情。实验心理学研究发现色彩的冷暖感、轻重感、软硬感、强弱感都会引发不同的情绪感受，或明快，或忧郁，或兴奋，或沉静，如粉红色有安抚情绪的作用。有报道称，在美国西雅图的海军禁闭所、加利福尼亚州圣贝纳迪诺市青年之家、洛杉矶退伍军人医院的精神病房、南布朗克斯收容好动症儿童学校等处，都观察到了粉红色安定情绪的效果明显。例如，把一个焦虑的患者或罪犯单独关在一间墙壁为粉红色的房间内，被关者很快就安静下来；一群小学生在内壁为粉红色的教室里，心率和血压均有下降的趋势。与色彩相关的绘画艺术治疗，结合了视觉和创造力的影响，亦是一种受欢迎的治疗方式。

3. 嗅觉系统举例——芳香治疗 是一种全方位的自然疗法，由于其涉及领域广泛，在当今社会被誉为正统医学的辅助疗法，早在几十年前，此疗法就在英国、法国、德国被设定在医学领域中使用。1977年，英国的芳疗师 Robert Tisserand 出版了《芳香疗法的艺术》，是英语世界第一本芳香疗法专著，成为英系芳疗的先驱。1982年，Patricia Davis 在英国女王的支持下成立了国际芳香疗法治疗师协会（IFA），致力于用芳香疗法帮助更多的大众解决基础医疗的问题。法国军医 Jean Valnet 在第二次世界大战期间使用精油为大量法国士兵治疗严重烧烫伤的伤口，回国后继续推进和研究精油在临床医疗中的应用，于1980年出版了《芳香疗法之临床医疗》，成为法系芳疗的鼻祖。1996年，法国化学家 Pierre Franchomme

与医师 Daniel Pénoël 在法国国家实验室的支持下，将他们自 20 世纪 70 年代以来的研究成果合著成《精准芳香疗法》一书，将芳香疗法在化学领域、医学领域精准、规范、系统化。芳香疗法（aromatherapy）是利用从植物中萃取出的芳香分子"精油"或纯露，借由吸嗅、涂抹于皮肤等方式调理并改善人的身体与心理的状态。芳香疗法最初就与医疗照护息息相关，也正是由于其应用于照护方面，使得其在当时能够被大众所认知与接受。然而芳香疗法另外一个层面就是——治疗（医疗），如柠檬精油，其并不仅仅可以用来放松情绪，还可以抑制细菌、病毒及对抗真菌感染。随着芳香疗法几十年的发展，目前关于芳香疗法在全球的研究与应用涉及的领域包含肿瘤及癌症、皮肤科学、心理健康、老年照护、临终关怀、缓和医疗、女性健康、儿科医学、呼吸系统、消化系统、失眠治疗等。同样，在中医领域中，《黄帝内经》《本草纲目》等中医学著作中有详细记载关于芳香植物的具体使用及医疗效果。芳香疗法与中医学在某些层面具有相似性，却也大有不同。芳香疗法进入中国的这 20 多年以来，国内外中医学专家及芳香疗法治疗师们不懈地致力于中医芳疗的研究与发展。将中医经络学、针灸学、药草学等与芳香疗法有效结合，开发并研究芳香植物的草药化学成分与其萃取出的精油芳香化学成分的相同点和区别。在心理治疗的领域，精油（芳香）心理学采用 100 多种芳香植物萃取的芳香精油作为治疗工具，使患者（客人）接受心理治疗（疗愈）时首先将治疗变成了一种感官享受。基于芳香分子化学分子量极小的特性，以及嗅觉神经不受大脑逻辑分析的判断影响，其在治疗自闭症、强迫症等心理疾病上具有显著优势。由于芬芳的植物味道，以及精油（芳香）心理学在临床操作过程中涉及色彩心理学等交叉学科的影响，其在疗愈亚健康、失眠、心因性疾病等方面也具有较为突出的作用。20 世纪 80 年代，芳香疗法的孕产及母婴护理在英国皇家及贵族阶层成为时尚。芳香疗法在孕期除了能够帮助孕妇缓解情绪压力外，还能借助系统科学的按摩（抚触）手法疗愈孕妇的水肿、胎儿体位问题，缓解产前阵痛及分娩中的相关问题。芳香抚触可用于早产儿的护理，以代替、帮助早产儿完成其应在母体内完成的发育及情绪呵护。在美容、皮肤护理领域：1961 年英国 Marguerite Maury 出版了《摩利夫人的芳香疗法》一书，第一次将芳香疗法应用在美容护理上。她认为，精油分子通过透过皮肤或吸嗅的方式进入人体是最为有效的疗愈，并发展出一套芳香按摩手法，在芳香疗法领域沿用至今。随着芳香疗法的发展，还衍生出其他嗅觉治疗、香气治疗等透过嗅觉系统疗愈人类身心的自然疗法，以及嫩芽疗法、营养疗法等与植物生长能量有关的能量疗法。随着互联网信息的发展，芳香疗法在国内发展的 20 多年中，越来越多的医务工作者也开始系统地学习芳香疗法，并将其用于自身减压及应用于临床。

4. 触觉系统举例——抚触治疗　抚触是经过科学的指导，有手法技巧的抚摸，让大量温和良好的刺激通过皮肤感受器传到中枢神经系统产生生理效应的操作方法，是一种对健康非常有益的自然的医疗技术。目前医学界的抚触疗法多运用于新生儿护理上。在临床心理的运用发现，抚触对自闭症的治疗、多动症及青少年暴力犯罪的干预和不良人际关系（亲子关系、亲密关系）的改善都起到了良好有效的作用。恰当的抚触除了触觉的接触，还传递了爱的支持信息，可以预见的是，抚触疗法会在抗焦虑、抚平创伤恐惧的过程中起效，激发压抑的情绪释放。

5. 味觉系统——美食治疗　味觉也是带给人们幸福感和其他感受的重要知觉系统，但是，科学地研究味觉心理治疗者较少，也许它更多体现在文化，如饮食文化之中。因为东西方饮食文化的差异，西方对味觉心理研究的一些结论并不一定适用于东方群体。而生活的经验会告诉我们，味觉的记忆是深刻的，故乡的味道、妈妈做的饭都会是焦虑时的缓冲剂、抑郁时的能量慰藉。甜的味道增加了幸福感受，却又在抑制不住的需求中增加了患糖尿病的风险，酸碱食物不仅仅是消化科医生所推荐的，还会有满足内在需求的力量。然而有一个基本的味觉满足的原则：用心去体验味觉带来的感受。

6. 本体和运动觉系统举例——舞蹈治疗　又称动作治疗，是利用舞蹈或即兴动作的方式治疗社会、情感、认知及身体方面的障碍，以及增强个人意识，改善人们的心理。很早以前，舞蹈就已经是人们用来表达感情、庆典和相互交流的一种工具。而舞蹈治疗正是将身体运动与治疗强有力地结合，通过激发生命力达到促进人类健康和成长，改善人们在生活上、人际交往上和专业上的能力。舞蹈心理治疗的应用包括社会的许多层面，如医院、学校、企业、家庭和个人。舞蹈治疗是因为现代舞蹈艺术和心理学的结合而诞生的。Marian Chace 和 Mary Whitehouse 是舞蹈治疗的先驱，分别于 20 世纪 30 年代和 50 年代在美国的东海岸和西海岸开创了舞蹈治疗的先河。随后，三个主要人物继续在美国发展了舞蹈治疗，分别是 Trudi Schoop（即兴舞蹈途径）、Lijjan Espenak（欧式训练结合 Adlerian 深度心理治疗）及 Rudolf Laban（拉邦分析术）。1966 年，美国舞蹈治疗协会（ADTA）的成立标志着舞蹈治疗的专业地位获得了承认。特别是 Laban 将科学的理念和手段引入到舞蹈治疗。如今，ADTA 已经发展成为一个在 20 多个国家拥有 1200 名会员的国际组织。协会目前拥有自己的学术杂志 *American Journal of Dance Therapy*，由世界知名的科技出版社 Springer 发行。舞蹈治疗即便发展出各种派别及治疗模式，仍一致涵盖以下几个主要基本概念。

（1）身体-心理的交互影响：舞蹈治疗中所谓的健康指的就是身体、心理能够协调统一成为一体的健康，如果身心分开，就会产生不和谐、不统一，我们所谓的适应不良、功能失调等就是身心分裂和心理问题呈现的身体反映，因此在动作过程中所发生的身体改变也会直接影响整个人的心理状态。

（2）身体-动作反应人格：在舞蹈治疗的观念中，认为身体会记忆累积个体自身的生命经验与转变，身体的动作方式就是这些记忆的展现，因此人们的身体动作不仅是发自内在的人格展现，严格来说，应该算是直接属于人格的一部分，当身体发生改变时，内在心灵与外在身体必是同时交织在一起的。

（3）创造性艺术的治疗性：舞蹈创作也是一种表达情绪、想法的方式，是一种创造性艺术，而舞蹈治疗也借助这样的特质作为基础，Arnheim 就曾经提出艺术的表达是一种将心中的隐性内容转化为表面内容的过程，Kuble 也提出创造性的治疗价值在心理学得以建立，是所有艺术治疗的基础。

（4）舞蹈治疗以多种方式来帮助人们，减轻疾病。通过群体动作，它帮助人们走出个人封闭，创造出强有力的社会和情感纽带，使人能感受到与他人在一起的快乐；通过有节奏的动作，它可以帮助人们去除肌肉的紧张，减轻焦虑，提高活力；通过自发性的动作，它帮助人们认识自己，对自己的情感建立信心，并最终充分地接受自我；通过创造性的动作，它激励个体化的表现，启发人们尝试新的思维方式和行为。在西方，舞蹈治疗已经被证明是一种特殊有效的心理治疗方式。当传统的心理治疗途径难以用语言方式接近和治疗患者时，舞蹈治疗无疑是一种很好的选择。所以，它和传统心理治疗相辅相成。而且，它帮助人们充分调动自身的潜力，避免了药物治疗带来的副作用。

7. 其他非药物治疗的方法　正如前文所介绍的正念心理治疗一样，从东西方古老哲学和医学体系里衍生和发展出来的非药物治疗如雨后春笋般在世界各地延展复苏，发挥着不同作用。例如，从印度佛教和吠陀医学延展的脉轮治疗、瑜伽治疗，英国流行的顺势治疗，我国正在复苏的各种基于易学中医体系的养生和保健的方法等，无法一一详述。慢慢我们懂得，我们的身体和内心是个智慧的有机体，任何对于心身不当的使用都会加速它的磨损。到了一定的人生阶段，无论是否发展出疾病，我们都需要了解自身，爱护自己的心身，不用内外部太多繁杂无序的因素干扰它。

（周茹英）

第九章

消化心身理念的临床实际运用与思考

第一节　一例严重消瘦患者的心身医学诊疗实践

一、病例概述

（一）现病史

患者，女性，49岁。因"反复便秘1年余，进食减少伴消瘦4个月"入院。1年前有子宫肌瘤切除术史，手术后患者出现便秘，排羊粪样大便，5～6天/次，排便费力，需依赖泻药。有食欲，进食后腹胀，不敢进食；同时伴乏力，基本卧床，下床活动少；入睡困难，早醒，每天睡眠4～5h，睡眠时多梦。4个月来体重减轻近17kg。查体：神清，精神萎靡，重度消瘦；入院体重25kg，BMI 10.8kg/m^2；全身皮肤干燥，眼眶深凹陷，腹壁皮下脂肪消失，舟状腹，四肢肌肉萎缩，全腹软，无明显压痛、反跳痛。未见其他阳性体征。

（二）检验

检验结果如下。①血常规、尿常规、大便常规正常，补液后复查血常规Hb 93g/L；②肿瘤全套（-）；③抗核抗体全套+ACNA抗体（-）；④PPD+T-SPOT（-）；⑤血糖、甲状腺功能正常；⑥肝功能：ALT 46.3U/L，AST 53.6U/L，总蛋白63.4g/L，白蛋白30g/L，其余正常；⑦肾功能：肌酐30μmol/L；⑧电解质：钾3.34mmol/L，钠128.4mmol/L，总钙2.14mmol/L；⑨急诊心功能：AST 73.4U/L，肌红蛋白418.6μg/L。特殊检查结果如下。①全腹部+胸部增强CT正常；②盆腔B超：盆腔少量积液（10mm）；③心电图：窦性心律；④电子胃镜：胃潴留，末端食管炎，全胃炎伴窦角萎缩；⑤肠镜：回肠末端糜烂。营养评估：营养风险筛查（NRS2002）评分6分；营养状态主观全面评定（SGA）重度营养不良。图9-1及图9-2为患者入院时照片。

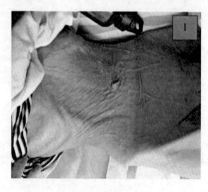 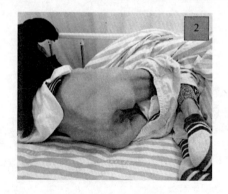

图 9-1　入院时照片 1　　　　　　　　　图 9-2　入院时照片 2

二、社会心理因素评估

（1）患者子宫切除术住院时，曾目睹了同龄病友因术后大出血突发死亡的情形，又遭遇妹妹因"大便困难"被诊断为"结肠癌"的现实打击，因而非常担心自己会遭遇不测。同时，患者手术后肠蠕动少，出现便秘、腹胀、进食后腹胀明显等身体不适，加重了患者对自己身体状况的担心。

（2）因"腹胀，便秘"症状，患者就诊于某医院，并经胃镜发现出血性胃炎、胃窦糜烂。当时的医师告知患者胃炎重，仅能进食少量流质。患者回家后，一直进食流质，每天喝小半碗米汤（没有米粒），甚至患者自己感觉到饿时都不敢食用除米汤之外的食物。

（3）患者觉得自己一进食就腹胀且无法排出粪便，生活非常痛苦。患者曾不停地在多家医院就医，但治疗后病情均未得到改善，感觉生活没有意义。此外，患者性格内向，不愿意、也不懂得与别人交流，加上对疾病本身的错误认识，让其开始出现生不如死的念头。

（4）心理量表：SSS 评分 50 分（中度）；PHQ-9 评分 15 分（中重度）；GAD-7 评分 9 分（轻度）。

三、诊　　断

重度营养不良（摄入不足）；抑郁、焦虑状态；慢性便秘；子宫切除术后。

四、治　　疗

（1）营养支持，肠外营养联合肠内营养（总热量 1000kcal/d），增加膳食纤维摄入，给予聚乙二醇电解质散通便治疗。

（2）认知治疗，科室心身小组医务人员每 2～3 天进行一次心理疏导。让患者充分重新认识自己的病情，认识自己的情绪并协助患者舒缓情绪。

（3）抗焦虑及抑郁治疗，给予氟哌噻吨美利曲辛片每日 2 片（早、午各 1 片），同时加用阿普唑仑 0.4mg，睡前服用。

五、转　归

7天后，患者体重增加2kg，可自行下床活动，睡眠稍改善，精神面貌改善，大便1～2天1次，腹胀改善。

出院后，患者继续肠内营养，服用氟哌噻吨美利曲辛和阿普唑仑，定期到科室护理门诊进行心理疏导。1个月后睡眠改善，每天可睡5～6h，睡眠质量提高，阿普唑仑逐渐减量。

半年后，逐渐停用氟哌噻吨美利曲辛，患者体重增长16kg，大便1～2天1次，可正常工作，睡眠每天6h左右。SSS评分18分；PHQ-9评分3分；GAD评分3分。

六、讨　论

根据营养不良三级诊断共识指南：患者有明显消瘦，BMI$<18.5kg/m^2$，NRS2002评分>3分，SGA：重度营养不良，同时伴有肝功能异常、肌红蛋白升高，故重度营养不良诊断明确。重度营养不良的主要原因如下。①消耗过多疾病：如感染、结核、肿瘤、糖尿病、甲状腺功能亢进、应激状态。入院后PPD、T-SPOT、血糖、甲状腺功能、肿瘤标志物、全腹+胸部增强CT、胃肠镜均未发现明显异常，故以上疾病无依据。②消化吸收利用障碍：胃、小肠、结肠疾病，如克罗恩病、蛋白丢失性肠病、慢性胰腺炎等，患者无明显呕吐腹泻，CT、胃肠镜均未见可以解释消瘦的疾病依据，故此类疾病导致消瘦无依据。③摄入不足：排除以上两大类疾病，结合患者长期仅进食少量流食，考虑为摄入不足导致的重度营养不良。

回顾患者整个病程，患者最开始在身体上经历了子宫切除的手术应激，目睹病友非正常死亡及得知亲妹妹被查出结肠癌等情况，在一连串的不良事件发生后，出现便秘、腹胀等症状，同时患者存在心理障碍，害怕进食。随后，就诊于某医院，医师对病情错误判断，并告知患者胃炎重，只能进少量流食。在这样不良的医源性应激下，加上患者自身文化水平较低，患者日渐消瘦，便秘逐渐加重。身体状况上的改变又让患者极度担心自己是否和妹妹一样患上不治之症，情绪异常低落、沮丧甚至绝望。反复不良的心理暗示，最后导致患者极度消瘦、卧床不起，心理上再次印证了自己可能已是生命末期的臆想。其实，患者本身疾病并无大碍，但这样不良的心理因素作用于大脑后，通过脑-肠轴影响到胃肠道，使患者躯体化症状进一步加重；而胃肠道的微生态及功能的改变反过来也会影响到中枢神经系统，加重患者焦虑和抑郁的状态。这是一个典型的心身疾病病例，当给予改善患者营养状态、抗焦虑抑郁及心理疏导等综合性治疗后，取得了较好的治疗效果。

七、总　结

这是一例起病前存在不良的心理刺激，后出现胃肠道症状，后又因不良的医源性因素及患者对疾病认识的不足和偏差，致使病情进一步加重，乃至身体出现器质性疾病，而器质性疾病进一步加重抑郁、焦虑状态的典型病例。经过综合治疗后，患者营养状况先得到改善，增加了治疗的信心，同时结合心理疏导和抗焦虑抑郁治疗，整体治疗取得了较好的效果。

第二节　一例重症溃疡性结肠炎患者的心身医学诊疗实践

一、病 例 概 述

患者，女性，45 岁，无业。

（一）第一次入院

2018 年 5 月 20 日，因"反复腹痛腹泻 20 余天"住院。20 余天前无明显诱因下突发腹泻，为黏液脓血便，平均 20 余次/天，伴腹痛、发热，最高体温达 38.9℃，就诊于某省级三甲医院，粪便常规提示白细胞（WBC）3+，红细胞（RBC）2+，肠镜提示溃疡性结肠炎（重度）。给予抗生素、美沙拉嗪联合治疗，症状无好转。自发病以来，患者精神状态差，饮食、睡眠差，体重下降约 7kg。查体：腹部有轻度压痛，无反跳痛。入院时体重 40kg。初步诊断"溃疡性结肠炎？"收住消化科。

2018 年 5 月 20 日血常规：WBC 11.70×10^9/L，N% 77%，RBC 3.24×10^{12}/L，血红蛋白（Hb）91g/L；生化：钾 2.82mmol/L，白蛋白（ALB）21g/L，C 反应蛋白（CRP）27.30mg/L，红细胞沉降率（ESR）27mm/h。血 CMV 阴性。TORCH+EB 病毒阴性。T-SPOT 有反应（A 孔 7，B 孔 3）。粪便常规：血水样，粪便隐血（OB）阳性。粪便菌群分析：革兰氏阴性杆菌 70%，革兰氏阳性杆菌 25%，其他 5%。粪便培养（-）。粪便艰难梭菌（-）。

2018 年 6 月 4 日肠镜：插至回肠末端，回肠末端、回盲部未见明显异常，结肠及直肠全程弥漫性充血水肿、糜烂、溃疡形成，表面覆有脓苔，伴有息肉样增生，轻触易出血，部分肠腔变窄。内镜下诊断：溃疡性结肠炎（重度）？活检病理：黏膜慢性炎症伴糜烂，较多浆细胞、淋巴细胞浸润。组织 CMV-PCR 阳性。胸部 CT 未见特殊。营养风险评估：营养筛查 NRS2002 评分 3 分，营养评估 MNA-SF 评分 7 分，提示存在营养不良。

综合化验检查，多学科会诊及科室讨论，临床诊断如下：①溃疡性结肠炎（初发型，全结肠型，重度活动期）；②CMV 感染；③电解质紊乱；④低蛋白血症；⑤贫血；⑥营养不良。

治疗：①给予抗炎［美沙拉嗪 1g，口服，一日 4 次，联合美沙拉嗪灌肠液 1 支保留灌肠，每晚 1 次（qn）］、抗感染、激素［琥珀酸氢考 150mg，静脉滴注，每 12h 一次（Q12h）×7 天］冲击治疗，后激素减量改泼尼松口服；②给予更昔洛韦（200mg，静脉滴注，Q12h）抗病毒治疗；③输注白蛋白，纠正电解质紊乱，补铁，肠外+肠内营养支持治疗；④病程中出现情绪低落、睡眠差等，予以心理安慰+慢病管理健康教育。

转归：患者腹泻、脓血便明显改善，大便 2 次/天，少量带血，泼尼松减量口服，带药出院。

（二）第二次入院

患者系"反复脓血便 8 个月，再发半个月"入院，患者系上次出院后，泼尼松逐渐减量至停药，长期口服美沙拉嗪（3g/d）。泼尼松停药后两月余，患者再次出现大便次数增多，每天最多达 10 余次，为黏液鲜血便，伴有肛门坠胀感。病程中仍时有轻度外周关节疼痛不适，体重下降至38kg。

辅助检查结果如下。血常规：WBC 4.91×10⁹/L，N% 62%，Hb 112g/L。粪便常规：OB 阳性，脓球阳性。粪便培养（-）。粪便艰难梭菌（+）。血 ALB 36.2g/L，CRP 5.37mg/L，ESR 12mm/h，CMV 及 TORCH（-）。肠镜检查见图 9-3～图 9-5：乙状结肠、直肠黏膜连续性弥漫性高度充血水肿，黏膜表面呈颗粒状，多发片状和"虫凿"样溃疡。右半结肠散在黏膜充血糜烂及息肉形成。肠镜诊断：溃疡性结肠炎（慢性复发型，活动性，左半结肠重度）。肠组织 CMV-PCR 阳性。

Mayo 评分 12 分。

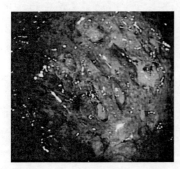 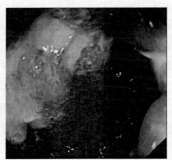 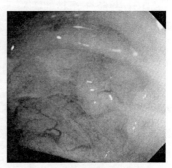

图 9-3 直肠"虫凿"样溃疡   图 9-4 乙状结肠片状溃疡   图 9-5 升结肠散在糜烂、息肉

社会心理因素评估：患者存在家庭经济困难，其丈夫喜欢外出游玩、缺少责任心、对其缺少关心，夫妻关系紧张等问题，加之病情复发，其焦虑情绪加重，出现暗自流泪、夜不能寐，甚至有放弃治疗、轻生念头。给其完善焦虑抑郁量表测评，发现躯体化自评量表50 分，GAD-7 评分 10 分，提示中度焦虑，PHQ-9 评分 9 分，提示轻度抑郁。

多次 IBD-MDT 讨论，临床诊断：①UC（慢性复发型，全结肠，活动期重度）；②CMV感染；③艰难梭菌感染；④营养不良；⑤焦虑状态。

治疗：①给予抗感染、抗炎（氢化可的松冲击治疗，后改用泼尼松口服）、抗病毒（更昔洛韦 200mg，静脉滴注，Q12h）、抗艰难梭菌（万古霉素）、调整肠道菌群、全肠外营养支持（脂肪乳氨基酸葡萄糖注射液）等对症治疗；②给予心理疏导，抗焦虑治疗（氟哌噻吨美利曲辛片早、午餐各服用 1 片）、改善睡眠（酒石酸唑吡坦片半片，qn）；③充分抗病毒、抗炎等治疗后，仍反复出现脓血便，6～7 次/天，遂行生物制剂（英夫利西单抗 0.3g）升阶梯转换治疗。

转归：给予英夫利西单抗治疗 3 次后。病情基本稳定，大便成形，1～2 次/天，已恢复正常饮食，配合肠内营养制剂（每天 1 瓶），体重增加至 43kg。氟哌噻吨美利曲辛片减量（1 片/天），睡眠改善，焦虑情绪好转，夫妻关系明显改善。

二、分析与讨论

本例患者被诊断为重症溃疡性结肠炎，因为出现精神心理应激，诱发临床症状加重，治疗困难且棘手。通过耐心沟通，得知患者的焦虑，既有对自身病情的担心，又源自家庭负担重、丈夫对其缺少关爱等，尤其第二次入院时，病情的加重及夫妻矛盾的加剧，致患者的焦虑情绪一再加重和失控。通过给予心理疏导、抗焦虑药物联合治疗，患者的焦虑、抑郁等不良情绪逐渐释放，治疗依从性越来越高，生理上的病情也逐渐得到控制，最终病情缓解。

越来越多的证据表明，疾病活动、严重程度、病程是诱发IBD患者焦虑、抑郁状态的危险因素。肠道炎症可通过脑-肠轴的反馈作用，激活下丘脑-垂体-肾上腺轴等，从而诱发出现焦虑、抑郁。重症患者由于频繁的腹痛、腹泻、脓血便等症状，心理负担和经济压力明显增加，故更易发生焦虑和抑郁。

IBD患者合并心理障碍非常普遍，焦虑和抑郁是影响IBD患者生活质量、治疗过程的独立危险因素，并可能加重疾病本身，故临床医生需重视IBD患者的心理障碍，积极给予心理行为干预（如心理疏导、健康教育、压力释放等），适时给予药物辅助治疗，双管齐下，往往可以达到事半功倍的效果。

由此病例可见，医者要和患者做朋友，关心、帮助他们，患者才能够敞开心扉；对医者而言，倾听、同理心是前提，帮助患者换一个角度看问题，看到有利因素，看到自己的责任，看到努力的方向，才能使患者尽快从受害者角色里走出来，改变自己，从根本上解决问题。

第三节 一例反复腹痛患者的心身医学诊疗实践

一、病例概述

患者，男性，38岁。因"反复上腹痛3年、腹泻半个月"于2015年5月第一次就诊于笔者所在医院消化内科。患者自2012年开始出现反复的上腹痛，为隐痛不适，有时为夜间痛，于2014年和2016年行2次胃镜检查，结果均提示"浅表性胃炎"。近半个月来大便次数增多，每日3~4次，不成形，有时带少许鲜血。既往：因消瘦行甲状腺功能检测，结果正常，因咳嗽行2次肺CT检查，结果显示"胸膜少许炎症和肺部小结节"。查体：消瘦，未见其他阳性体征。门诊给予肠镜检查，结果提示回盲瓣片状小溃疡（图9-6B）、回肠末端和乙状结肠多发充血糜烂（图9-6A和图9-6C），直肠局部黏膜肿胀明显伴有多发充血糜烂（图9-6D）。考虑早期克罗恩病和肠结核，多部位、多块活检，并送肠黏膜组织TB-PCR检测。病理结果提示为回结肠慢性炎症，肠黏膜TB-PCR阴性。

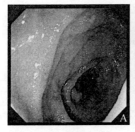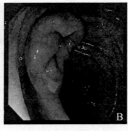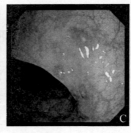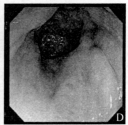

图 9-6　肠镜检查

A.回肠末端多发充血糜烂；B.回盲瓣见一不规则约 6mm×8mm 大小溃疡；C.乙状结肠多发充血糜烂，D.直肠黏膜肿胀，多发充血糜烂

　　2017 年 6 月患者至某三甲医院进行小肠 CT 和肺部 CT 检查，结果显示小肠和肺部未见明显病变。2017 年 8 月 30 日患者入住该院，进行血常规、大便常规、尿常规、肝肾功能、血糖、免疫、ESR、CRP 等实验室检查，均未见异常。再次胃镜提示"浅表性胃炎"，胶囊内镜提示"末端回肠淋巴滤泡可能"。复查肠镜提示"结直肠正常黏膜相"，并再给予多部位、多块活检，病理结果提示为非特异性炎性改变。克罗恩病和肠结核诊断依据不足。此后，患者为进一步排除克罗恩病，曾先后辗转南京、杭州、上海等多家医院，就诊于国内多位炎症性肠病知名专家门诊，专家一致认为可排除克罗恩病。患者腹痛症状仍反复发作。2018 年 4 月患者再次因为腹痛就诊，要求行第 4 次胃镜检查，提示"浅表糜烂性胃炎"，病理结果提示为急慢性炎症伴有糜烂。

　　社会心理因素评估：患者自幼父母离异，与父亲关系恶劣，和弟弟一起由母亲抚养，家庭经济压力大。生活、工作中追求完美。有失恋经历。母亲死于"尿毒症"，对其影响很大，对疾病有很深的恐惧。2017 年因疑诊克罗恩病，曾上网查资料，崩溃大哭，四处辗转求医。此外，患者除了上腹痛外，还有全身其他部位多处疼痛，包括头痛、胸痛及全身肌肉痛，以及心慌、咳嗽、出汗等其他症状，有严重睡眠障碍，自觉精力减退，平常易紧张及害怕。完善心理量表评定，SSS 评分 55 分，PHQ-9 评分 10 分，GAD-7 评分 17 分，评分明显增高。

　　诊断：慢性胃炎，焦虑状态，抑郁状态。

　　治疗和转归：健康教育和心理支持。通过认同患者的感受，建立良好的医患关系，让患者认识到躯体症状和情绪症状的联系，从而改变对疾病的认知。同时，给予药物治疗。氟哌噻吨美利曲辛片早、午各 1 片，曲唑酮 25mg 每晚一次（qn），5 日后 50mg（qn），曲美布汀 0.1g 每日 3 次（tid），铝碳酸镁 1.0g（tid），埃索美拉唑 20mg 每日 1 次（qd）。2 周后患者症状明显改善，相关量表评分明显改善（表 9-1）。3 个月后症状基本消失。

表 9-1　患者治疗后 SSS、PHQ-9 和 GAD-7 评分的变化　　　　（单位：分）

量表＼时间	2018/4/16	2018/5/3	2018/5/16	2018/6/15	2018/7/16
SSS	55	49	33	29	20
PHQ-9	10	5	3	2	2
GAD-7	17	5	5	2	1

二、分析讨论

青年患者，反复腹痛，近期出现腹泻、大便带血，肠镜提示回结肠节段性炎症，首先重点排除以下几种情况：①克罗恩病；②肠结核；③其他，如药物性肠病、肠道感染、非特异性肠道炎症等。因此内镜医生给予该患者肠道多部位、多块活检，同时送检肠黏膜组织TB-PCR。病理结果提示回结肠急慢性炎症。肠黏膜组织TB-PCR阴性。后患者完善小肠CT、胶囊内镜及复查肠镜等均未见明显异常，实验室检查未见异常，克罗恩病和肠结核可排除。肠道感染和药物性肠病也无依据。其肠道病变短期内迅速恢复，考虑非特异性急性肠道炎症。

患者肠道病变消失后，腹痛仍反复发作。对于这样一位症状顽固的腹痛患者，实验室及各项检查未见可解释其症状的器质性病变，有"逛医行为"，存在父母离异、失恋、丧母等多重负性生活事件，且伴有睡眠障碍及精神情绪症状，因此需考虑患者是否存在心身疾病。目前认为，脑-肠轴在消化心身疾病的发病中起重要作用。各种社会心理因素作用于中枢神经系统后，通过脑-肠轴影响胃肠道的蠕动、营养物质的消化和吸收及肠道微生态平衡，导致一系列的消化系统症状，而胃肠道的微生态及功能的改变反过来也会影响到中枢神经系统，影响神经信号和神经递质的传递，导致情绪和行为的改变。对于这类心身疾病的治疗往往需要心身的综合治疗。该患者在给予健康教育和心理支持的同时，联合使用抗焦虑/抑郁药物后收到了良好的治疗效果。

三、总　　结

回顾患者的就医经历可大致分为三个阶段。第一阶段，因腹痛反复就医，曾行两次胃镜、两次肺CT及甲状腺功能等检查，未能发现明显器质性病变，但总体不影响患者的日常工作。第二阶段，在疑诊和排除克罗恩病的过程中，患者症状突出，严重影响睡眠和日常生活及工作，四处求医。第三阶段，挖掘社会、家庭背景，发现患者存在焦虑、抑郁状态及躯体化症状，给予身心同治，取得良好效果。

来医院就诊的患者需要的不仅仅是问诊、开具药物，而是更多的人文关怀。在临床工作中，医生需要不仅仅关注患者所生的"病"，更要关注生病的"人"，不仅仅关注患者的症状和体征，还要关注患者的行为及隐藏在其后的家庭、社会背景。给予身心同治，最终才能走出诊治困境。此外，还需加强与患者的沟通，做好疾病教育，避免医源性应激。

第四节　一例顽固呕吐患者的心身医学诊疗实践

一、病 例 概 述

患者，男性，15岁。因反复上腹胀、呕吐3个月就诊于笔者所在医院。呕吐为非喷射性，呕吐胃内容物，伴反酸、嗳气、腹部隐痛，否认肛门停止排气、排便。病程中食欲一般，有咳嗽、咳白痰。无特殊既往史和家族史。

入院查体：神清，精神可，心肺听诊阴性，腹软、未触及包块、振水音阴性，双下肢不肿。体重 63kg，身高 180cm，BMI 19.4kg/m^2。

实验室检查结果如下。血常规：WBC 7.65×10^9/L，N% 79.7%，Hb 159g/L，血小板（PLT）254×10^9/L；生化：肝肾功能基本正常，血钠 135.99mmol/L，血氯 96.4mmol/L；大便常规（-）；尿常规（-）；DIC、免疫组合均阴性；ESR 2mm/h，CRP 3.13mg/L；免疫球蛋白+补体、抗核抗体 13 项、血管炎 5 项、IgG4 均（-），FT$_3$、FT$_4$、TSH 和 T-SPOT 均（-）。

特殊检查结果如下。腹部平片：未见梗阻、消化道穿孔等依据。肠系造影：未见异常。胃镜：浅表性胃炎。肠镜：末端回肠 10cm 表面浅溃疡，结直肠黏膜未见异常。病理检查：慢性炎症。小肠 CT：未见节段性狭窄等。

社会心理因素分析评估：患者反复上腹胀、呕吐，病情反复、迁延不愈，且经常描述"自觉进食的东西没有到胃底，呼吸时感觉要吐"。一系列检查未见可解释其症状的器质性疾病，常规的对症药物治疗效果欠佳。一次偶然的聊天：小军你是哪里人？爸妈做什么工作？学习怎么样？小军的回答是"安庆、上班、一般"。在交流对话中得出的关键词"性格孤僻""情绪压抑""精神压力"。对于这样一名患者，是否该考虑心身疾病呢？13～15 岁的儿童正处于告别幼稚、走向成熟的青春期。青春期儿童面临着生理和心理上的"巨变"。家庭的生活背景、繁重的学习负担是否给这位 15 岁的青少年带来心身的烦恼呢？在患者住院过程中，医护人员深入了解患者的性格、心理，了解到患者性格孤僻、不爱与人交流，由家中外公外婆带大，父母工作忙。患者自诉与父母关系差，父亲和母亲感情不和，经常吵架。了解患者的背景后，对患者进行一些心理量表的测量。该患者 SSS 评分 37 分；PHQ-9 评分 6 分；GAD-7 评分 4 分。

诊断：通过上述检查，考虑精神心理因素引起功能性呕吐。

治疗措施：经过心理干预治疗和氟西汀、坦度螺酮等药物治疗，患者症状明显改善。

二、分析讨论

对于这样一位反复上腹胀伴有呕吐的青少年，为明确其呕吐原因进行了一系列检查，耗时近 1 个月，分别排除了消化系统、呼吸系统、内分泌系统（如甲状腺功能亢进等）、风湿免疫系统（如结缔组织病等）疾病，以及中枢性呕吐（感染），心力衰竭、肾衰竭等引起的呕吐。罗马Ⅳ提出"在适度的医学评估后"症状不能归咎于其他疾病，不必为排除某种症状的众多可能原因做大量检查。医学治疗的宗旨不仅要治疗疾病，更要助人心安。著名的哲学家希波克拉底曾说过"了解一个什么样的人比了解一个人得什么病更加重要"。现如今是生理-心理-社会医学模式。心身疾病用于描述心理社会因素在疾病发生、发展过程中起重要作用的躯体功能性障碍。该类患者发病前存在心理社会等应激因素，并贯穿疾病的演变过程，但患者本人不一定能意识到。由于心身一体，两者相互影响，有时躯体症状过于明显，出现躯体症状掩盖心理症状，因此对于这样一位正处于求学过程中的 15 岁患者，在初步检查排除器质性疾病后，需要更多地了解其家庭背景和学习情况。疾病包含着故事，患者有故事要讲，有情绪要宣泄，有心理负担要解脱，这个过程就是治疗。只有听懂病患的疾苦，才能帮助思考如何解除病患的苦痛。

（方华鋆　洪　娜　徐雪梅　徐家琴　王巧民　解　丽　吴正祥　刘　凤　朱其华

班春景　江秋霞　苟雅雯　李　莎）

第三篇

从大医学角度谈消化系统相关问题

第十章

心身医学理论框架下临床躯体症状分类的相关问题

第一节 临床躯体症状分类的必要性

引导患者就诊的途径有两个，一是常规体检中发现具有临床意义的病理改变，如某个部位出现"包块"或某项生理指标的异常，而如果综合评估认为这些病理改变提示个体会在将来出现较为严重的危及健康的情况，甚至危及当事人的生命时，当前就必须进行相应的医学干预。此时绝大多数个体并没有体验到明显的痛苦，其社会功能也没有受到明显的影响，这种情况的医学干预应该属于"预防性治疗"，此时的当事人从严格意义上讲应该还不能称为患者；另一种情况是当事人感到各种明显的不适，即首先出现各种躯体症状或精神症状，且这些症状已经对当事人造成明显痛苦，或已经影响到当事人的社会功能，因而促进当事人就诊以寻求医疗援助，此时的当事人就是患者。因此，症状是引导患者就诊的关键。对于精神症状，医学临床上已经有比较系统的描述及分类，而对于医学临床上更为常见的躯体症状，目前的认识仍然模糊。按照常规的临床思维模式，症状总是有相应的病理基础，因此躯体症状就成了提示各种躯体病理改变的线索，同时也成为启动诊断及治疗流程的基本依据。为了更好地执行上述的诊断及治疗过程，医学临床上将躯体症状按系统进行分类，如呼吸系统症状、消化系统症状、泌尿系统症状、心血管系统症状、神经系统症状等，这样就便于临床医师循着症状的线索进行分诊，对相应系统进行查体及实验室检查并规划治疗方案。这种传统的思维方式存在几个问题：其一，出现在某个系统的症状不一定就提示那个系统的问题，因此当循着症状在相应的系统发现不了问题时，诊疗活动就没法继续进行下去，而将患者转诊到其他学科则意味着诊疗活动的重新开始，从而浪费诊断资源及时间；其二，有的症状归类存在重叠，因此很难将其定位在某一个系统，如可以将呕吐归为消化系统症状，也可将其归为神经系统症状，在按一个系统疾病治疗无效情况下，就只能改变治疗方向，这就意味着对某患者的治疗重新开始，从而浪费治疗资源及治疗时间；其三，"一个原因必然导致一个结果"，这是一元化思维模式，这种思维模式会使临床思维绝对化、固定化和"标准化"，但事实上一个原因不止导致一种结果，反之一个结果可以由多个原因引起，缺乏多元化的思维模式及从多个角度去考虑一个问题的习惯必然会导致临床及科研思路的僵化，从而影响到对疾病的认识和治疗。例如，某患者下腹痛，月经失调，检查发现了子宫肌瘤，立刻行肌瘤切除手术，但事与愿违，术后患者疼痛加剧，甚至无法起床，几乎酿成医疗纠纷，经抗焦虑治疗 2～4 周后，患者疼痛消失，顺利出院并恢复工作。该案例说明，虽然症状出现在下腹部，但问题出在患者的精神方面，至少说明多方面原因共同导致患者的疼痛，而仅按一个系统的问题进行治疗必然得不到预期的结果。

　　临床上任何分类、诊断的目的都是为更有针对性地治疗，同时也是为临床诊疗提供正确的思路，而以上几点说明按系统来认识躯体症状的传统方式存在缺陷和误区。"躯体症状是与组织损伤和潜在损伤相关的不愉快的主观感觉"。这是目前临床上对躯体症状较为公认的定义，从该定义理解，躯体症状实质上是一种"感受"，而这种"感受"的产生既与"损伤"或"潜在损伤"有关，又与个体的体验有关。换句话说，根据该定义的提示，任何躯体症状的产生都不是纯生物源性的，而总是与其认知、情感、个性等心理元素相关。基于这种思路，对躯体症状的心身综合分类势在必行。

第二节　躯体症状的整体医学概念

一、躯体症状是躯体组织或器官对外界环境的述求

　　躯体症状是躯体组织或器官对外界环境的述求，这一定义来源于"述情理论"及"继发性获益理论"。要简要阐述这两个理论，又要涉及前面所提到的"无意识"。器官功能改变表达述求是生物界所存在的普遍现象，如小动物因恐惧所出现的小便失禁、肌肉震颤等均是器官功能变化表达"述求"的例证。由于人神经系统的进化和发育，人类表达"述求"的主要方式是言语或情感，如果某个个体仍将器官功能变化病理基础作为表达"述求"的主要途径，这种情况就称为"述情障碍"。某 18 岁女性因严重呕吐在 1 年之内住院 7 次，每次住院缓解迅速，但反复发作，实验室检查未发现导致呕吐的病理基础，了解成长过程及目前心态发现，该患者暗恋上了自己的亲哥哥，而呕吐应该是对自己这种情感的厌恶，经这种分析、心理疏导并辅以抗焦虑治疗，呕吐消失，追踪观察 2 年，呕吐未再出现。该案例是躯体症状作为"述求"出现的最好说明。如果无意识地将自己的躯体功能障碍作为获得实际利益的"筹码"，则这种情况称为"继发性获益"。

二、躯体症状是缓解内心冲突的重要途径

　　症状是躯体与心灵连接的桥梁，个体往往不能意识到自己深层的内心冲突，其代价是出现躯体症状，在与外界环境进行身心交瘁的搏斗中，最终躯体忍无可忍，不得不提出了"抗议"，当然这种抗议是隐秘的、是在潜意识水平的，转而表现为躯体症状，这样内心冲突就以比较能接受的躯体形式表达出来了，既不威胁到个体的自我形象，也保护了个体精神免遭崩溃，同时还"抗议"了现实生活压力。在这样的冲突中，患者无法直接表达他的"冲突"，只有通过躯体症状象征性地表达"冲突"。有这样一个故事：一只狐狸来到葡萄架下想吃葡萄，但费了九牛二虎之力也没法爬上葡萄架，狐狸面临两种选择，一是拼命爬上去，这意味着要强迫自己继续干力所不能及的事情；二是放弃，这意味着要痛苦地承认自己的能力不够，而狐狸采取了自己所能接受的第三种方式，心里想"葡萄是酸的，不如

不吃"。这是心理防卫机制合理化的最好说明。将这种情景换成一个不是优等生的学生希望能够取得优异成绩，该学生也存在两种选择，一是努力达成成为优等生的目标，这意味着他必须付出力所不能及的努力，二是放弃成为优等生的目标，这意味着他必须承认自己不是优等生，而解决这种内心冲突的途径就是"因为我病了，所以成为不了优等生"。此时的躯体症状就成了缓解内心冲突的途径。

三、躯体症状就是情绪本身

既然躯体症状是"不愉快主观体验"，那么如果要将躯体症状定义为情绪本身，那么这种情形显然是指负性情绪。临床上所常见的负性情绪主要是焦虑和抑郁。以焦虑为例，医学临床上对焦虑的解读是内心体验的不安或恐惧伴自主神经系统功能混乱及运动性不安，因此焦虑涉及躯体层面、体验层面和认知层面。焦虑是人的基本情绪，其基本意义是使生物个体保持必要的警觉性。"体验层面的焦虑"表现在内心的惊恐、忐忑体验或运动不安等。"认知层面的焦虑"主要是对个体思维方式及行为模式的固化而言。精神病学理论提示，个体之所以不愿或不能改变自己的思维模式及行为方式的根本原因是不自信和没有安全感，这成为偏执的主要病理心理基础，也是精神病学和心理学领域关注及研究的方向。焦虑的意义是预警，在此忽略了更常见的，以躯体体验或功能异常所表达的预警，如疼痛、腹泻、哮喘、眩晕等。例如，某患者，35岁，造纸厂工人，因工作时整个大腿被机器拧断而入华西医院骨科，患者度过失血性休克期以后存在以下问题：①剧烈疼痛，夜不能寐，常规镇痛药物收效甚微；②"幻肢症状"，包括疼痛、瘙痒等，极其痛苦；③频发哮喘，常规治疗难以控制；④失眠，患者感到极其疲劳。这些问题严重影响对患者的清创、抗感染、植皮、断肢处理等后续治疗。综合分析后，将疼痛、哮喘、失眠解读为"预警症状"，即焦虑症状，而将幻肢症状解读为幻觉。在足剂量使用度洛西汀、奥氮平、氯硝西泮抗焦虑及改善认知后，患者前述症状基本消失，后续治疗得以顺利进行。此外，如果将抑郁解读为焦虑的衰竭，提示预警意义的躯体症状可以解读为焦虑，提示器官功能弱化的躯体症状就可以解读为抑郁。从以上的推理和例证看，躯体症状就是情绪本身的理念成立。

四、躯体症状是个体对躯体感受的负性解读

躯体症状是个体对躯体感受的负性解读，这一定义主要是表明人的认知系统在躯体症状产生中的作用。各种感受随时存在，通过认知的影响，个体如果对某种感受做正性解读，就成为个体此时需要的感受，如果做负性解读，这种感受就成为个体需要排斥的感受，就成为躯体症状。再以疼痛为例，当将其作为负性解读时，疼痛成为最常见的临床症状之一，但人们有的时候也在追求疼痛的感觉，甚至觉得"爽"，比如在接受保健按摩的时候。此时的疼痛便不成为困扰个体的"症状"，而是此刻所寻求的正性感受。

五、躯体症状是学习或模仿的结果

躯体症状是学习或模仿的结果，这一定义主要是表明在暗示或自我暗示的情况下，个体可以再现以往的症状或复制别人的症状。所谓暗示是指在一定的环境下和一定的情感氛围中个体对来自外界的影响无条件接受的情况，而在一定的环境下和一定的情感氛围中对来自自身的影响无条件接受的情况称为自我暗示。暗示或自我暗示是人的心理特性，早期研究表明5～7岁暗示性最高，女性的暗示性高于男性，随着年龄增长，暗示性逐渐减弱。而随年龄增长后，个体的暗示性仍然保持在与实际年龄不相符合时，这种暗示性就成为产生躯体症状的高危心理因素。在此种情况下，躯体症状所提示的问题不是躯体脏器的病理损害，而是异常的暗示性。此外，该定义还提示，未成年人、青壮年、老年出现同样症状的心理意义是不同的。

如果以上定义均是成立的，躯体症状的意义就不仅是提示躯体疾病，同时也可作为提示精神疾病、心理异常、个性特质的证据。

第三节　躯体症状心身分类的具体建议

根据对躯体症状的以上解读，患者（即使是某种躯体疾病的患者）出现的躯体症状应该存在两种成分，一种是"生物学成分"，如肿瘤病变所导致的躯体症状，而另一种在此暂时称为"心理成分"。采用心身医学理论来解读临床躯体症状所表明的问题是多元化的思维方式对临床工作的指导作用。医学上的惯性思维是一元化的思维模式，落实到具体问题上就是患者有躯体症状，临床医师总是仅从病理损害的角度去查找原因并给予相应的处理，而忽略了"心理成分"的存在，因而使患者的躯体症状得不到满意解决，而躯体症状的存在对患者的心态、生活质量、治疗依从性及预后都是至关重要的，应该注意。此外，充足理由律提示，前提与结论之间应存在必然的逻辑联系。有症状存在，同时有病理损害存在，就判断症状是病理损害的结果这种思维模式违背充足理由律，如果成为临床医学的惯性思维就值得反思。躯体症状的心身医学解读为全面分析躯体症状和分析不同个体所存在的同样症状提供了依据。那么，依照心身医学对躯体症状解读的观点，慢性非感染疾病治疗至少有三个维度，一是病因学治疗维度，二是病理生理、病理心理治疗维度，三是症状学治疗维度。因此，对躯体症状的独立治疗应得到更多的关注。

为针对躯体症状独立治疗的需要，根据以上对躯体症状的解读、从心身医学的观点综合评价及2014～2018年西部精神医学协会所组织进行的"真实世界"研究结果，躯体症状大致可以分类为以下情况。

一、生物性躯体症状

生物性躯体症状即主要由物理、化学、生物因素产生的局部损伤直接导致的神经末梢刺激或由局部组织损伤后的生化反应导致的对神经末梢的次级刺激所产生的症状。该类症状产生的基础不是刺激的种类和强度，而应该是神经系统上行通路被激活及下传通路脱抑制。值得注意的是上行通路的激活与下传通路的脱抑制受阻不仅源于生物学的损害，也可源于（甚至更可源于）心态的变化，如战斗或其他激情状态下，个体可以对由损伤所产生的疼痛毫无知觉。这说明即使是生物学损害是否产生躯体负性感受或产生怎样的感受与心理因素也密切相关。更确切的表达是，临床上没有单纯的"生物性躯体症状"，本章第二节中所述的骨科案例就是最好的例证。

二、情绪性躯体症状

认知性躯体症状中这种情况下，躯体症状本身就是负性情感的表现。根据"述情"理论，躯体症状是器官对外界环境的述求。一般情况下，这种"述求"见于负性情绪，常见的负性情绪主要是抑郁和焦虑，因此又可将"情绪症状"分为"抑制性情绪症状"和"激越性情绪症状"。顾名思义，前者主要指的是躯体器官功能受到抑制的各种表现，如厌食、饱胀感、头昏、不清醒感等，最典型的抑制性躯体症状是功能性消化不良所表现出的症状；后者则是指所有具有"预警"意义的症状，如疼痛、腹泻、哮喘、尿频、眩晕等。对于这类症状采用相应的抗抑郁及抗焦虑药物治疗取得了良好效果。

三、认知性躯体症状

认知性躯体症状中的"认知"有两个含义，一是指个体对躯体感知的"解读"。躯体的各种感受总是存在的，只有当个体在认知层面将某种"感受"作为负性解读时，这种"感受"才能成为"躯体症状"。例如，当某个体疲劳后接受保健按摩时，很多人会要求力量重一点，从而获得舒服及放松的感觉，在这种情况下，疼痛是被需求的，在认知层面此时的疼痛是被作为"正性"解读的，而当疼痛被作为负性信息解读时，疼痛就成了某种损伤的"预警信号"，也就成为躯体症状。精神病学对幻觉所下的定义是，在没有客观刺激作用于感觉器官的情况下，在相应的感觉器官所出现的知觉体验。对照幻觉的定义可以发现，有的躯体症状符合幻觉的定义，这就是认知性躯体症状的第二层含义，如双侧具有知觉性质的耳鸣可用幻觉来理解并可作为幻觉进行治疗。认知性躯体症状的特征为症状的性质及部位相对固定，症状清晰，如某中年女性患者以跛行入院，跛行的原因是行走时感到右足底像踩着一块较尖锐的约鸽蛋大小的鹅卵石，感到很痛。经采用非典型抗精神病药物治疗 2 周后症状消失。

四、想象性躯体症状

想象性躯体症状中的"想象"就是患者的暗示或自我暗示所产生的症状，该类症状的特点应该是症状多变性及症状的"超常性"，如某青年女性患者曾多次发作性出现自己"脑细胞"一层层往下掉的感觉，并因此感到恐慌而急诊就医，在发作时可以清晰地描述一层层的脑细胞"掉"到膝关节、踝关节的情况。

五、节律性躯体症状

"节律性躯体症状"概念的提出目前仍然还是一种设想。"天人合一"的理念提示,大自然有着自身发生、发展、演变的规律,如春夏秋冬的变化、白昼黑夜的转化等。人是大自然的产物,同样有着类似大自然的变化,如情绪的变化、内分泌的变化、睡眠-觉醒的变化、血糖代谢的变化及血压的变化等。有学者认为人类的疾病,特别是慢性非感染性疾病实质上是由各种致病因素导致以上节律混乱的结果。根据以上理念,理应有提示节律异常的躯体症状存在。如临床工作中观察到患者有 "抑制性躯体症状"特征的躯体症状和"激越性躯体症状"特征的躯体症状交替出现的情况,应被视为"节律性躯体症状",如腹泻-便秘交替出现。这类情况值得在临床实践中继续观察和界定。

以上对躯体症状分类的意义在于:①有利于拓展临床思路,并有利于在对躯体症状的理解中更好地贯彻心身统一的观点;②有利于从躯体症状的认识中寻求诊断躯体疾病及精神疾病的方向;③有利于确定对躯体症状的治疗方向,如对抑制性症状的抗抑郁治疗,对激越性症状的抗焦虑治疗,对节律性症状的心境稳定剂治疗,对认知性症状改善认知的药物和心理治疗,对生物性症状的局部及全身病变的心身综合治疗等。2014~2018 年西部精神医学协会所组织进行的"真实世界"研究中的临床治疗结果基本证实了以上分类的正确性及其治疗的设想,但对于"节律性躯体症状"的存在、界定及治疗思路有待进一步研究证实。值得注意的是即使是从以上角度理解躯体症状,也应因人而异和贯彻"多元化"的思维模式。例如,同样的疼痛可能是激越性躯体症状,可能是认知性躯体症状,也可能是想象性躯体症状,所以在对具体患者躯体症状性质的判断中应注意患者症状的组合、病史、生活经历、人格特征、情绪等因素。即使是对于局部损伤或潜在损伤所导致的"生物性躯体症状"的治疗也同样应注意分析上述非生物学因素。因为即使是在生物学病变存在的情况下,决定躯体症状存在的因素也绝非仅仅是生物学因素。例如,同样的损伤,有的患者疼痛仅持续几天,而有的患者则可存在数年。总之,心身统一的观点及多元化的临床思维模式是认识躯体症状和治疗躯体症状的重要前提。

逻辑学的充足理由律的核心是前提和结论之间必须存在必然的逻辑联系,如某人丢了钱包,不能认定旁边的人就是偷钱包的人,而仅仅只能作为调查的线索。同样,某患者存在疼痛症状,而同时在相应部位或相关部位发现包块,此时,包块仅仅是产生疼痛的线索,而不能认定是产生疼痛的必然原因或唯一原因。因此有必要对躯体症状和病理损害分别进行评估,这也是强调躯体症状应该被单独认识和进行心身综合分类的又一个重要原因。临床教学及工作实践中经常强调逻辑思维,而临床工作的惯性思维则是根据症状寻找病理损害,一厢情愿地认为所发现的病理损害是产生躯体症状的必然原因,并认为处理病理损害就是处理躯体症状,这种惯性思维方式恰恰是违背逻辑学基本原则的。当然也许会有人反问,有证据证明病理损害就肯定与症状没有关系吗?回答是不能。既然如此,"三个维度"的治疗理念应该是解决这一问题的合理办法。所谓三个维度的治疗指的是病因学维度、病理生理/病理心理维度及症状学维度的分别评估与治疗。以心绞痛的发作治疗为例,病因学治疗涉及生活习惯、遗传、饮食习惯的指导等;病理生理治疗主要是改善冠状动脉的供血,目前已经有很多治疗方法;而症状学维度的治疗主要是抗焦虑,如给予阿片类物质、苯二氮䓬类药物等以改善疼痛症状。在紧急情况下，症状学的治疗与病理生理治疗同样重要。这也从另一个角度说明躯体症状心身分类的必要性。

第四节　消化系统疾病的临床思维模式与症状的关系

一、消化疾病的生物学医学模式正面临着挑战

目前，科学的发展和技术的进步给临床检查提供了许多检测手段，如超声、磁共振、CT、内镜等可以直观地展示身体的内部结构。然而，应用这些现代技术发现的阳性结果仍不能精准解释所发现的问题，甚至面临着极大的挑战，造成不必要的手术和错误的治疗。究其原因多半是只运用单纯的生物医学模式思维，而对生物-心理-社会医学模式不了解。例如，心身疾病合并多样化的临床症状时，不了解焦虑导致疼痛，以致误切除胆囊、睾丸；腰背疼痛 CT 发现椎间盘突出，彩超发现甲状腺结节，手术后仍有许多与发现的阳性结果不相关的症状，而就诊于各大医院。怎样解释这些现象呢？Drossman 教授曾经按症状有无和客观检查结果是否阳性对症状学进行了研究，详见下文。

二、生物-心理-社会医学思维模式

按照 1977 年恩格尔提出的生物-心理-社会医学模式，Drossman 将临床症状与客观检查结果做了以下定义。

（1）无症状，检查结果阴性（健康人）。

（2）有症状又有与症状相适应的阳性检查结果，为器质性疾病。

（3）有症状但无阳性检查结果，为功能性疾病。

第三种情况难道不是疾病吗？其显然应该被高度重视，因为其中一部分患者已经产生轻生念头，甚至自杀成功。也有人把这种情况称为医学不能解释的症状（MUS），但任何症状的出现不能因无法解释就不去究其原因，笔者在大量长期的临床实践中体会到 MUS 的多数患者都与心身疾病密切相关。我国孙学礼教授的心身症状学分类（试行）即很适合用于消化心身疾病的症状分类，这里仅将其中部分相关的容易被综合科室忽视的问题做简单讨论。

三、认知障碍与行为异常

（一）认知障碍的概念

认知是一个过程，它包括对事物的记忆、理解、想象、概括、（内脏）感知觉等环节。每一个节点出了问题都称为认知障碍。例如，"想象性症状"或称推测性症状就是患者在暗示或自我暗示中所产生的症状，通过这些暗示对本不存在的东西信以为真。

例如，某患者，女性，24 岁。以"腹胀、肛门排气过多 3 年余"为主诉就诊。这名伴焦虑的多屁症患者不远千里来求医，痛苦不已，自称不敢交往，生活、工作受到影响，甚

至有轻生的想法，她认为 15 米外都可以闻到其排气的臭味，认为有人戴口罩、捂鼻是由自己排气所致，而实际她本人并无排气感。这就是认知障碍的想象（推测）性症状。服用抗抑郁/焦虑药后 1 个月内明显好转。

认知障碍带来的影响

（1）对病史采集带来的影响：主诉的症状数目少于心身疾病的实际症状数目；主诉的痛苦发病时间短于心身疾病的实际发病时间；影响患者对治疗的依从性（怕副作用，怕依赖，却不怕不该做的屡次手术）。

（2）影响疗效判断：患者认知出现问题，医生不能轻易相信患者对疗效好与坏的主观判断，应逐一进行落实；由于完美人格对治疗的过高期望值，要求 120%的好转，常问能否"根治"，把正常的生理现象当作病理现象。

（二）行为异常

在各种应激事件之后，某些特定性格个体可出现焦虑/抑郁状态和行为异常，在就诊时不自主地突然站起，或干脆站着诉说病史，或震颤抽搐，各项检查并无与此相关的器质性病变；或反复不停地进行多科就诊，要求进行多项毫无意义的检查，穿梭于各个大小医院之间，其背后隐藏着"投票选举"式的目的，患者希望检查十个科室有八个以上的科室结论相同时才能相信自己可能就是这种病，结果事与愿违，诊治五花八门，检查越多不相干的阳性发现越多，携带大量临床意义不大的检查单据，更加重了医源性应激。其中促成这些行为异常最常见的原因是过分夸大各种检查结果的风险性，特别是"癌前病变"一词。有的患者为防止癌变，胃镜复查数十次，结果 30 余年还没有发展成癌，却在恐癌中度日如年，甚至已达中重度焦虑/抑郁。癌前病变只是一种可能发展成癌肿的趋势，对于到底什么时候癌变，谁癌变，一生中是否癌变，即使癌变是否都意味着死亡这些问题，尽管科学技术如此进步，却没有一个人能给出"精准"的答案。

四、总　　结

上述认知障碍和行为异常在心身疾病中非常常见，临床各综合科室认知度仍显不足，其主要原因是固守生物医学模式阵地，不去向生物-心理-社会医学模式转变，因此，医学模式的转变永远是现在进行时，任重而道远。临床上争论不休的某些问题实际上是涉及应激、人格相关的生物-心理-社会医学模式与不完美的生物医学模式之争。

（孙学礼　陈玉龙　陈珊珊）

第十一章

从大医学角度看待幽门螺杆菌

第一节 被跟踪的"罪魁祸首"——幽门螺杆菌

当前，肠道菌群是国际上生命科学与医学研究领域中最活跃的主体之一，大量研究证明肠道菌群紊乱，几乎与绝大多数疾病的发生发展密切相关，涵盖的疾病，包括中枢神经性疾病、阿尔茨海默病、自闭症、帕金森病、慢性代谢性疾病（如肥胖、脂肪肝、糖尿病、高血压、心血管疾病、高脂血症）、呼吸系统疾病、免疫性疾病、消化道的恶性肿瘤（包括直肠癌、结肠癌、肝癌等），而且肠道菌群稳态失衡，更是影响药效、导致毒副作用的重要因素。肠道菌群是探索中医学理论与中药药效机制研究的重要突破口，在诸多学科中，肠道菌群与代谢方法的研究，是探讨肠道菌与疾病发生和药效机制的关键手段，有独特的优势。当前，国内各家研究机构，对肠道菌群研究投入巨大，研究的热度空前，然而肠道菌群的研究，不仅在技术方法上依然面临着巨大的挑战，更为严峻的是大量盲目跟风和低水平的实验设计，造成了宝贵的科研经费和时间的巨大浪费。我们必须避免在科研和临床上盲目跟风，少走弯路、错路，获得真正原创性的科研和临床成果。我国学者陈胜良教授在上海主持了关于幽门螺杆菌的学术讨论会，正反双方进行了有益的大讨论，各抒己见，笔者从不同于临床主流理论的观点阐述了对幽门螺杆菌的认识。

患者看病时进行过呼吸试验或其他的幽门螺杆菌实验，如果幽门螺杆菌是阳性、部分患者害怕传染给家人，担心幽门螺杆菌引起癌变，曾经多次根除治疗幽门螺杆菌，但总是根除失败，使患者更加担心以后癌变的可能，处于一种慢性医源性应激之中，并使某些患者产生心身疾病。引起医源性应激的因素很多，如各种所谓的癌前病变，与此相关的疾病很多，如肠化生、不典型增生、Barrett 食管、甲状腺结节、乳腺小叶增生、前列腺肥大等，但据统计，消化门诊幽门螺杆菌引起医源性应激导致的心身疾病，在以上各种医源性应激中占首位。对这种癌变相关因素似乎多数人并不怀疑，对某些患者而言，哪怕只有不到 1%的癌变率，也被其认为是 100%的可能，从而进入一种"等死状态"。因此不得不在此予以澄清。争鸣可能给临床带来许多新的视点。

一、胃中微生物（微生态）的演变历史

许多年来，人们一直认为胃内酸度很强（pH 为 0.9～1.0，而血液的 pH 为 7.35～7.45），

不适于任何细菌生长。所以，一直以来人们认为胃内是无菌环境。早在 1875 年，德国解剖学家就发现了寄居在人体胃黏膜层的螺旋样细菌，但是由于无法培养出纯菌株，这项结果遭到了忽视和遗忘。直到 1982 年，澳大利亚医生 Barry J. Marshall 和 J. Robin Warren 才分离出这种细菌，使幽门螺杆菌在胃内作用的研究得以开展。接下来的许多年里，研究者发现胃里带有这种微生物的人，患消化性溃疡（胃壁或十二指肠壁破损）的风险较高，并且幽门螺杆菌还可能引发一种最常见的胃癌。《京都共识》中提出要求幽门螺杆菌检出者一律根除幽门螺杆菌。

然而，正当科学家逐步认识到幽门螺杆菌重要性的时候，他们发现这种细菌的阵地正在逐渐失守，数量在逐渐减少。虽然几乎所有发展中国家的成年人都可能携带这种细菌，但在发达国家它的流行率却低了许多。美国的流行病学家 Blaser 相信，公共卫生的改善和抗生素的广泛使用，阻碍了细菌的传播，使得在过去 100 多年来，发达国家的幽门螺杆菌正在逐渐消失。随着幽门螺杆菌的消除，胃溃疡和胃癌的发生率也随之下降；然而与此同时，食管癌（包括胃酸反流和一种特别容易致死的食管腺癌）却以每年 7%～9% 的速度急剧增加。有广泛而充足的证据显示，这些疾病的上升与幽门螺杆菌的消失有关。同时，糖尿病、肥胖、哮喘、炎症性肠病等也与幽门螺杆菌逐渐消失有关；受对幽门螺杆菌的一片"喊杀声"的影响，国内学者王霞、陈玉龙研究发现：280 多例检出幽门螺杆菌的患者中大约有 90 例患了不同程度的心理疾病，抗焦虑药物和心理疏导后，许多症状得到缓解而幽门螺杆菌仍旧存在。这个结果说明两个问题：①幽门螺杆菌的存在与现有的临床症状没有明显相关性；②临床研究证明幽门螺杆菌癌变风险的过度夸大，是导致某些特殊个性的人群患心理疾病的原因，简单地讲，这些患者由于信息不对等，导致发生医源性应激，还没有引起癌变却吓出了一身病，奔波于大小医院，甚至失去生活和工作的能力。

二、患者的困惑

患者会有疑问，幽门螺杆菌增加胃癌风险，但与食管癌的风险降低有关，那么，是否应该根除？

根除与不根除要看其利弊，如果消化性溃疡活动期，幽门螺杆菌阳性，其他方法如制酸剂、胃黏膜保护剂应用后仍反复发作，并除去其他原因（如应激因素过度担心等），可考虑根除幽门螺杆菌，但耐药、再度阳性是一个很棘手的问题，反过来可能给某些患者造成更大的思想负担。而用根除幽门螺杆菌防止不到 1% 的癌变率就有弊大于利的可能，为了 1% 的癌变率而不顾 99% 的人的利益，都不去研究约 99% 的幽门螺杆菌阳性患者为什么不得胃癌，而要对幽门螺杆菌斩尽杀绝，这大大增加不必要的经济负担，浪费了本来就不足的医保费用。其次，胃癌是由多因素引起的，如胃癌发病率高的日本人移民到新西兰以后，第二代人胃癌的发病率下降，说明环境等对胃癌的发病也起到重要影响。因此，用根除幽门螺杆菌来预防胃癌是得不偿失的，抗生素的滥用甚至会带来更大的问题，如破坏微生态平衡，导致菌群失调、免疫力下降，引起更多的疾病，还会带来药物性肝损害。即便癌变是一个漫长的过程，到底多久癌变，出现在哪些个体，是否一定癌变，谁也没有一个肯定的回答。

2017 年罗马尼亚学者 Cristian Vasile Petra 发现胃内尚有 $10^2 \sim 10^4$ 种非幽门螺杆菌的微生态菌群，肠道菌群更多，可达 10^{12} 种。这些细菌可能引起相关疾病，也可能产生神经递质，对人有好处，是数万年来与人体共同进化的"朋友"，在未弄清每种菌群的生物特性是对人体有害或有利的情况下，目前国内外许多学者看法尚未统一，对"逢幽必杀"论显然是不能达成共识的。同时，新检测方法发现的许多非幽门螺杆菌群，在根除幽门螺杆菌时被损害。因此，不建议过度检查、过度治疗。Martin J. Blaser 和 Cristian V. Petra 等的文章对幽门螺杆菌相关问题持谨慎态度，认为许多理论还需进一步研究和探讨。不能像《京都共识》那样要求"逢幽必杀"。既不现实，也无必要。

三、幽门螺杆菌的潜在益处与临床其他问题

（1）幽门螺杆菌可以抗胃食管反流，防止胃食管反流病和 Barrett 食管（一种癌前病变）的发生，从而防止食管腺癌的发生。也有研究认为根除幽门螺杆菌引起的胃食管反流是短暂的，但这种观点是站不住脚的，据 Martin J. Blaser 报告，根除幽门螺杆菌后的 1900～2000 年这 100 年间，发达国家幽门螺杆菌的检出率下降的同时，胃癌的发病率也同时下降。与此同时，胃食管反流和 Barrett 食管发病率也同步上升，更为可怕的是食管下段腺癌每年以 7%～9%的速度增加，2010 年有人报道和基因突变无关的食管腺癌增加与幽门螺杆菌减少有关。

（2）幽门螺杆菌感染与儿童哮喘呈负相关，提示幽门螺杆菌可减少哮喘的发生。这可能因为幽门螺杆菌可抑制脂多糖（LPS）诱导的专职提呈抗原的树状突细胞（DC）的成熟，进而减少效应 T 细胞活化，抑制过敏反应发生。

（3）研究推测幽门螺杆菌感染可能是炎症性肠病（IBD）的保护因素之一。有研究发现亚洲 IBD 患者明显多于非洲，而非洲的幽门螺杆菌感染率远高于亚洲，胃癌发病率却很低。以上研究均支持幽门螺杆菌对人类存在着有益的一面，我们不应该对它盲目根除。

（4）从临床实践看幽门螺杆菌感染

1）学者们认为幽门螺杆菌是慢性胃炎（chronic gastritis，CG）的病因，但临床症状严重度与其感染不呈正相关，幽门螺杆菌阴性的患者，或者经根治幽门螺杆菌已经转阴的一些患者，上腹不适症状并未消失；而另一些幽门螺杆菌阳性的患者并无任何临床症状，说明这些 CG 患者的症状与幽门螺杆菌感染无关。不论有无幽门螺杆菌感染，CG 患者大多要考虑伴发焦虑，其中 30%左右焦虑、抑郁的发生，与担心幽门螺杆菌导致癌变有关。甚至过度渲染幽门螺杆菌的致癌作用，一人感染全家恐慌。有研究显示，这种过度夸大癌变所带来的医源性应激导致抑郁而自杀者时有发生。

2）根除幽门螺杆菌可以导致肥胖和糖尿病：肥胖的发生可能由幽门螺杆菌缺失导致。肥胖和超重的发生率与幽门螺杆菌的发生率呈明显的负相关（$r=0.29$，$P<0.001$）。根除幽门螺杆菌减少肥胖激素（瘦素：给大脑以停止进食的信号）；根除幽门螺杆菌升高血浆饥饿激素（食欲刺激素：刺激食欲，诱导胃肠蠕动和摄食）。研究结果发现，根除幽门螺杆菌的患者与对照组相比，体重增加明显，患肥胖和糖尿病者明显增多。

3）难治性慢性胃炎（rCG）治疗时仅关注根治幽门螺杆菌是单纯的生物医学模式思维，忽略了心身疾病的三大综合征。

四、从医学哲学角度看幽门螺杆菌问题的争鸣

根据实践中的体会，绝大部分 CG 没有症状，无须治疗，有人甚至建议胃镜检查对浅表胃炎不下诊断结论，以免造成医源性恐慌和急慢性应激。经内镜诊断为胃炎的人即便有轻微症状，经复查症状消失，也无须治疗。若患者有要求，则只做对症处理。CG 症状的有无，特别是 rCG，与人格、慢性应激相关性较高，与根除幽门螺杆菌无因果关系。应该正确看待，规范治疗 CG，减少医源性应激。

五、总　　结

综上所述，《京都共识》对幽门螺杆菌阳性者要求全部根除幽门螺杆菌，我国是一个幽门螺杆菌高检出率的国家，将会有 8 亿～9 亿人根除幽门螺杆菌，其同时对正常菌群包括胃里非幽门螺杆菌属和肠道的大量有益菌的大量杀伤，必将对人体健康造成不可估量的损害，主流理论把幽门螺杆菌感染认为是传染病，但国内传染病法并未将幽门螺杆菌感染收入其中。

在胃环境的微生态学历程中，从基于胃酸环境的无菌阶段到 1982 年发现幽门螺杆菌后，人们集中大量的人力财力对其致胃炎、致溃疡、致癌进行了大量研究，只要搜索，几乎都是幽门螺杆菌致病性研究，一些反对声音几乎听不到，然而 2017 年罗马尼亚学者发现胃内还存在着 $10^2 \sim 10^4$ 种非幽门螺杆菌群，它们相互间的具体病理生理作用还不十分清楚，有的像幽门螺杆菌那样有致病作用，有的可以分泌神经递质对人体有利，但包括幽门螺杆菌是否肯定致病、致癌等作用尚需进行更多深入的研究和探索。国内外都有不同的声音，包括过度抗生素的应用和过分夸大癌变风险带来的医源性应激导致的心理疾病及一些逐年增多的不相干疾病是否与破坏人体大量菌群的平衡失调，以及不能保持菌群原来的多样性有关，甚至是否要重建已被破坏的微生态结构。杜献堂教授把微生物群比作人体的正气，人们有理由越来越担心和关注代表人体正气的微生态的平衡被打破所导致的一系列严重后果。

第二节　从大医学角度再认识幽门螺杆菌

幽门螺杆菌（Hp）感染在全球人群中分布广泛，很多患者 Hp 感染可以追溯到儿童时期，在未提供适当治疗的情况下，Hp 将持续存在于整个生命中。WHO 将 Hp 确定为 I 类致癌源，有观点认为 Hp 是诱发胃癌发生的"元凶"，且有很强的传染性。Hp 阳性者担心传染给家人，也担心有癌变的可能。《京都共识》提出"逢幽必杀"。Hp 真的应该根除吗？这里主要从辩证唯物主义的角度分析 Hp 在人体中的作用。

一、对幽门螺杆菌的一般认识

幽门螺杆菌(Hp)是人体内常见的定植菌,最早于1982年由Barry J. Marshall和J. Robin Warren从人体胃黏膜培养出来,是一种微需氧革兰氏阴性螺旋杆菌,人类是主要的宿主和传染源,主要通过口腔、胃肠道等消化道途径传播。世界范围内人群感染率约为50%,我国Hp感染率约为60%,不同地区的感染率差异较大,发展中国家感染率普遍高于发达国家。Hp自被发现以来一直就受到广泛关注,其致病性得到广泛认可。目前,普遍认为Hp感染是消化性溃疡、胃癌、慢性胃炎等消化系统疾病的致病因子之一。有研究发现,Hp感染是脑卒中、冠心病等循环系统疾病的重要危险因素,也是免疫系统疾病、代谢性疾病、血液系统疾病、肝胆疾病等的危险因素。绝大多数Hp可以采用含铋剂的四联方案进行根除治疗。

二、从医学与哲学角度认识幽门螺杆菌

(一)从联系的角度看幽门螺杆菌

所谓联系,就是指事物之间及事物内部诸要素之间是相互影响、相互作用、相互制约的关系。

随着高通量测序技术的飞速发展,越来越多的研究表明,胃部(含Hp在内)有至少100余种细菌群,多样且复杂的微生物群落构成胃的微生态系统。胃和胃的微生态系统相互影响,胃黏膜的微观结构会影响局部菌群,菌群反作用于胃黏膜。地域、文化、饮食习惯、人群的年龄和性别、样本检测方法、抗生素使用情况、患病情况等因素都会影响胃内微生态系统中菌属数量。

作为胃中微生物菌群的一部分,Hp与其他微生物菌群的相互作用共同影响宿主的健康状况。有研究发现正常人群与胃腺癌人群的胃内微生态系统的菌群在构成比例、多样性和丰富程度方面差异显著,这提示胃腺癌的发生与Hp感染导致的胃内微生态系统的变化密切相关。Hp感染可以影响胃内微生态系统的平衡,继而可能引起微生物菌群和(或)局部甚至全身免疫系统的变化,导致Hp相关疾病的发生和发展,而根除Hp的相关研究揭示了这种免疫反应调节在预防胃外免疫性和炎症性疾病(如胃食管反流病、儿童哮喘和变态反应)及代谢紊乱方面具有重要作用;定植于口腔的Hp与口腔其他微生物菌群相互影响,会改变口腔微生态系统的平衡,导致口腔或口腔外疾病的发生、发展,还会对胃部Hp感染和Hp根除疗效产生影响,有研究证实,在胃部感染Hp的患者中,口腔Hp的定植率显著高于胃部未感染Hp的患者。

非Hp菌群的改变会影响Hp的生长,如共生的胃微生物或它们的代谢物可影响Hp的生存能力、病原性和致癌性;乳酸杆菌可以抑制Hp生长,轻型链球菌通过产生并释放扩散因子诱导Hp的生长、抑制和球形转化;益生菌能调节Hp根除治疗造成的肠道微生态失衡。

所以,要将Hp看成包括胃肠道微生物菌群在内的微生态系统的一部分,在Hp检测及根治过程中，从联系的角度去全面、客观地认识 *Hp*。

（二）从对立统一的角度看幽门螺杆菌

2015 年《京都共识》指出：*Hp* 胃炎是一种感染性疾病，是部分患者消化不良的原因，根除治疗可以作为改善消化不良症状的一线治疗。有研究发现，我国约 90% 以上的十二指肠溃疡、70% 以上的胃溃疡和 60% 以上的胃炎均存在 *Hp* 感染。1994 年 WHO 曾将 *Hp* 列为胃癌第一类致病因子，*Hp* 是截至目前唯一一个致癌细菌，与胃癌、结直肠癌等恶性肿瘤的发生具有一定相关性，有临床数据显示，*Hp* 感染率与胃癌发生率呈明显正相关，*Hp* 感染者胃癌风险增加，根除 *Hp* 能降低胃癌发病率，对高危人群实施筛查并根除 *Hp* 能减轻全球胃癌负担；细胞毒素相关蛋白 A（CagA）阳性的 *Hp* 与结直肠癌存在相关性。除此之外，*Hp* 可以加重缺血性心血管疾病风险，促进特发性血小板减少性紫癜、缺铁性贫血的发生，参与慢性支气管炎、慢性阻塞性肺疾病等多种慢性肺部疾病的发病等。

尽管 *Hp* 具有危害性，但是，过度宣传 *Hp* 的危害性并不可取，越来越多的研究证明，*Hp* 具有其潜在益处。目前有研究认为，*Hp* 可能能够预防反流性食管炎、Barrett 食管及食管腺癌的发生：机体感染 *Hp* 后，*Hp* 能够破坏胃黏膜壁细胞，使胃酸分泌量减少，同时产生尿素酶，尿素酶分解物能够升高胃内 pH，使胃蛋白酶原的激活减少，减轻反流物对食管的侵蚀；感染 *Hp* 的胃黏膜产生的炎症反应刺激 G 细胞分泌胃泌素，加速胃排空，使食管下括约肌压力升高，起到抗反流作用，从而减少反流物，升高食管下括约肌压力，预防反流性食管炎、Barrett 食管的发生，减缓受损食管发展为恶性肿瘤的进程。除了消化系统外，*Hp* 对人体消化系统外疾病同样具有潜在的好处，如与完全无 *Hp* 定植的个体相比，*Hp* 定植的个体发生过敏性哮喘的发病风险明显降低，且 *Hp* 感染与哮喘严重程度呈负相关，也就是说，*Hp* 对哮喘具有保护作用；另一方面，作为反流性食管炎保护性因素的 *Hp* 能减轻哮喘症状。有研究显示，*Hp* 能影响某些激素的释放，可能在体重调节、饥饿和饱腹感方面有一定作用，一项美国的队列研究结果显示，*Hp* 感染能一定程度上预防儿童肥胖的发生；也有研究发现多发性硬化症患者中 *Hp* 感染的患病率显著降低，那么可以推测 *Hp* 很可能是多发性硬化症的一个保护因素。

所以，对于 *Hp* 感染应当一分为二地看待，既要看到其有害的一面，也要明确其有益的一面。实质上，当 *Hp* 检测呈阳性，即检测出的细菌量超过设定的标准时，应当辩证地看待 *Hp* 感染问题。一旦发现 *Hp* 感染，*Hp* 是否需要根除、如何根除，需要区分人群、区分症状，根据患者的个体情况选择最合适的治疗方案，提高患者首次治疗的成功率，同时尽量降低药物不良反应发生的风险，使患者受益最大化。一般情况下，如果没有症状可以不进行根治；消化道溃疡患者、胃黏膜相关淋巴组织淋巴瘤患者、慢性胃炎患者、有胃癌家族史者、计划长期服用非甾体抗炎药和已接受长期非甾体抗炎药的人群如果 *Hp* 检验呈阳性，推荐进行 *Hp* 根治；老年感染者往往会合并各种基础疾病，治疗 *Hp* 感染时需要联合用药，尤其是抗生素治疗，对老年人而言发生药物不良反应的风险明显增高，因此应当进行患者获益风险比评估，确定是否进行 *Hp* 根治治疗。

（三）从否定之否定的角度看 *Hp*

否定之否定，即事物自身发展是螺旋式上升的，其发展过程会经历肯定、否定、否定之否定的基本过程。

由于低 pH、高胆汁酸浓度的环境，胃一直被认为是无菌的，直到 *Hp* 被检测出来。自此以后人类开始了漫长的 *Hp* 研究探索过程。

随着社会发展和医疗卫生水平的进步，越来越多的研究证明 *Hp* 感染率下降的同时伴随着食管癌、食管腺癌、包括哮喘在内的免疫系统疾病等的发病率上升，甚至 *Hp* 阳性患者会患不同程度心因性疾病；*Hp* 感染率非常高的印度、泰国、孟加拉国等国家的胃癌发病率很低；也有研究显示，*Hp* 对抗菌药物的耐药性逐年增加，*Hp* 根除成功率下降，且根除 *Hp* 的过程中会使消化道微生物菌群多样性显著降低，50% 以上患者出现各种不适甚至严重并发症，尤其对于胃肠道微生物群不成熟的儿童、胃肠道微生物群不稳定的老年人及免疫缺陷者，根除 *Hp* 会影响肠道微生态系统的功能，最终可导致免疫系统紊乱，形成肠道炎症，且根除 *Hp* 后再感染率高，胃癌依然会发生，弥漫性胃癌、近端癌发病率增高，约 20% 的患者根除失败。也有数据表明，*Hp* 感染后仅有 10%~20% 发生消化性溃疡，1%~2% 发生胃癌，小于 1% 发生胃黏膜相关淋巴组织淋巴瘤。因此，有研究认为，*Hp* 不能被单纯归类为致病菌或正常菌群，应认为其是一种"共生细菌"，是正常菌群，与年龄、生活环境、饮食、运动等因素共同作用于人体健康。所以，并不是所有的 *Hp* 都需要根除，要保持正常的消化道菌群，用健康的饮食和生活方式防止胃黏膜受损，预防 *Hp* 感染后各种疾病的发生。

三、总　　结

辩证唯物主义是马克思主义哲学的重要组成部分，是一种系统而科学的逻辑思维方式，为科学的发展和实际工作提供了科学的世界观和方法论。运用辩证唯物主义哲学思维思考和分析 *Hp* 在人体内发挥的作用，才能更加深刻地、多维度地认识 *Hp*，进而辩证地对待 *Hp* 感染，既不过度宣传 *Hp* 对人体造成的危害，也不忽视 *Hp* 在多个系统疾病中发挥的潜在保护作用，针对不同年龄、不同症状的 *Hp* 感染者实施科学的精准化的诊疗，这才是对待 *Hp* 感染最好的方式。

（陈玉龙　李建生　冯志鹏　王　婧）

第十二章

疼痛的心身综合解读和治疗

一、疼痛的心身解读及论据

疼痛现象普遍存在于医学临床中。疼痛也是一种心理现象，因此研究疼痛的心理机制应该成为认识和治疗疼痛的关键。

疼痛的意义在于作为个体受到伤害时的预警，从而使个体避免伤害或避免进一步的伤害。而预警的发起就意味着个体警觉性的提高，在心理学上警觉性的提高就等于焦虑水平的提高。因此，无论有无伤害证据的存在，疼痛就是躯体层面的焦虑，而采用具有抗焦虑作用的药物或物质是缓解疼痛的关键。

案例：一例患者在受到意外伤害后被行开放性截肢手术（图 12-1），从大腿根部切除了右下肢，此后出现：①伤处极度疼痛，不能自已，整夜不能入睡，VAS 评分为 9.5 分；②频繁哮喘发作，以至于血氧饱和度常仅能保持在 70% 左右；③ "幻肢症状"，主要表现为挤压感、坠胀感及疼痛感等。常规治疗均无效。重新分析症状，将剧烈疼痛及哮喘解读为"预警症状"，而将"幻肢症状"解读为幻觉，于是采用帕罗西汀 20mg/d 及氯硝西泮 2mg/d 抗焦虑；采用奥氮平 5mg/d 改善认知，稳定情绪，改善睡眠。3 日后，患者上述症状基本消失，VSA 评分降为 2 分，患者顺利接受其后的 9 次扩创和植皮手术，35 天后出院。

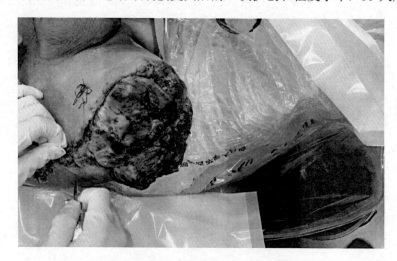

图 12-1　患者第二次扩创手术时肢体残端情况

"真实世界"研究：2014～2018年孙学礼团队在心身医学理论的基础上对临床躯体症状进行了再定义，认为躯体症状除是损伤或潜在损伤所导致的不愉快主观感觉以外，还可以就是情绪本身，是组织、器官对外界环境的述求，是人在意识层面对躯体感觉的负性解读，是缓解内心冲突的重要途径，还可能是"学习"及暗示的结果。由此将躯体症状进行了心身分类，包括激越性躯体症状、抑制性躯体症状、认知性躯体症状、想象性躯体症状及生物性躯体症状。在此分类基础上，研发了西部精神医学协会（WCPA）临床躯体症状分类量表，并对激越性躯体症状进行抗焦虑治疗，对抑制性躯体症状进行抗抑郁治疗，对认知性躯体症状采用以非典型抗精神病药物为主的改善认知治疗，对生物性躯体症状采用心身同治的原则治疗（如前述的案例），在2500余例患者的各类躯体症状的治疗中效果良好，其中包括对疼痛症状的治疗。

二、基于以上情况对疼痛分类及治疗的设想

（一）具有损伤基础的疼痛

无论是急性还是慢性疼痛，在损伤基础上发生的疼痛均应理解为警觉性的提升。而此时治疗损伤以阻断"预警"源头+抗焦虑以降低个体的警觉性应该为基本治疗原则，即"身心同治"的原则。例如，上述案例中开放性截肢后残端的疼痛，需要通过抗焦虑、残端扩创、植皮综合治疗。

（二）无伤害证据的慢性疼痛

1. 个体人格背景、生活事件等基础上的"功能性"疼痛　此类疼痛性质、程度、部位均可多变，个体对此密切关注，并严重影响社会功能。此类疼痛当以抗焦虑为核心。例如，某患者改变生活环境后感全身游走性疼痛，以双侧肋弓部、双大腿外侧、颈后方明显，同时伴随夜间睡眠质量下降、尿频尿急、感反复心累气紧等症状，疼痛不固定，局部无压痛，紧张、情绪激动时疼痛加重，使用了帕罗西汀40mg/d+奥氮平2.5mg/d 2周后，疼痛症状完全缓解。

2. 具有明显幻觉特征的疼痛　具有部位固定、描述清晰并且没有足以解释此症状的病理损害，有时可伴随明显的躯体行为障碍。例如，某患者感右足底部轻微触地即出现足底刺痛，患者形容仿佛足下踩住了尖锐的鹅卵石，检查了足底、脊柱及头部未发现损伤，应用奥氮平15mg/d，3周后症状消失。对此类疼痛应定义为"认知性疼痛"，治疗应以非典型抗精神病药物为核心来改善认知。又如，某患者行走500m以上双足及小腿即出现针扎般疼痛，休息后可稍好转，同时伴随不能盘腿，双踝不能自如地屈伸活动，双下肢"发冷"以至于夏天必须穿厚袜及毛裤，头、颈、腰、足部影像学检查未见明显异常（图12-2），使用奥氮平5mg/d 2周后行走时双足及小腿疼痛消失，能够盘腿及自如屈伸双踝，双下肢"发冷"完全消失。

3. 以暗示及自我暗示为病理心理背景的疼痛　也可称为"想象性疼痛"，如术后1年愈合良好的切口所存在的切口疼痛。这类疼痛的出现与个体神经类型相关，如表演型人格，也与生活事件、人际关系等因素相关。对这类疼痛的治疗应该是以改善认知、调整情绪、

心理辅导、对原创处的进一步处理等综合措施为基本治疗原则。值得特别强调的是，对这类患者的治疗更应注意个别化的精准治疗。

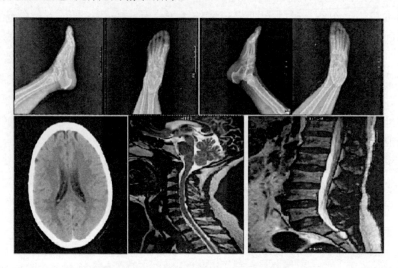

图 12-2 除颈椎间盘轻度膨出、骶管小囊肿外，患者各项检查均未发现明显异常

三、心身解读疼痛需结合多维度治疗理念

抗焦虑治疗能够良好地缓解疼痛症状，但其疗效主要作用在症状维度，这里不否认持续存在的损伤会让患者的疼痛持续和加重，因此在症状维度使用抗焦虑、阻断等治疗的同时，需要考虑病理维度和病因维度的治疗，将三个维度分开单独评估和治疗，且应同时进行（表 12-1）。

表 12-1 三个维度的评估及治疗应分开且同时进行

治疗维度	意义	要点	具体手段
症状维度	重获正常的感受和功能	快速及时	抗焦虑、传导阻断
病理维度	逆转失衡带来的可逆后果，永久去除不可逆后果	精确彻底	抗炎、切除
病因维度	恢复平衡和节律	长期延续	抗焦虑、肌肉训练、心理辅导

传统的治疗几乎都围绕病理维度展开，此时需要打消以症状评估病理损害的传统观念，切实通过查体、病理学、影像学、介入技术等充分进行病理维度的单独评估；病理维度的治疗包括手术、理疗、介入等，症状维度的治疗不影响病理维度治疗的进行，对治疗过程中或治疗后的病理损害再次评估应遵循以上同样的方法和原则。

造成疼痛的病因是多方面的，其中心理-社会因素可直接造成人体高级中枢警觉性增高、人体生理节律被打乱等，而肌肉萎缩无力等是骨骼肌肉系统退变的普遍病因；可以根据病史适当进行合理的心理-社会辅导，生活习惯、饮食指导，康复运动锻炼等，去除或减弱病因，这种治疗的周期较长，但长期疗效良好，对降低复发率有明显的作用，可与症状治疗及病理维度治疗同时进行。

　　总之，以上对疼痛的心身解读、分类及治疗观点是心身医学领域今后研究及临床实践的主要方向，进一步的思考及临床实践非常必要。

（孙　啸）

第十三章

慢性盆腔疼痛与情绪

慢性盆腔疼痛（chronic pelvic pain，CPP）属于慢性疼痛范畴，疼痛和抑郁之间的联系可能反映了神经递质通路的共性。5-HT 和 NE 都有助于治疗抑郁症和疼痛，5-HT 和 NE 在下行疼痛途径的不平衡可以解释在抑郁症患者中经常出现的躯体症状，这些神经递质还可以改变神经递质的作用，如 P 物质、谷氨酸、GABA 和其他神经递质对疼痛的调节作用。

CPP 可以定义为来自骨盆区域的痛苦感觉，并在同一位置存在至少 6 个月，这是一个常见的临床问题，也是消化心身疾病的肠外症状表现之一，如对此不了解可能导致过度诊治。

骨盆的特点与各种生理系统的器官密切相关，所有人都可能出现相关疼痛，因此，患者主诉 CPP 将多会就诊于多个系统的专家门诊，包括肾内科和泌尿外科、胃肠内外科、神经内科和妇科等科室。此外，在有心理障碍和精神疾病的患者中经常观察到 CPP，而精神障碍可能是促成因素，其中大多数可以通过药物治愈。但临床医生多数不知道精神障碍与 CCP 的内在关系，在单纯生物医学思维模式下进行着过度的检查和治疗。在胃肠病学等其他专科的实践中，CPP 的流行情况鲜为人知。在胃肠病学咨询中，CPP 的最常见原因之一是"肛提肌综合征"（见下文），在一般人群中，这种综合征的频率可能高达 6.6%，在女性中更为常见（高达 80%）。但是，这种综合征通常与 CPP 的其他原因相关，如精神分裂症和痉挛性肛门痛，诊断仍然主要基于临床检查和排除其他疼痛原因。

一、妇科源性盆腔疼痛

妇科源性盆腔疼痛（chronic pelvic pain of gynecologic origin）是妇科常见病之一，多被诊断为慢性宫颈炎、慢性盆腔炎。例如，某慢性宫颈炎患者合并有不典型增生，被诊断为癌前病变，进行宫颈楔形切除以防癌变，但术后患者仍有许多难以解释的局部或全身症状，而且往往自然而然地反复就诊于妇科和其他临床科室，常规治疗效果不好。疼痛可以是单独的或与月经及月经周期的变化频率相关联，慢性盆腔疼痛可以是连续的或与性交或其他生活事件有关，它频繁地威胁着患者的生活。腹腔镜检查在 CPP 的调查中已成为常规，以排除其他器质性疼痛的原因，因为病史和体格检查往往不准确。对患有 CPP 妇女的腹腔镜检表明，大约 1/3 没有明显的病理学改变。将通过全面的体格检查和腹腔镜检为阴性，并进行心理学评估的 122 例女性 CCP 患者介绍到 3 个不同专业的门诊，偏离诊断的占 47%，被误诊为隐匿性躯体疾病。肌痛是最常见的诊断，由下腹壁的瘢痕引起，然后是非典型周期性疼痛（肌痛）、胃肠道原因（便秘、肠易激综合征）引起的疼痛、泌尿系疾病原因（尿道综合征、膀胱炎）引起的疼痛、坐骨神经痛、疝和盆腔血管充血引起的疼痛。

二、慢性胃肠源性盆腔疼痛

慢性胃肠源性盆腔疼痛（chronic pelvic pain of gastrointestinal origin）是各种功能性胃肠病患者最常见的主诉，常常伴随肠易激综合征的排便困难性便秘。然而，两种形式的肛门直肠疼痛综合征即"肛提肌综合征"和"痉挛性肛门疼痛"已经在功能性胃肠病的罗马分类中被认可。二者的区别在于持续时间不同（与持续几秒到几分钟的痉挛性肛门疼痛相比较，持续或频发几小时的疼痛常见于肛提肌综合征），疼痛的特点也不相同（钝痛见于肛提肌综合征，锐痛见于痉挛性肛门疼痛）。

三、肛提肌综合征

肛提肌综合征被首次描述是在 20 世纪 60 年代，它主要以肛提肌痉挛为特征，也包括耻骨直肠肌综合征、慢性肛门痛、盆腔痉挛性肌痛。其病理生理仍旧不明，虽然某些病理因素已提示有反复骨盆损伤、经产、盆腔或直肠手术，但心理因素往往也是被公认的。此症主要见于 40~60 岁的女性患者，疼痛常常和体位有关，由长时间站立或运动触发，而步行和仰卧位会缓解。大多数疼痛感在肛门和直肠水平，但可放射到妇科器官、臀部和大腿，体格检查显示出肛提肌及触诊骨盆底部的压痛。临床体征往往是单一的和可能未知的，且以左侧占优势。鉴别诊断包括外周神经综合征如椎管狭窄、脊髓肿瘤或损伤及尾骨痛。目前来看肛提肌压痛可能是不存在的，可能被尾骨刺激活化而再现。几项研究表明其肛管静息压增加。

四、痉挛性肛门痛

据统计，痉挛性肛门痛是常见的，在普通人群中的发病率为 15%。其定义是在肛门区域突然发生的严重疼痛，持续几秒至几分钟，并常在夜间频发。某些发作常伴有自主神经系统的症状，Males 报道它更多见于女性，且有 6%的病例似乎与性交有关，但便秘和排便困难更为多见。痉挛性肛门痛似乎在青年人中更多见，而且有随着年龄增长而消失的倾向，其病因仍不清楚。它可能和肛提肌收缩有关联，其诊断主要还来自病史的询问和体格检查，但这些在发作间期都是正常的。在某些特许的观察中，乙状结肠收缩已经被报道，但该表现与体力活动事件诱发的疼痛发作并无相关性。

五、阴部神经痛

阴部神经痛是由阴部神经被挤压引起的，起源于继发的神经根受压。这一综合征常见于 50 岁以后的女性。疼痛由长时间站立、步行或仰卧引起；涉及盆腔，而频繁地始于会阴。临床检查是最主要的，尾椎骨或坐骨区域的触诊可以引起疼痛。阴部神经的电生理检查可能有助于该疼痛的诊断。治疗采用局部神经麻醉术，如果疗效不满意可以反复应用皮质类固醇透入，每 2～3 周一次。对于难治性病例，可建议用阴部神经的外科减压术治疗。

以"盆腔部位功能紊乱和直肠疼痛"来描述的此类患者是更特异的，这种疼痛来自直肠本身，其表现绝非会阴源性，即不是会阴疾病引起的。然而，类似的 CPP 患者，常常有特殊的心理学背景，或有罕见的盆腔疼痛原因如直肠海绵状血管瘤。人群中最常见的功能性肠病被共同命名为几个综合征，原发性单纯的包括功能性腹痛、肠道功能紊乱。但有便秘倾向的肠易激综合征（IBS）是最为常见的类型，并表现为盆腔疼痛，且有排便费力和排便不尽感。其与妇科疾病的关系是很普遍的，常见于 80% 的女性患者，在月经期和（或）月经前期各种症状加重。心理社会因素包括抑郁、躯体症状、物质依赖和性虐待在 IBS 和 CPP 中同样可以遇到。IBS 在易感女性中对经历子宫切除术后疼痛的缓解都有负面影响。因此，应该进行 IBS 与慢性盆腔疼痛的鉴别诊断。

六、治 疗 进 展

慢性盆腔疼痛需要多学科的接触，以建立一种可靠的诊断和提出一种成功的处理原则，它可能需要内科、外科或与精神/心理科相结合的治疗措施。当被诊断为子宫内膜异位症时，其治疗可能是外科或药物疗法的任何一种。药物疗法包括非甾体抗炎药（NSAID）、达那唑（一种雄性类固醇）、促性腺释放素激素类似物。外科疗法包括腹腔镜下激光消融、经腹全子宫切除术和双侧输卵管卵巢切除术，腹腔镜子宫神经消融术和骶前神经切除术也有人提出。当发现有粘连时，腹腔镜下粘连松解术已经成功地用于许多病例，但其对疼痛的缓解可能是暂时的，且外科操作可能引起进一步的粘连。

治疗对盆腔充血的改善是有好处的，包括每天一次甲羟孕酮（安宫黄体酮）加上心理疗法，后者可导致更加持久的疗效。外科治疗包括双侧卵巢切除术和子宫切除术、卵巢静脉结扎及卵巢静脉栓塞。在盆腔疼痛的患者中，疼痛大体源自胃肠道（主要在肛门以上），各种治疗已有报道，包括肛提肌的按摩和对这些肌肉的电刺激，结果表明有 80% 的患者症状得到改善。非甾体类、镇痛剂和肌肉松弛剂可能也会有帮助。

心理疗法常常有效，特别是皮质类固醇注射或麻醉药治疗失败的病例可以同时应用抗抑郁/焦虑药。在某些患者中，生物反馈是有效的。大多数病例应该保守治疗。对于肛门疼痛的患者，钙通道阻滞剂等是有效的。心理行为治疗也应当被重视。

七、总　　结

慢性盆腔疼痛是患者常见的主诉，女性常常比男性更为多见，一个完整患者群的构建是需要长时间多学科的合作，如果大多数患者情况良好，治疗时应避免去尝试不必要的外科手术。当出现任何功能疾病的心理障碍时，认知治疗和抗抑郁/焦虑药治疗是必要的。

（陈玉龙　李春颖）

第十四章

功能性低热与心理障碍

　　发热是临床常见的症状及体征，特别是长期低热更是一种临床常见及使医生困扰的疾病之一，而功能性低热占门诊低热病例的 1/3。临床实践发现，部分功能性低热患者的体温可达 37.5℃左右，并伴有焦虑和抑郁等心理障碍，可能影响到下丘脑-垂体-肾上腺轴的稳定性，使体温调定点上移。体温调节是一个很复杂的过程，影响因素很多，这里仅重点讨论与心理障碍相关的内容。

一、功能性低热的发病机制

　　外源性致热原（exogenous pyrogen，EXP）包括各种病毒、立克次体、细菌、衣原体、支原体、螺旋体、真菌、原虫、蠕虫，还包括肿瘤、坏死物质、抗原抗体复合物。其作用于单核-巨噬细胞系统，包括巨噬细胞、单核细胞、中性粒细胞，使其中无活性的内源性致热原活化，产生和释放出内源性致热原（endogenous pyrogen，ENP）。被抗原激活的淋巴细胞所产生的淋巴因子亦能激活单核细胞、巨细胞释放出内源性致热原，如 IL-1、IL-6、TNF 等作用于体温调节中枢神经细胞，使细胞膜释放花生四烯酸，促使前列腺素 E 合成，使体温调定点升高，引起发热。惊厥、癫痫持续状态引起产热过多，广泛皮肤病变引起散热障碍造成的体温升高（称为体温过高）与上述机制不同。尚有中枢神经性发热及各种器质性脑病，如脑血管意外、颅脑外伤、脑炎和肉芽肿，以及各种病因所致的下丘脑综合征可有高热或超高热。自主神经功能紊乱可引起神经功能性低热，而自主神经功能紊乱在心理障碍的有关疾病中并非罕见。

　　体温受体温调节中枢调节，体温调节中枢位于下丘脑，但其具体部位尚有分歧。近来研究证明，刺激下丘脑前部可引起产热和散热反应，而刺激下丘脑后部则效果不显著。因此，目前认为下丘脑前部是中枢性温度感受器存在的部位，而下丘脑后部可能是对体温信息加以综合及处理的部位。下丘脑的体温调节中枢采用体温调定点的机制来进行调节。

　　高热后低热可能与体温调节中枢功能失常或自主神经功能紊乱有关，也可能与感染后体温调节中枢调定点上升，虽然疾病恢复，但体温调节中枢功能尚未恢复，调定点尚未下降至正常有关。神经功能性低热是临床常见病症之一，常伴乏力、多汗、多疑、焦虑、失眠、多梦、头痛、心悸及胃肠功能紊乱等症状；持续低热（37～38℃）可达半年以上；晨起及卧床休息时体温正常，活动及情绪紧张后出现低热，具体发病机制尚不清楚。有人认为其与体温调节中枢调节失调有关。也有人认为功能性低热系自主神经功能紊乱所致，与脑内 5-HT 含量低下有关。功能性低热可能是体温调定点上移的结果。抑郁症患者中枢神经系统内 5-HT 减少假说是抑郁症生化机制中较公认的假说。近年来，随着 5-HT 再摄取抑制剂如氟西汀、舍曲林、帕罗西汀等药物用于治疗抑郁症取得较好疗效，抑郁症 5-HT 减少假说的地位进一步得到巩固。近年的研究还发现，5-HT 能系统与下丘脑-垂体-肾上腺（HPA）轴关系密切。自主神经功能紊乱和抑郁焦虑密切相关，抑郁焦虑时 HPA 轴功能亢进，5-HT 减少，5-HT 能系统调节促肾上腺皮质激素释放激素（CRH），脑内 5-HT 系统有抑制 CRH 分泌的作用。同时大量研究还表明，CRH 是发热中枢正调节介质，能引起体温调定点上移。因此，脑内 5-HT 低下可能是引起功能性低热的原因之一。但同样是抑郁症患者不一定都有功能性低热，说明功能性低热的机制远未被阐明。

二、功能性低热的特点

功能性低热是由非器质性疾病所致的发热，其特点如下：全身情况一般良好，可参加正常工作和学习，但容易疲劳，有皮肤灼热感，试用抗感染、抗风湿或抗结核治疗均无效；低热常伴有自主神经功能紊乱的表现，如疲劳、多汗、多虑、多梦、失眠、乏力、烦躁、情绪低落等；低热的发生有规律性或季节性，低热的症状每年可在一定时间内出现，又可在一定时间内自然消失，受应激因素的影响；低热对其身体无影响，经反复详细检查及长达 2 年以上的观察仍找不到病因，降低了生活和社会功能。这些临床症状基本上符合心身疾病的临床特点。

三、功能性低热的分型和临床表现

除月经前期低热、妊娠期低热及在高温环境下引起的夏季低热外，功能性低热可分为感染后低热和神经功能性低热两种类型。

（一）感染后低热

患者往往有细菌、病毒、衣原体、支原体、原虫等感染病史，特别多见于病毒感染后。因细菌、衣原体、支原体等感染，用抗生素治疗有效；而病毒感染后体温下降多为自然病程，往往遗有低热。高热下降后，低热可以在高热后存在，亦可于高热下降至正常后数日发生低热。感染后低热为持续性低热，常伴有疲乏无力、食欲减退，而体征和辅助检查无明显异常。感染后低热亦被称为传染后低热。目前有人认为"感染后低热"或"传染后低热"的称谓不合适，认为前驱发热与低热有关联，故应称"高热后低热"更为合理。

但以下两种情况不属于高热后低热：急性病毒性肝炎恢复期，也可能有低热状态与轻度消化不良症状，但不久即康复，称为肝炎后综合征；急性链球菌感染控制后，患者尚可有低热、关节痛和自主神经功能紊乱症状，抗"O"抗体水平可升高，但红细胞沉降率正常或轻度升高，称为链球菌感染后状态。

（二）神经功能性低热

神经功能性低热在功能性低热中占重要地位，多见于青年女性，为一种原发性低热。其临床特点为体温一般不超过 38℃，昼夜内体温波动幅度较小，往往不超过 0.5℃，且口温、腋温与肛温相差不大，甚至可出现腋温高于口温、口温高于肛温或腋温高于肛温的反常现象，两侧腋温可相差 1℃以上。体温昼夜规律失常，晨间体温反较午后为高，且体力活动时体温可不升高，有时反而下降，持续数月、数年，体温往往在偶然或患者不注意情况下自动下降。不少患者伴有神经功能不稳定的表现，如多汗、怕冷、怕热、心悸、失眠、手颤、面色潮红、皮肤划痕症、情绪低落、暂时性血压升高等自主神经功能紊乱的症状。但患者一般情况好，体重无明显变化，虽经各种药物治疗无效，但不经治疗也可自行消退。神经功能性低热在内科门诊中较为常见，约占长期低热患者总数的 1/3，预后良好。

四、诊　断

功能性低热的诊断要慎重，必须在排除器质性疾病的前提下才能做出。

诊断功能性低热需符合以下几点：体温 37.5℃左右，最高不超过 38℃；经反复体检、病理和实验室检查（如血常规、红细胞沉降率、基础代谢率、甲状腺功能及血清蛋白电泳等），排除各种器质性疾病引起的发热；经长期观察（1～2 年），一般情况良好，不影响正常生活和工作；经抗感染、抗结核、抗风湿等治疗无效；可伴有失眠、多梦、情绪低落、多汗、怕冷、怕热、心悸、暂时性血压升高等自主神经功能紊乱等（焦虑）症状。

五、鉴 别 诊 断

功能性低热需要与以下器质性疾病引起的发热进行鉴别。

（一）感染性发热

感染性发热是指受各种病原体如病毒、肺炎支原体、立克次体、细菌、真菌、螺旋体、寄生虫等感染后，它们的代谢产物或其毒素作用于人体内的单核-巨噬细胞系统而释放出致热原，从而导致发热。

感染性发热根据其病程可分为急性感染性发热和慢性感染性发热。常见的急性感染性发热疾病均有以下几种症状。①有一定的诱因：如受寒、淋雨、过度疲劳、过量饮酒、进食不洁食物史或到过疫源地、接触传染患者等；②起病突然，大多无先兆症状，发病后在数小时内体温可达 39～40℃，并持续不退；③发热前大多有畏寒和寒战；④发热伴有全身症状，如全身肌肉酸痛、头痛、眼痛、关节痛、乏力、食欲缺乏等；⑤局部明显的感染症状，如呼吸道感染大多有咳嗽、咳痰和胸痛，消化道感染大多有恶心、呕吐、腹痛、腹泻等。

（二）非 感 染 性 发 热

非感染性发热是相对于感染性发热而言，其特点是发热病史较长。

非感染性发热主要见于以下几类原因。①吸收热：由无菌性坏死物质的吸收而导致发热，如机械性、物理性或化学性损害后；血管栓塞后，组织坏死或细胞破坏等导致机体对坏死物质的吸收。②抗原-抗体反应：多见于结缔组织病、风湿热、药物热和血清热等。③体温调节中枢功能障碍：由物理性或化学性因素的影响导致体温调节中枢功能障碍，如中暑、安眠药中毒、脑出血、颅骨骨折等均可直接损害体温调节中枢，使其功能失常而引起发热。④内分泌与代谢功能失常：如甲状腺功能亢进、重度失水等产热过多或散热减少而致发热。⑤皮肤散热功能障碍：见于广泛性皮炎、鱼鳞病等。

六、治　疗

（1）首先对功能性低热，尤其是神经功能性低热进行心理治疗，解除心理负担。

（2）劝阻患者不要过多地测量体温，以免由过多检测体温导致的紧张或担心引起体温升高。

（3）如无明确细菌感染，则不要滥用抗生素，对感染后低热可试用柴胡桂枝汤加减或参柴颗粒治疗，如患者迫切需要治疗可用非甾体抗炎药，如阿司匹林、吲哚美辛、布洛芬、萘普生等，但随着抗抑郁/焦虑药的起效，其他与抑郁/焦虑相关症状有改善的同时，体温也会自动回复正常。

（4）对神经功能性低热尤其伴有抑郁和（或）焦虑症状的患者，可试用抗抑郁类药物（如 SSRI）、谷维素、刺五加等。研究发现，帕罗西汀能抑制应激产生的发热反应，并通过应用帕罗西汀对 54 例功能性低热患者进行治疗，在第 8 周末有效率达 78.6%。

但需要再次强调，抑郁、焦虑的机制尚未完全阐明，与抑郁关系密切的功能性低热患者的抗抑郁治疗也要像治疗抑郁症一样正规应用抗抑郁药，同时兼顾心理治疗，给予精神支持，防止应激事件的发生，才能收到较为理想的疗效并防止复发。

（许春进）

参 考 文 献

蔡焯基, 1997. 抑郁症基础与临床. 北京: 科学出版社.

曹建新, 2015. 整体医学模式下心身医学评估的临床实践. 中华诊断学电子杂志, 3 (2): 128-132.

曹建新, 2015. 症状导向的二步重归因可提升功能性胃肠病的临床处置. 中华消化杂志, 39 (9): 587-589.

陈胜良, 2015. 中国消化心身健康问题处置专家意见. 北京: 中华医学电子音像出版社.

陈胜良, 2019. 消化心身医学——中西医融合理论和实践. 北京: 人民卫生出版社.

陈玉龙, 2007. 消化系统心身疾病的研究与临床. 郑州: 郑州大学出版社.

陈玉龙, 2015. 慢性胃炎和功能性消化不良诊治的心身医学观. 中华消化杂志, 35 (9): 577-579.

陈玉龙, 许春进, 韩敏, 2004. 帕罗西汀治疗功能性低热疗效观察. 中国心理卫生杂志, 1 (10): 813.

江开达, 2016. 精神障碍药物治疗指导. 北京: 人民卫生出版社.

孔伶俐, 于慧, 崔维珍, 等, 2014. 躯体形式障碍患者的生活事件和防御方式. 中国健康心理学杂志, 22 (4): 514-516.

李幼辉, 2013. 精神病学. 北京: 人民军医出版社.

刘欢欢, 田雨, 彭洋, 等, 2018. 胆囊切除术后综合征的诊治和预防. 临床肝胆病杂志, 34 (11): 2464-2468.

刘增垣, 何裕民, 2000. 心身医学. 上海: 上海科技教育出版社.

陆林, 沈渔邨, 2018. 精神病学. 第6版. 北京: 人民卫生出版社.

马燕, 马涛, 2012. 消化系统疾病与精神心理因素的关系及护理. 新疆中医药, 30 (5): 88-89.

马英, 彭国光, 2006. 医学无法解释的症状研究进展. 国外医学内科学分册, 33 (2): 68-71.

孙学礼, 2013. 精神病学 (第3版). 北京: 高等教育出版社.

孙学礼, 曾凡敏, 2017. 临床躯体症状的心身医学分类及诊疗共识. 北京: 科学出版社.

孙学礼, 张旭, 2016. 双相情感障碍及其非典型症状识别与优化治疗方案共识. 北京: 科学出版社.

汪卫东, 张容瑞, 2008. 中医症状学的心理学特征分析. 中医杂志, 49 (4): 298.

王亨飞, 杨在纲, 2004. 浅议 "症的分类" 在辨证中的重要性. 甘肃中医, 17 (10): 3-4.

王伟岸, 潘国宗, 钱家鸣, 2002. 精神因素对肠易激综合征内脏敏感性的影响. 中华医学杂志, 81 (5): 308-311.

王霞, 陈玉龙, 房静远, 2005. 干扰素所致的抑郁症及其治疗. 世界华人消化杂志, 13 (4): 537-540.

王霞, 陈玉龙, 张筱凤, 2015. 慢性胃炎伴幽门螺杆菌感染患者情绪障碍的临床诊断与治疗. 中华诊断学电子杂志, 3 (3): 214-217.

王颖辉, 2005. 广泛性焦虑的中医症状学调研. 北京: 北京中医药大学.

徐三荣, 2016. 功能性胃肠道疾病罗马诊断标准的历史变迁及标准Ⅳ. 中华诊断学电子杂志, 4 (3): 184-190.

颜红, 纪宇, 2016. 心身医学与中医 "形神合一" 论. 天津中医药, 33 (5): 285-287.

杨菊贤, 陈玉龙, 2007. 内科医生眼中的心理障碍. 上海: 上海科学技术出版社.

喻东山, 高振忠, 2005. 精神科合理用药手册, 南京: 江苏科学技术出版社.

员莎, 王巧民, 宋继中, 等, 2015. 溃疡性结肠炎的卫生假说以及其他相关因素研究. 胃肠病学, 20 (2): 72-77.

赵小静, 李佳佳, 张红杰, 2019. 炎症性肠病的肠道菌群研究进展. 中华炎症性肠病杂志, 3 (1): 45-48.

甄承恩，胡义亭，2016. 慢性胃炎与消化不良认识历程的回顾. 中华诊断学电子杂志，4（3）：177-183.

Aydemir O，Deveci A，Taneli F，2005. The effect of chronic antidepressant treatment on serum brain-derived neurotrophic factor levels in depressed patients：a preliminary study. Progress in Neuro-Psychopharmacology & Biological Psychiatry，29：261-265.

Balon R，Wise TN，2015. Clinical challenges in the biopsychosocial interface：update on psychosomatics for 21st century. Advances in Psychosomatic Medicine，34：24-35.

Chu KM，Watermeyer G，Shelly L，et al，2013. Childhood helminth exposure is protective against inflammatory bowel disease：a case control study in South Africa. Inflammatory Bowel Diseases，19（3）：614-620.

Desautels SG，Slivka A，Hutson WR，et al，1999. Postcholecystectomy pain syndrome：pathophysiology of abdominal pain in sphincter of Oddi type Ⅲ. Gastroenterology，116（4）：900-905.

Drossman DA，2006. The functional gastrointestinaldisorders and the Rome Ⅲ process. Gastroenterology，130（5）：1377-1390.

Drossman DA，2016. Rome Ⅳ Multidimensional Clinical Profile for the Functional Gastrointestinal Disorders. 2nd ed. North Carolina：Rome Ⅳ Foundation.

Dyrbye LN，Shanafelt TD，2011. Physician burnout：a potential threat to successful health care reform. JAMA，305（19）：2009-2010.

Engel GL，1977. The need for a new medical model: a challenge for biomedicine. Science，196(4286)：129-136.

Goodwin RD，Talley NJ，Hotopf M，et al，2013. A link between physician-diagnosed ulcer and anxiety disorders among adults. Annals of Epidemiology，23（4）：189-192.

Gyawali CP，Fass R，2018. Management of gastroesophageal reflux disease. Gastroenterology，154(2)：302-318.

Hong S，Zheng G，Wiley JW，2015. Epigenetic regulation of genes that modulate chronic stress-induced visceral pain in the peripheral nervous system. Gastroenterology，148（1）：148-157. e7.

Kakuyama S，Nobutani K，Masuda A，et al，2013. Sphincter of Oddi manometry using guide-wire-type manometer is feasible for examination of sphincter of Oddi motility. Journal of Gastroenterology，48（10）：1144-1150.

Kamala KA，Sankethguddad S，Sujith SG，et al，2016. Burning mouth syndrome. Indian Journal of Palliative Care，22（1）：74-79.

Katz PO，Gerson LB，Vela MF，2013. Guidelines for the diagnosis and management of gastroesophageal reflux disease. The American Journal of Gastroenterology，108（3）：308-328.

Kolesnikov DB，Rapoport SI，Voznesenskaia LA，2014. Current views of psychosomatic diseases. Klinicheskaia Meditsina（Mosk），92（7）：12-18.

Kroenke K，Spitzer RL，Williams JB，2002. The PHQ-15：validity of a new measure for evaluating the severity of somatic symptoms. Psychosomatic Medicine，64（2）：258-266.

Liu J，Jia L，Lei XG，et al，2015. The clinical-psychological features of functional dyspepsia patients with weight loss：a multi-central study from China. Digestion，91（3）：197-201.

López LR，Burgos MJG，Gálvez A，et al，2017. The human gastrointestinal tract and oral microbiota in inflammatory bowel disease：a state of the science review. APMIS，125（1）：3-10.

Mahadeva S，Goh KL，2011. Anxiety depression and quality of life differences between functional and organic dyspepsia. Journal of Gastroenterology Hepatology，26 Suppl 3：49-52.

Marques S, Carmo J, Bispo M, 2016. An unusual cause of chronic diarrhea. Gastroenterology, 150(2): 326-327.

Nagasako KC, Montes GC, Snia Letícia SL, et al, 2016. Irritable bowel syndrome subtypes: Clinical and psychological features, body mass index and comorbidities. Revista Espanola De Enfermedades Digestivas, 108 (2): 59-64.

Pace TWW, Hu F, Miller AH, 2007. Cytokine effects on glucocorticoid receptor function: relevance to gluco-corticoid resistance and the pathophysiology and treatment of major depression. Brain, Behavior, and Immunity, 21: 9-19.

Sajadinejad MS, Asgari K, Molavi H, et al, 2012. Psychological issues in inflammatory bowel disease: an overview. Gastroenterology Research and Practice, 2012: 106502.

Sampaio-Maia B, Caldas IM, Pereira ML, et al, 2016. The oral microbiome in health and its implication in oral and systemic diseases. Advances in Applied Microbiology, 97: 171-210.

Scala A, Checchi L, Montevecchi M, et al, 2003. Update on burning mouth syndrome: overview and patient management. Critical Reviews in Oral Biology and Medicine, 14: 275-291.

Tillisch K, Mayer EA, Labus JS, 2011. Quantitative meta-analysis identifies brain regions activated during rectal distension in irritable bowel syndrome. Gastroenterology, 140 (1): 91-100.

Tinetti ME, Fried T, 2004. The end of the disease era. The American Journal of Medicine. 116 (3): 179-185.

Vakil N, van Zanten SV, Kahrilas P, et al, 2006. The Montreal definition and classification of gastroesophageal reflux disease: a global evidence-based consensus. The American Journal of Gastroenterol, 101 (8): 1900-1920.

Whiteman DC, Parmar P, Fahey P, et al, 2010. Association of *Helicobacter pylori* infection with reduced risk for esophageal cancer is independent of environmental and genetic modifiers. Gastroenterology, 139 (1): 73-83.

Winstead NS, Wilcox CM, 2007. Health-related quality of life, somatization, and abuse in sphincter of Oddi dysfunction. Journal of Clinical Gastroenterology, 41 (8): 773-776.

Wong RK, Palsson OS, Turner MJ, et al, 2010. Inability of the Rome III criteria to distinguish functional constipation from constipation-subtype irritable bowel syndrome. The American Journal of Gastroenterology, 105 (10): 2228-2234.